U0337360

备急千金要方

附:千金翼方

［唐］孙思邈　撰

【第四册】

中医古籍出版社
Publishing House of Ancient Chinese Medical Books

分目录

第四册

卷第十一　小儿

养小儿第一

合八十九条　方二十首　灸法二首　论一首

凡儿在胎,一月胚,二月胎;三月有血脉,四月形体成,五月能动,六月诸骨具,七月毛发生,八月藏腑具,九月谷入胃,十月百神备,则生矣。生后六十日瞳子成,能咳笑,应和人;百五十日任脉成,能自反覆;百八十日髋骨成,能独坐;二百一十日掌骨成,能扶伏;三百日髋骨成,能立;三百六十日膝膑成,能行也。若不能依期者,必有不平之处。

儿初生落地,口中有血,即当去之,不去者,儿若吞之,成痞病,死。

治儿生落地不作声法:取暖水一盆,灌浴之,须臾即作声。

小儿始生,即当举之,举之迟晚,则令中寒,腹中雷鸣。先浴之,然后乃断脐,断脐当令长至足跗,短则中寒,令腹中不调,当下痢。若先断脐,后浴之,则令脐中水,中水则发腹痛。若脐中水及中冷,则腹绞痛,夭纠啼呼,面目青黑,此是中水之过,当灸粉絮,以熨之,不时治护。脐至肿者,当随轻重,重者便灸之,乃可至八九十壮,轻者脐不大肿,但出汗,时时啼呼者,但捣当归末粉敷之,灸粉絮,日日熨之,至百日乃愈,以啼呼止为候。若儿尿清者,冷也,与脐中水同。

凡初生断儿脐,当令长六寸,脐长则伤肌,脐短则伤藏。不以时断脐,若脐汁不尽者,即自生寒,令儿风脐也。

裹脐法

椎治帛令柔软,方四寸,新绵厚半寸,与帛等合之,调其缓急,急则令儿吐呃。儿生二十日,乃解视脐。若十许日儿怒啼,似衣中有刺者,此或脐燥,还刺其腹,当解之易衣,更裹脐。时当闭户下帐,燃火左右,令帐中温暖,换衣亦然,仍以温粉粉之,此谓冬之时寒也。若脐不愈,烧绛帛末作灰,粉之。若过一月脐有汁不愈,烧虾蟆灰,治末,粉脐中,日三四度。若脐未愈,乳儿太饱,令儿风脐也。

儿新生,不可令衣过厚热,令儿伤皮肤肌肉,血脉发杂疮及黄。凡小儿始生,肌肤未成,不可暖衣,暖衣则令筋骨缓弱。宜时见风日,若不见风日,则令肌肤脆软,便易中伤。皆当以故絮衣之,勿用新绵也。天和暖无风之时,令母将儿于日中嬉戏,数令见风日,则血凝气刚,肌肉牢密,堪耐风寒,不致疾病。若常藏在帏帐中,重衣温暖,譬犹阴地之草,不见风日,软脆不堪当风寒也。

儿生十日,始得哺如枣核大,二十日倍之,五十日如弹丸大,百日如枣大。若乳汁少,不从此法,当用意少少增之。若三十日乃哺者,令儿无疾。儿若早哺之及多者,令儿头面身体喜生疮,差而复发,亦令儿尪弱难食。

小儿生满三十日,乃当哺之,若早哺之,儿不胜谷气,令儿病,则多肉耗。三十日后,虽哺勿多。若不嗜食,勿强与,强与不消,复成疾病。哺乳不进者,腹中皆有痰澼也,当以四物紫丸微下之,节哺乳数日,便自愈也。

小儿寒热,亦皆当尔,要当下之,然后乃瘥。

凡乳母乳儿,当先以手极挼,散其热。勿令乳汁奔出,令儿咽,辄夺其乳,令得息,息已复乳之,如是十反五反,视儿饥饱节度,知一日之中几乳而足，以为常。又常捉去宿乳。

儿若卧，乳母当臂枕之，令乳与儿头平，乃乳之，如此令儿不噎。母欲寐，则夺其乳，恐填口鼻，又不知饥饱也。

儿生有胎寒，则当腹痛，痛者偃啼，时时吐䀏，或腹中如鸡子黄者，按之如水声便没，没已复出，此无所苦尔，宜早服当归丸、黄芪散，即愈。当归丸方见《千金方》中，黄芪散方本缺。

凡乳儿，不欲大饱，饱则令吐。凡候儿吐者，是乳太饱也，当以空乳乳之，即消。夏若不去热乳，令儿呕逆；冬若不去寒乳，令儿咳痢。母新房以乳儿，令儿羸瘦，交胫不能行；

母患热以乳儿，令儿变黄，不能食；母怒以乳儿，令儿喜惊，发气疝，又令儿上气癫狂；母新吐下以乳儿，令儿虚羸；母醉以乳儿，令儿身热腹满。

凡小儿不能哺乳，当服紫丸下之。

凡浴小儿，汤极须令冷热调和。冷热失所，令儿惊，亦致五脏疾。

凡儿冬不可久浴，浴久则伤寒；夏不可久浴，浴久则伤热。

凡儿又不当数浴，背冷，则令发痫，若不浴又令儿毛落。

小儿生辄死，治之法，当候视儿口中悬痈前上腭上有赤胞者，以指摘取，决令溃，以少绵拭去，勿令血入咽，入咽杀儿，急急慎之。

凡儿生三十二日一变，六十四日再变，变且蒸；九十六日三变，百二十八日四变，变且蒸；百六十日五变，百九十二日六变，变且蒸；二百二十四日七变，二百五十六日八变，变且蒸；二百八十八日九变，三百二十日十变，变且蒸。积三百二十日小蒸毕后，六十四日大蒸，蒸后六十四日复大蒸，蒸后百二十八日复大蒸，积五百七十六日大小蒸毕。

凡变者上气，蒸者体热。凡蒸，平者五日而衰，远者十日而衰。

先变蒸五日,后五日为十日之中,热乃除尔。

儿生三十二日一变,二十九日先期而热,便治之如法,至三十六七日,蒸乃毕尔。恐不解了,故重说之。审计变蒸之日,当其时有热微惊,不得灸刺也,得服药。及变且蒸之时,不欲惊动,勿令旁多人。儿变蒸时,或早或晚,不如法者多。儿变蒸时,壮热,不欲食,食辄吐唲,若有寒加之,即寒热交争,腹腰夭纠,啼不止,熨之当愈也。

凡小儿身热脉乱汗出者,蒸之候也。

儿变蒸时,目白者重,赤黑者微,变蒸毕,目精明矣。

儿上唇头小白疱起如死鱼目珠子者,蒸候也。初变蒸时,有热者服黑散发汗,热不止服紫丸,热差便止,勿复与丸,自当有余热,变蒸尽乃除尔。

儿身壮热而耳冷,髋亦冷者,即是蒸候,慎勿治之。儿身热,髋耳亦热者,病也,乃须治之。

紫丸 治小儿变蒸,发热不解,并挟伤寒温壮,汗后热不歇,及腹中有痰澼,哺乳不进,乳则吐唲,食痫,先寒热方。

代赭石 赤石脂各一两 巴豆三十枚,去皮心,熬 杏仁五十枚,去皮尖,熬

上四味末之,巴豆、杏仁别捣为膏,和更捣二千杵,当自相得,若硬,入少蜜同捣,密器中收之,三十日儿服如麻子一丸,与少乳汁令下,食顷后与少乳,勿令多,至日中当小下热除。若未全除,明旦更与一丸。百日儿服如小豆一丸,以此准量增减。夏月多热,喜令发疹,二三十日辄一服佳。此丸无所不治,虽下不虚人。

黑散 治小儿变蒸中挟时行温病,或非变蒸时而得时行方。

麻黄去节 杏仁去皮尖,熬,各半两 大黄一分

上三味捣为散,一月儿服小豆大一枚,以乳汁和服,抱令得汗,

汗出,温粉粉之,勿使见风。百日儿服如枣核,大小量之。

相儿命长短法

儿生枕骨不成者,能言而死。膝骨不成者,能倨而死。掌骨不成者,能扶伏而死。踵骨不成者,能行而死。膑骨不成者,能立而死。生身不收者,死。鱼口者,死。股间无生肉者,死。颐下破者,死。阴不起者,死。囊下白者死,赤者死。相法甚博,略述十数条而已。

儿初生额上有旋毛者,早贵,妨父母。儿初生阴大而与身色同者,成人。儿初生叫声连延相属者,寿。声绝而复扬急者,不寿。儿初生汗血者,多厄不寿。儿初生目视不正,数动者,大非佳人。儿初生自开目者,不成人。儿初生通身软弱如无骨者,不成人。儿初生发稀少者,强,不听人。儿初生脐小者,不寿。儿初生早坐早行早语早齿生,皆恶性,非佳人。儿初生头四破者,不成人。儿初生头毛不周匝者,不成人。啼声散,不成人。啼声深,不成人。汗不流,不成人。小便凝如脂膏,不成人。常摇手足者,不成人。无此状候者,皆成人也。儿初生脐中无血者,好。卵下缝通达而黑者,寿。鲜白长大者,寿。

论曰:儿三岁以上十岁以下,观其性气高下,即可知其夭寿大略。儿小时识悟通敏过人者,多夭,则项讬颜回之流是也。小儿骨法成就威仪,回转迟舒,稍费人精神雕琢者寿。其预知人意,回旋敏速者,亦夭,则杨修孔融之流是也。由此观之,夭寿大略可知也。亦由梅花早发,不睹岁寒,甘菊晚荣,终于年事,是知晚成者,寿之兆也。

凡小儿之痫有三种:有风痫,有惊痫,有食痫。然风痫惊痫时时有尔,十人之中未有一二是食痫者。凡是先寒后热发病者,皆是食痫也。惊痫当按图灸之,风痫当与豚心汤下之,食痫当下乃愈,紫丸佳。

凡小儿所以得风者，缘衣暖汗出，风因而入也。风痫者，初得之时，先屈指如数乃发作，此风痫也；惊痫者，起于惊怖，先啼乃发作，此惊痫也。惊痫微者急持之，勿复更惊之，或自止也。其先不哺乳，吐而变热，后发痫，此食痫也，早下之则瘥，四味紫丸逐澼饮最良，去病速而不虚人，赤丸瘥快，病重者当用之。小儿衣甚寒薄，则腹中乳食不消，其大便皆醋臭，此欲为癖之渐也，便将紫丸以微消之，服法先从少起，常令大便稀，勿使大下也，稀后便渐减之，屎不醋臭乃止药。惊痫但灸，及摩生膏，不可下也。惊痫，心气不定，下之内虚，益令甚尔。惊痫甚者特为难治，故养小儿常当慎惊，勿令闻大声，抱持之间当安徐，勿令怖也。又天雷时须塞其耳，但作余小声以乱之也。凡小儿微惊者，以长血脉，但不欲大惊，大惊乃灸惊脉。小儿有热，不欲哺乳，卧不安，又数惊，此痫之初也，服紫丸便愈，不瘥更服之。儿立夏后有病，治之慎勿妄灸，不欲吐下，但以除热汤浴之，除热散粉之，除热赤膏摩之，又脐中以膏涂之，令儿在凉处，勿禁水浆，常以新水饮之。儿眠时小惊者，一月辄一以紫丸下之，减其盛气，令儿不病痫也。小儿气盛有病，但下之，必无所损。若不时下，则将成病，固难治矣。凡下，四味紫丸最善，虽下不损人，足以去疾尔。若四味紫丸不时下者，当以赤丸下之，赤丸不下，当更倍之。若已下而余热不尽，当按方作龙胆汤，稍稍服之，并摩赤膏。

凡小儿，冬月下无所畏，夏月下难瘥，然有病者不可不下，下后腹中当小胀满，故当节哺乳数日，不可妄下。又乳哺小儿，常令多少有常剂，儿渐大当稍稍增之。若减少者，此腹中已有小不调也，便微服药，停哺，但与乳，甚者十许日，微者五六日止，哺自当如常。

若不肯哺而欲乳者,此是有癖,为疾重,要当下之,无不瘥者。不下则致寒热,或反吐而发痫,或更致下痢,此皆病重不早下之所为也,为难治。但先治其轻时,儿不耗损而病速愈。

凡小儿屎黄而臭者,此腹中有伏热,宜微将服龙胆汤。若白而醋者,此挟寒不消也,当服紫丸,微者少与药令内消,甚者小增令小下,皆须节乳哺数日,令胃气平和。若不节乳哺,则病易复,复下之则伤其胃气,令腹胀满,再三下之尚可,过此伤矣。

凡小儿有癖,其脉大,必发痫,此为食痫,下之便愈。当候掌中与三指脉不可令起,而不时下,致于发痫,则难治也。若早下之,此脉终不起也。脉在掌中,尚可早治,若至指则病增也。

凡小儿腹中有疾生,则身寒热,寒热则血脉动,血脉动则心不定,心不定则易惊,惊则痫发速也。

龙胆汤　治小儿出腹,血脉盛实,寒热温壮,四肢惊掣,发热,大吐呢者,若已能进哺,中食实不消,壮热及变蒸不解,中客人鬼气,并诸惊痫,方悉主之。十岁以下小儿皆服之,小儿龙胆汤第一,此是新出腹婴儿方。若日月长大者,以次依此为例。若必知客忤及魅气者,可加人参、当归,各如龙胆多少也,一百日儿加半分,二百日加一分,一岁儿加半两,余药皆准尔。

龙胆　钩藤　柴胡去苗　黄芩　桔梗　芍药　茯神　甘草炙,各一分　蜣螂二枚,炙　大黄一两

上一十味㕮咀,以水二升煮取五合,为一剂也,取之如后节度。药有虚实,虚药宜足数合水也。儿生一日至七日,分一合为三服;儿生八日至十五日,分一合半为三服;儿生十六日至二十日,分二合为三服;儿生二十日至三十日,分三合为三服;儿生三十日至四十日,尽以五合为三服,十岁亦准此。皆溏下即止,勿复服也。

治少小心腹热,除热,**丹参赤膏方**。

丹参 雷丸 芒硝 戎盐 大黄_{各三两}

上五味切,以苦酒半升浸四种一宿,以成炼猪脂一斤煎,三上三下,去滓,内芒硝,膏成,以摩心下,冬夏可用。一方但丹参雷丸。

治少小新生,肌肤幼弱,喜为风邪所中,身体壮热,或中大风,手足惊掣,**五物甘草生摩膏方**。

甘草_炙 防风_{各一两} 白术_{二十铢} 雷丸_{二两半} 桔梗_{二十铢}

上五味切,以不中水猪肪一斤微火煎为膏,去滓,取弹丸大一枚,炙手以摩儿百过,寒者更热,热者更寒。小儿无病,早起常以膏摩囟上及手足心,甚辟风寒。

矾石丸 主小儿胎寒,偃啼惊痫,胪胀满,不嗜食,大便青黄,并治大人虚冷内冷,或有实,不可吐下方。

马齿矾石_{一斤,烧半日}

上一味末之,枣膏和丸,大人服如梧子二枚,日三服。小儿减之,以意增损,以腹中温暖为度。有实亦去,神良。

小儿客忤慎忌法

凡小儿衣裳帛绵中不得令有头发,履中亦然。凡白衣青带,青衣白带者,皆令儿中忤。诸远行来马汗未解,行人未澡洗及未易衣而见儿者,皆中客忤。见马及马上物马气,皆忌之。

小儿中客之为病,吐下青黄汁,腹中痛,及反倒偃侧,似痫状,但目不上插,少睡,面色变五色,脉弦急,若失时不治,小久则难治。治之法:以水和豉,捣令熟,丸如鸡子大,以转摩儿囟上及手足心各五遍,又摩心腹脐,上下行转摩之,食顷破视,其中有细毛,弃丸道中,病愈矣。

若吐不止,灸手心主、间使、大都、隐白、三阴交各三炷。又可用粉丸如豉法,并用唾之,唾之咒如左,咒曰:摩家公,摩家母,摩家儿若,客忤从我始。扁鹊虽良,不如善唾良。唾讫,弃丸于道中。

又方,取一刀横著灶上,解儿衣,拨其心腹讫,取刀持向儿咒之唾,辄以刀拟向心腹曰:啡啡。曰:煌煌日,出东方,背阴向阳。葛公葛母,不知何公,子来不视,去不顾,过与生人忤。梁上尘,天之神,户下土,鬼所经,大刀环犀对灶君。二七唾,客愈。儿惊,唾啡啡如此,二七啡啡,每唾以刀拟之咒,当三遍乃毕。用豉丸一如上法,五六遍讫,取此丸破看,其中有毛,弃丸于道中,即愈矣。

治小儿卒客忤法。

取铜镜鼻烧令赤,著少许酒中,大儿饮之,小儿不能饮者含哺之,愈。

又方 取马屎三升,烧令烟绝,以酒三升煮三沸,去滓,浴儿,即愈。

千金汤 主小儿暴惊啼绝死,或有人从外来,邪气所逐,令儿得病,众医不治方。

蜀漆一分,一云蜀椒 左顾牡蛎一分,熬

上二味㕮咀,以醋浆水一升煮取五合,一服一合,良。

治小儿新生,客忤中恶,发痫发热,乳哺不消,中风反折,口吐舌,并注忤面青,目上插,腹满,癫痫羸瘦,痤,及三岁不行,**双丸方**。

上麝香二两 牛黄二两 黄连二两,宣州者 丹砂一两 特生礜石一两,烧 附子一两,炮,去皮 雄黄一两 巴豆六十枚,去皮心,熬 桂心一两 乌贼鱼骨一两 赤头蜈蚣一两,熬

上一十一味各异捣筛,别研巴豆如膏,乃内诸药,炼蜜和,捣三千杵,密塞之勿泄气,生十日二十日至一月,日服如黍米大二丸;四

十日至百日,服如麻子大二丸;一岁以上,以意增加。有儿虽小而病重者,增大其丸,不必依此丸。小儿病客忤,率多耐药,服药当汗出,若汗不出者不差也。一日一夜四五服,以汗出为差。凡候儿中人者,为人乳子未了而有子者,亦使儿客忤。口中衔血,即月客也。若有此者,当寻服此药,即儿可全也。口聚唾,腹起热者,当灸脐中,不过二七壮,并勤服此药。若喜失子者,产讫,儿堕落地声未绝,便即以手指刮舌上,当得所衔血如韭叶者,便以药二丸如粟米大服之,作七日乃止,无不痊也。若无赤头蜈蚣,赤足者亦得,三枚,皆断取前两节,其后分不可用也。

小儿杂治第二方五十七首　论一首

竹叶汤　主五六岁儿温壮,腹中急满,气息不利,或有微肿,亦主极羸,不下饮食,坚癖,手足逆冷方。

竹叶切,一升　小麦半升　甘草炙　黄芩　栝楼根　泽泻　知母　人参　茯苓　白术　大黄各一两　生姜一两半,切　麦门冬二两,去心　桂心二铢　半夏二两,洗　当归三两,分

上一十六味㕮咀,以水七升煮麦、竹叶,取四升,去滓,内诸药煮取一升六合,分四服。

治小儿连壮热,实滞不去,寒热往来,微惊方。

大黄　黄芩各一两　栝楼根三分　甘草炙　牡蛎熬　人参各半两　桂心二两　龙骨　凝水石　白石脂各半两　滑石二两,碎　硝石半两

上一十二味㕮咀,加紫石英半两,以水四升煮取一升半,分服三合,一日令尽。

治小儿寒热咳逆,膈中有澼,乳若吐,不欲食方。

干地黄四两　麦门冬半升,去心　五味子半升　大黄一两　硝石一两　蜜半升

上六味㕮咀,以水三升煮取一升,去滓,内硝石蜜更煮令沸,服二合,日三。胸中当有宿乳一升许出,儿大者服五合。

射干汤　主小儿咳逆,喘息如水鸡声方。

射干二两　麻黄二两,去节　紫菀一两　甘草一两,炙　桂心五寸　半夏五枚,洗去滑　生姜一两,切　大枣四枚,擘

上八味㕮咀,以水七升煮取一升半,去滓,内蜜半斤,更煮一沸,饮三合,日三服。

又方　半夏四两,洗　桂心二两　生姜二两,切　紫菀二两　细辛二两　阿胶二两　甘草二两,炙　蜜一合　款冬花二合

上九味㕮咀,以水一斗煮半夏,取六升,去滓,内诸药更煮取一升五合,五岁儿饮一升,二岁儿服六合,量大小加减之。

治小儿咳逆短气,胸中吸吸,呵出涕唾,咳出臭脓,亦治大人,烧淡竹沥,煮二十沸,小儿一服一合,日五服,大人服一升,亦日五服。不妨食息乳哺。

杏仁丸　主小儿大人咳逆上气方。

杏仁三升,去尖皮两仁,熬令黄

上一味熟捣如膏,蜜一升为三分,以一分内杏仁捣令强,更内一分捣之如膏,又内一分捣熟止,先食已含之,咽汁,多少自在量之。

治小儿火灼疮,一身皆有,如麻子小豆,戴脓,乍痛乍痒热方。

甘草生用　芍药　白蔹　黄芩各三分　黄连　黄柏各半两

上六味捣筛,以白蜜和,涂上,日再。亦可作汤浴之。《千金》有苦参。

治小儿火疮方。

熟煮大豆浓汁,温浴之,亦令无瘢。

又方　以蜜涂之,日十遍。

苦参汤　主小儿头面热疮方。

苦参八两　大黄三两　蛇床子一升　芍药三两　黄芩二两　黄柏五两　黄连三两　菝葜一斤

上八味切,以水三斗煮取一斗半,洗之,日三度,大良。《千金》云:治上下遍身生疮。

又方　大黄　黄芩　黄柏　泽兰　矾石　石南各一两　戎盐二两　蛇床子三合

上八味切,以水七升煮取三升,以絮内汤中,洗拭之,日三度。

又方　熬豉令黄,末之,以敷疮上,不过三度,愈。

治二百日小儿头面疮起,身体大热方。

黄芩三分　升麻一两　柴胡一两,去苗　石膏一两,碎　甘草二分半,炙　大黄三两　当归半两

上七味㕮咀,以水四升煮取二升,分为四服,日三夜一。多煮洗疮,佳。

治小儿身体头面悉生疮方。

取榆白皮灼令燥,下筛,醋和涂绵,覆上,虫出自差。

治小儿手足身体肿方。

以小便温暖渍之,良。

又方　并治瘾疹。

巴豆五十枚,去心皮

上一味,以水三升煮取一升,以绵内汤中,拭病上,随手灭。神良。

治小儿风疮瘾疹方。

蒴藋一两　防风一两　羊桃根一两　石南一两　茵芋一两　芜蔚一两　矾石一两　蒺藜一两

上八味切,以醋浆水一斗煮取五升,去滓,内矾石煎令小沸,温浴之。《千金》有秦椒、苦参、蛇床、枳实、升麻,为十三味。

治小儿丹,数十种皆主之,拓汤方。

大黄一两　甘草一两,炙　当归一两　芎劳一两　白芷一两　独活一两　黄芩一两　芍药一两　升麻一两　沉香一两　青木香一两　芒硝三两　木兰皮一两

上一十三味切,以水一斗二升煮取四升,去滓,内芒硝令烊,以绵搵汤中,适寒温,拓之,干则易,取瘥止。

治小儿丹发方。

生慎火草捣绞取汁,以拭丹上,日十遍,夜三四。

治小儿丹肿方

枣根　升麻　白蔹　黄柏　黄连　大黄　栀子　甘草生用,各二两　生地黄汁一升

上九味切,以水一斗四升煮取七升,去滓,内地黄汁煎三沸,以故帛两重内汤中,以搨丹上,小暖即易之,常令温。

泽兰汤　主丹胗入腹杀儿方。

泽兰　芎劳　附子炮,去皮　莽草　藁本　细辛　茵芋各半两

上七味㕮咀,以水三升煮取一升半,分四服。服此汤,然后作余汤洗之。

治小儿半身皆红赤,渐渐长引者方。

牛膝　甘草生用

上二味细剉,各得五升,以水二斗煮取三五沸,去滓,和灶下黄

土,涂之。

治小儿头发不生方。

取楸叶中心捣绞取汁,涂之,生。

治小儿秃疮,无发苦痒方。

野葛一两,末　猪脂　羊脂各一两

上三味合煎略尽令凝,涂之,不过三数敷,即愈。

治小儿秃疮方。

取雄鸡矢,陈酱清和,洗疮了敷之,三两遍差。

治小儿白秃方。

取芫花末,腊月猪肪脂和如泥,先以灰汁洗拭,涂之,日二遍。

治小儿头疮方

胡粉一两　黄连二两

上二味捣为末,洗疮去痂,拭干敷之,即愈,发即如前再敷。亦治阴疮。

又方　胡粉二两　水银一两　白松脂二两　猪肪脂四两

上四味合煎,去滓,内水银胡粉搅令和调,涂之。大人亦同。

治小儿头无发方。

烧鲫鱼作末,酱汁和,敷之,即生。

治小儿囟开不合方

防风一两半　白及半两　柏子仁半两

上三味捣为散,乳汁和,以涂囟上,日一度,十日知,二十日合。

治小儿脐疮方。

烧甑带灰,敷之,愈。

治小儿鼻塞不通,有涕出方。

杏仁半两,去皮尖　椒一分　附子一分半,炮,去皮　细辛一分半上四味切,以醋五合渍一宿,明旦以猪脂五两煎之,附子色黄膏成,去滓,以涂絮,导于鼻中,日再,又摩囟上。

治小儿口疮,不能取乳方。

大青三分　黄连二两

上二味㕮咀,以水二升煮取一升二合,一服一合,日再夜一。

又方　取矾石如鸡子大,置醋中研,涂儿足下三七遍,立愈。

治小儿重舌方。

取三屠家肉各如指许大,切,摩舌,儿立能乳,便啼。

又方　衣鱼烧作灰,以敷舌上。

又方　重舌舌强不能收唾者,取鹿角末如大豆许,安舌上,日三,即差。

又方　取蛇皮烧灰末,和大醋,以鸡毛取之,以掠舌上,日三遍。

治小儿重舌,舌生疮,涎出方。

以蒲黄敷舌上,不过三度,愈。

又方　取田中蜂房烧之,以淳酒和,敷喉咽下,立愈。

治小儿咽痛,不得息,若毒气哽咽,及毒攻咽喉方。

生姜二两,切　橘皮一两　升麻二两　射干二两

上四味㕮咀,以水六升煮取二升,分为三服。亦治大人。

治小儿喉痹咽肿方。

以鱼胆二七枚和灶底黄土,以涂咽喉,立差。

雀屎丸　主小儿卒中风,口噤,不下一物方。

取雀屎如麻子大,丸之,饮服,即愈,大良。鸡屎白亦良。

治小儿数岁不行方。

葬家未闭户时盗取其饭,以哺之,不过三日即行。勿令人知之。

治小儿食土方。

取肉一斤

上一味,以绳系肉,曳地行数里,勿洗,火炙啖之,不食土矣。

治小儿遗尿方。

瞿麦　龙胆　石韦　皂荚炙,去皮子　桂心各半两　人参一两
鸡肠草一两　车前子五分

上八味末之,炼蜜和,先食服如小豆五丸,日三,加至六七丸。

治小儿羸瘦,有蛔虫方。

藋芦五两　黍米泔二升

上二味切,以内泔中,以水三升五合煮取二升,五岁儿服五合,日三服,儿大者服一升。

治小儿三虫方。

雷丸　芎𦜆

上二味等分为散,服一钱匕,日三服。

治小儿阴疮,脓水出方。

煮狼牙汁,洗之,愈。

治小儿气癞方。

土瓜根一两　芍药一两　当归一两

上三味㕮咀,以水二升煮取一升,服五合,日二服。

治小儿狐疝,伤损生癞方。

桂心三分　地肤子二两半　白术五分

上三味末之,炼蜜和,白酒服如小豆七丸,日三服。亦治大人。

又方　芍药三分　茯苓三分　大黄半两　防葵半两　半夏一分,
洗　桂心一分　椒一分,汗　干姜一分

上八味末之,炼蜜和如大豆,每服一丸,日五服,可加至三丸。
《千金》无干姜。

治小儿核肿,壮热有实方。

甘遂三分 麝香三铢 大黄 前胡各一两 黄芩半两 甘草半两,炙 青木香三分 石膏三分,碎

上八味㕮咀,以水七升煮取一升九合,服三合,日四夜二服。

治小儿误吞针方。

吞磁石如枣核大,针立下。

论曰:文王父母有胎教之法,此圣人之道,未及中庸。是以中庸养子,十岁以下,依礼小学,而不得苦精功程,必令儿失心惊惧,及不得苦行杖罚,亦令儿得癫痫,此事大可伤悒。但不得大散大漫,令其志荡,亦不得称赞聪明,尤不得诽毁小儿。十一以上,得渐加严教。此养子之大经也,不依此法,令儿损伤,父母之杀儿也,不得怨天尤人。

眼病第三合一百三十三方　灸法二首　论一首

珍珠散　主目翳覆瞳,睛不见物方。

上光明朱砂半两　贝子五枚,炭火烧,末之　白鱼七枚,炙　干姜末,半分

上四味研之如粉,以熟帛三筛为散,仰卧,遣人以小指爪挑少许,付眼中,差。亦主白肤翳。

七宝散　主目翳经年不愈方。

琥珀一分　白珍珠一分　珊瑚一分　紫贝一分　马珂一分　朱砂二分　蕤仁半两　决明子一分　石胆一分

上九味下筛极细,付目中如小豆,日三,大良。

矾石散　主目翳及努肉方。

矾石上上白者末,内如黍米大于翳上及努肉上,即令泪出,以

绵拭之,令得恶汁尽,日一,其病逐恶汁出尽,日日渐自薄,便瘥。好上上矾石无过绛矾色明净者,慎如疗眼当法也。

去翳方。

贝子十枚,烧末

上一味捣筛,取如胡豆,著翳上,日再,正仰卧令人敷之,如炊一石米久乃拭之。息肉者,加珍珠如贝子等分,研如粉。

治眼漠漠无所见,决明洗眼方。

决明子二十五枚,《千金》作一合　蕤仁　秦皮　黄连宣州者佳,各半两,《千金》作十八铢　萤火虫七枚

上五味,以水八合微火煎取三合,冷,以绵注洗目,日三度。

治五脏客热上熏一作冲,眼外受风寒,令眼病不明方。

地肤子半两,《千金》作二合　柏子仁一合半　大黄二两　决明子五合　蓝子　瓜子仁　蕤仁　茺蔚子　青葙子　蒺藜子各二合　菟丝子一合,《千金》作二合　黄连一两半,宣州者　细辛五合,《千金》一两六铢　桂心七分　萤火一合,《千金》作六铢

上一十五味捣筛,炼蜜和,丸如梧子,每服十五丸,食后,日三服。

治肝膈上大热,目暗不明方。

升麻　大青　黄柏各三两　射干　生玄参四两　蔷薇根白皮各四两　蜜一升

上七味咬咀,以水七升煮取一升半,去滓,下蜜两沸,细细含咽之。

治眼暮无所见方。

猪肝一具

上细切,以水一斗煮取熟,置小口器中,及热以目临上,大开勿闭也,冷复温之,取瘥为度。

治热病瘥后,百日内食五辛目暗方,以鲫鱼作臛,熏之如前法,良。

兔肝散　主失明方。

兔肝炙　石胆　贝齿　芒硝　蕤仁　黄连　矾石烧　松叶　萤火　菊花　地肤子　决明子各一分

上一十二味为散,食后服半钱匕。不知,稍稍加服。药不可废,若三日停,则与不服等,愈后仍可常服之。

治风痰胸满,眼赤暗方。

决明子　竹叶《千金》二两　杏仁去皮尖双仁,熬　防风　黄芩枳实炙,《千金》作二两　泽泻各三两　芍药　柴胡去苗　栀子仁各四两,一方无。《千金》作二两　细辛　芒硝各二两

上一十二味㕮咀,以水九升煮取二升半,去滓,分三服。《千金》有大黄四两,升麻二两,无芒硝、防风、细辛,名泻肝汤。

眼暗方

蔓荆子一斗

上一味净淘,以水四斗煮,自旦至午,去汁易水,又煮至晚,去汁易水,又煮至旦,曝干,以布袋贮之,一度捣三升,以粥汁服三方寸匕,日三服,美酒等任性所便。

补肝汤　主肝气不足方。

甘草炙　黄芩　人参　桂心各二两

上四味㕮咀,以水六升煮取二升,去滓,分三服。

泻肝汤　主藏中痰实热冲,眼漠漠暗方。

苦竹根八两　半夏四两,洗　干姜　茯苓　枳实　白术各三两杏仁去皮尖两仁　干地黄各一两　细辛　甘草炙,各二两

上一十味㕮咀,以水一斗二升煮取二升七合,去滓,分三服。

泻肝汤 主漠漠无所见,或时痛赤,腹有痰饮,令人眼暗方。

大黄 白术各二两 甘草炙 芍药 当归 茯苓 桂心 人参 黄芩 细辛各一两半 生姜三两,切 半夏四两,洗

上一十二味㕮咀,以水一斗煮取三升,分四服。

补肝汤 主肝气不足,两胁拘急痛,寒热,目不明,并妇人心痛乳痛,膝胫热,消渴,爪甲枯,口面青皯方。

甘草三两,炙 柏子仁二两 防风三两 大枣二十枚,擘 乌头二两,炮 细辛二两 茯苓一两 蕤仁一两 桂心一两

上九味㕮咀,以水八升煮取三升,分为三服。

芜菁子主明目病,益肌肤方。

芜菁子三升

上一味淘,高著水煮二十沸,出著水盆中,淘之令水清,接取,以别釜煮之,水尽即添益,时尝看,味美漉出,曝干捣筛,酒饮等任意和服三方寸匕。日惟服七合,饱食,任性酒服,服无限时,慎生冷,百日身热疮出,不久自瘥。

治青盲方。

长尾蛆净洗,曝干作末,内眼中,瘥。

决明丸 主眼风虚劳热,暗运内起方。

石决明烧 石胆 光明砂 芒硝蒸 空青 黄连不用渍 青葙子 决明子以苦酒渍经三日,曝干 蕤仁 防风 鲤鱼胆 细辛

上一十二味等分捣,蜜绢筛,石研令极细,以鱼胆和,丸如梧子,曝干研碎,铜器贮之勿泄,每取黄米粒大内眦中,日一夜一,稍稍加,以知为度。

补肝丸 主明目方。

地肤子二合 蓝子二合 蒺藜子二合 细辛五合 桂心五分

车前子二合　菟丝子二合　瓜子二合　萤火虫五合　黄连一两半

芜蔚子二合　青葙子二合　大黄二两　决明子五合

上一十四味捣筛,炼蜜和,饮服如梧子十五丸,可加至二十丸。慎热面食生冷醋滑油蒜猪鸡鱼荞面黄米。眼暗神方也。

治目赤痛方。

雄黄一铢　细辛一铢　干姜一铢　黄连四铢

上四味细筛,绵裹,以唾濡头注药,内大眦,必闭目,目中泪出,须臾自止。勿手近,勿用冷水洗。

又方　雄黄一分　干姜一分　黄连一分　矾石一分,烧半日

上四味合用之如前方,可加细辛一分。

治目赤,口干唇裂方。

石膏一斤,碎　生地黄汁一升　赤蜜一升　淡竹叶切,五升

上四味,以水一斗二升煮竹叶,取七升,去滓澄清,煮石膏取一升半,去滓,下地黄汁两沸,下蜜取三升,细细服之。

治赤眼方。

取杏仁四十九颗末之,绢袋裹,饭底蒸之,热绞取脂,以铜青胡粉各如大豆、干姜盐各如半大豆熟研之,以鸡毛沾取,掠眼中眦头,日二,不过三,瘥。

赤眼方。

杏仁脂一合　盐绿如枣核大　印成盐三颗

上三味,取杏仁脂法,先捣杏仁如脂,布袋盛,蒸热,绞取脂,置蜜器中,内诸药,直坐著其中,密盖二七日,夜卧注目四眦,不过七度,瘥止。

治赤眼不问久远方。

硇砂三两

上一味,以醋浆坩器中浸,日中暴之三日,药著器四畔,干者取如粟米大,夜著两眦头,不过三四度,永瘥。并石盐石胆等,尤佳。

治眼赤运,白膜翳方。

麻烛一尺薄批,猪脂裹使匝,然烛,以铜器承取脂,内蕤仁三十枚,研胡粉少许,合和令熟,夜内两眦中。

又方 枸杞汁洗目,日五度,良。煮用亦得。

治赤眼方。

石胆 蕤仁 盐绿 细辛各一两 生驴脂一合

上五味为末,以乳汁和,夜点两眦。

治眯目不明方。

椎羊鹿筋,擘之如披筋法,内筋口中熟嚼,擘眼,内著瞳子睑上,以手当睑上轻挼之。若有眯者,二七过挼便出之,视眯当著筋出来即止,未出者复为之。此法常以平旦日未出时为之,以瘥为度,出讫,当以好蜜注四眦头,鲤鱼胆亦佳。若数挼目痛,可间日挼之。

鼻病第四论一首 方八首

治鼻不利,香膏方。

当归 薰草一方用木香 通草 细辛 蕤仁各三分 芎藭 白芷各半两 羊髓四两

上八味切,合煎微火上,三上三下,以白芷色黄膏成,去滓,取如小豆大,内鼻中,日三。大热,鼻中赤烂者,以黄芩栀子代当归细辛。

治鼻中窒塞,香膏方。

白芷 芎藭各半两 通草一分 当归 细辛 薰草各三分,《千金》作莽草 辛夷仁五分

上七味切,以苦酒渍一宿,以不中水猪肪一升煎,三上三下,以白

芷色黄膏成,去滓,绵裹取枣核大,内鼻中,日三。一方加桂心十八铢

治鼻齆方。

通草一分 细辛一分 附子一分,炮,去皮

上三味下筛,蜜和,绵裹,内鼻中,良。

治鼻中息肉,**通草散方。**

通草半两 矾石一两,烧 珍珠一铢

上三味下筛,裹绵如枣核,取药如小豆内绵头,入鼻中,日三度。一方有桂心、细辛各一两。

治齆鼻,鼻中息肉,不得息方。

矾石烧 藜芦各半两 瓜蒂二七枚 附子半两,炮

上四味各捣下筛,合和,以小竹管取药如小豆大,内鼻孔中吹之,以绵絮塞鼻中,日再,以愈为度。一方加莘荑半两。

治鼻中息肉塞鼻,不得喘息方。

取细辛,以口湿之,屈头内鼻中,旁内四畔多著,日十易之;满二十日外,以莘荑子一两、松萝半两二味捣筛,以绵裹薄如枣核大,内鼻中,日五六易之;满二十日外,以吴白矾上上者二两内瓦杯里,相合令密,置窑中烧之,待瓦熟取捣筛,以面脂和如枣核大,内鼻中,日五六易,尽更和,不得顿和,二十日外乃差。慎行作劳及热食并蒜面百日。

治齆鼻有息肉,不闻香臭方。

瓜蒂 细辛各半两

上二味为散,絮裹豆大,塞鼻中,须臾即通。

羊肺散 主鼻中息肉梁起方。

羊肺一具,干之 白术四两 苁蓉二两 通草二两 干姜二两

芎劳二两

上六味为散,食后以粥汁服五分匕,日二服,加至方寸匕。

论曰:凡人往往有鼻中肉塞,眠食皆不快利。得鼻中出息,而俗方亦众,而用之皆无成效。惟见本草云雄黄主鼻中息肉,此言不虚。但时人不知用雄黄之法,医者生用,故致困毙。曾有一人患鼻不得喘息,余以成炼雄黄日内一大枣许大,过十日肉塞自出,当时即得喘息,更不重发。其炼雄黄法,在仙丹方中具之,宜寻求也,斯有神验。

口病第五论二首 方十七首

凡口疮,忌食咸腻及热面干枣等,宜纯食甜粥,勿食盐菜,三日即差。凡口中面上生息肉转大,以刀决溃去脓,愈。

治积年口疮不差,**蔷薇汤方**。

蔷薇根一升

上一味,以水七升煮取三升,去滓,含之久久,极即吐之,定更含,少少入咽亦佳,夜未睡已前亦含之。三日不瘥,更令含之,瘥为度。验秘不传也。

治口中疮,身体有热气痱瘰,**蔷薇丸方**。

蔷薇根一两 黄芩一两 鼠李根一两 当归一两 葛根一两 白蔹一两 栝楼根二两 石龙芮一两 黄柏一两 黄芪一两 芍药一两 续断一两 黄连一两

上一十三味末之,炼蜜和,服如梧子十丸,日三服。《千金》无黄连。

治热病口烂,咽喉生疮,水浆不得入,膏方。

当归一两 射干一两 升麻一两 附子半两,炮,去皮 白蜜四两

上五味切,以猪膏四两先煎之令成膏,下著地,勿令大热,内诸药,微火煎令附子色黄,药成,绞去滓,内蜜,复火上令相得,盛器中

令凝,取如杏子大含之,日四五,辄咽之,瘥。

治口中疮,咽喉塞不利,口燥,膏方。

猪膏一斤　白蜜一斤　黄连一两,切

上三味合煎,去滓,令相得,含如半枣,日四五,夜二。

治口吻生白疮,名曰燕口方。

取新炊甑下饭讫,以口两吻衔甑唇,乘热柱两口吻二七下,瘥。

口旁恶疮方。

乱发灰　故絮灰　黄连末　干姜末各等分

上四味合和为散,以粉疮上,不过三度。

治口臭方。

浓煮细辛,含汁,久乃吐却,三日当愈。

又方　井华水三升漱口,吐厕中。

又方　橘皮五分　木兰皮一两　桂心三分　大枣四十枚,去核,蒸之,去皮

上四味末之,以枣肉丸如梧子,服二十丸,日二服,稍稍至三十丸。一方有芎十八铢。

又方　桂心　甘草炙,等分

上二味细末,三指撮酒服,二十日香。

又方　蜀椒汗　桂心各一两

上二味,服如前方。

治口干方。

猪脂若羊脂如鸡子大擘之,苦酒半升中渍一宿,绞取汁,含之。

又方　石膏五合,碎　蜜二升

上二味,以水三升煮石膏,取二升,内蜜煮取一升,去滓,含如枣核大,咽汁尽即含之。

又方　含一片梨,即愈,夜睡当时即定。

又方　羊脂鸡子大　酒半升　大枣七枚

上三味合渍七日,取枣食之,瘥。

又方　禁夜,勿食酸食及热面。

治口卒噤不开方。

捣附子末,内管中,开口吹口中,良。

唇病第六方四首

紧唇方。

以乱发、蜂房及六畜毛烧作末,敷疮上。猪脂和亦佳。

又方　紧卷故青布,烧令然斧上柱,取斧上热汁涂之。并治沉唇。

治唇黑肿痛,痒不可忍方。

取四文大钱,于磨石上以腊月猪脂磨取汁,涂之,不过数遍,即愈。

又方　以竹弓弹之,出其恶血,立瘥。

齿病第七方二十七首

含漱方　主齿痛方。

独活三两　黄芩三两　芎䓖三两　当归三两　细辛　荜茇各一两　丁香一两

上七味㕮咀,水五升煮取二升半,含漱之,食顷乃吐,更含之。一方有甘草二两。

又方　含白马尿,随左上含之,不过三口,瘥。

治裂齿痛方。

腐棘针二百枚

上一味,以水二升煮取一升,含漱之,日四五,瘥止。

又方　取死曲蟮末,敷痛处,即止。

治齿痛方。

夜向北斗,手拓地,灸指头地,咒曰:蝎虫所作断木求,风虫所作灸便休,疼痛疼痛北斗收。即瘥。

又方　人定后向北斗咒曰:北斗七星,三台尚书,某甲患龈,若是风龈闭门户,若是虫龈尽收取,急急如律令。再拜。三夜作。

治牙疼方。

苍耳子五升

上一味,以水一斗煮取五升,热含之,疼则吐,吐复含,不过二剂,愈。无子,茎叶皆得用之。

又方　莽草五两

上一味切,以水一斗煮水五升,含漱之,一日令尽。

又方　内藜芦末于牙孔中,勿咽汁,神良。

又方　取门上桃橛烧取滘,少少为内孔中,以蜡固之。

针牙疼方。

随左上边疼,手大指次指掌间入一寸,得气绝补三十九息。

灸牙疼方。

取桑东南引枝长一尺余,大如匙柄,齐两头,口中柱著痛牙上,以三姓火灸之,咒曰:南方赤帝子,教我治虫齿,三姓灸桑条,条断蝎虫死,急急如律令。大效。

治虫蚀齿疼痛方。

闭气细书曰:南方赤头虫飞来,入某姓名裂齿里,今得蝎虫孔,安置耐居止,急急如律令。小笺纸内著屋柱北边蝎虫孔中,取水一杯,禹步如禁法,还诵上文,以水沃孔,以净黄土泥之,勿令泄气,永愈。

治虫蚀齿根,肉黑方。

烧腐棘取涫,涂之十遍,雄黄末敷,即愈。若齿黑者,以松木灰揩之,细末雄黄,涂龈百日,日再涂之。七日慎油猪肉,神效。

治齿虫方。

以担一枚,令病人存坐,横担于膝上,引两手寻使极,住手,伸中指,灸中指头担上三壮,两头一时下火,病人口诵咒曰:唻牙虫,名字鹊,莫唻牙,莫唻骨。灸人亦念之。

齿根肿方。

松叶_{一握}　盐_{一合}　好酒_{三升}

上三味煎取一升,含之。

齿根动痛方。

生地黄_{三两}　独活_{三两}

上二味切,以酒渍一宿,含之。

又方　常以白盐末封龈上,日三夜二。

又方　扣齿三百下,日一夜二,即终身不发,至老不病齿。

治齿牙根摇欲落方。

生地黄大者一寸,绵裹,著牙上,嚼咽汁,汁尽去之,日三,即愈。可十日含之,更不发也。

治齿根空肿痛,困弊无聊赖方。

独活_{四两}　酒_{三升}

上二味于器中渍之,炉火煨之令暖,稍稍沸,得半去滓,热含之,不过四五度。

又方　取地黄如指大,长一寸,火炙令大热,著木椎之,以绵裹,著齿上嚼之,咽汁尽,即三易,瘥止。

又方　烧松柏槐枝令热,柱病齿孔,须臾虫缘枝出。

治牙龈疼痛方。

杏仁一百枚,去皮尖两仁者　盐末方寸匕

上二味,以水一升煮令沫出,含之味尽,吐却更含,不过再三,瘥。

治牙车急,口眼相引,舌不转方。

牡蛎熬　伏龙肝　附子炮,去皮　矾石烧

上四味等分末之,以白酒和为泥,敷其上,干则涂之,取瘥止。

治齿䫌方。

切白马悬蹄,可孔塞之,不过三度。

治齿血出不止方。

刮生竹茹二两,醋渍之,令其人解衣坐,乃别令一人含嗅其背上三过,并取竹茹浓煮取汁,勿与盐,适寒温,含漱之,终日为度。

治失欠颊车脱臼,开张不合方。

以一人捉头,著两手指牵其颐,以渐推之令复入。口中安竹筒如指许大,不尔啮伤人指。

舌病方第八方五首

治舌卒肿如吹胞,满口溢出,气息不得通,须臾不治杀人方。急以指刮破,溃去汁,即愈。亦可以铍刀于前决破之。《千金》云:两边破之。

又方　以苦酒一升煮半夏一十枚,令得八合,稍稍含漱,吐之。半夏戟人咽,须熟洗去滑尽用之,勿咽汁也。加生姜一两,佳。

治舌上黑,有数孔出血如涌泉,此心藏病也方。

戎盐五两　黄芩五两　黄柏五两　大黄五两　人参二两　桂心二两　甘草一两,炙

上七味末之,炼蜜和丸,饮服十丸如梧子,日三服,仍烧铁烙之。

治舌卒肿起如吹胞状,满口塞喉,气息欲不复,须臾不治杀人,治之方,以刀锋决两边第一大脉出血,勿使刺著舌下中央脉,血出不止杀人,血出数升,以烧铁令赤,熨疮数过,以绝血也。

又方　含甘草汁,佳。

喉病第九 方十四首

治喉卒肿,不下食方。

韭一把捣熬,敷之,冷即易之,佳。

又方　含荆沥,稍稍咽之。

又方　含上好醋。口舌疮亦佳。

治喉痹,咽唾不得方。

半夏

上一味,细破如棋子十四枚,鸡子一枚扣其头如栗大,出却黄白,内半夏于中,内醋令满,极微火上煎之取半,小冷饮之,即愈。

喉痹方。

取附子一枚去皮,蜜涂,火炙令干,复涂蜜炙,须臾含之,咽汁,愈。

又方　含蜀升麻一片,立愈。

治喉痹方。

以绳缠手大指,刺出血一大豆以上,瘥。小指亦佳。

治马喉痹方。

烧马兰根灰一方寸匕,烧桑枝沥汁,和服。

治咽痛,不得息,若毒气哽咽,毒攻咽喉方。

桂心半两　杏仁一两,去尖皮,熬之

上二味为散,以绵裹如枣大,含咽其汁。

又方　刺小指爪文中出血，即瘥，左右刺出血，神秘，立愈。

治尸咽，语声不出方。

酒一升　干姜十两，末之　酥一升

上三味，酒二合、酥一匙、姜末一匕和服之，日三，食后服之。亦治肺病。

治尸咽，咽中痒痛，吐之不出，咽之不入，如中蛊毒方。

含生姜，五十日瘥。

治咽中肿垂肉，不得食方。

先以竹筒内口中，热烧铁，从竹中柱之，不过数度，愈。

治悬壅垂下暴肿长方。

干姜、半夏等分，末，少少著舌本。半夏洗之如法用。

又方　盐末箸头，张口柱之，日五，自缩。

噎病第十方二首

酥蜜生姜汁合一升，微火煎二沸，每服两枣许，内酒中温服。

又方　以手巾布裹舂杵头糠，拭齿。

耳病第十一方二十四首

治耳聋方。

生地黄极粗大者，长一寸半　杏仁七枚，烧令黑　印成盐两颗　巴豆七枚，去皮，熬令紫色　头发鸡子大，炙之

上五味捣作末，以发薄裹，内耳中一日一夜。若少损，即却之，直以发塞耳，耳中黄水及脓出，渐渐有效，不得更著。若未损，一宿后更内，一日一夜还去药，一依前法。

治劳聋，气聋风聋，虚聋毒聋，如此久聋，耳中作声，补肾，治五

聋方。

山茱萸二两　干姜　巴戟天　芍药　泽泻　桂心　菟丝子　黄芪　干地黄　远志去心　蛇床子　茯苓　石斛　当归　细辛　苁蓉　牡丹皮　人参　甘草炙　附子炮,去皮,各二两　防风一两半　菖蒲一两　羊肾二枚

上二十三味捣筛,炼蜜和,为丸如梧子大,服十五丸,日三,加至三十四十丸。

又方　蓖麻五分　杏仁一两,去尖皮　桃仁四分,去皮尖　巴豆仁一分,去心皮,熬　石盐三分　附子半两,炮　菖蒲一两　磁石一两　薰陆香一分　松脂二两半　蜡二两　通草半两

上一十二味,先捣诸石等令细,别捣诸物等,加松脂及蜡,合捣数千杵,令可丸乃止,取如枣核大,绵裹塞耳,一日四五度,出之转捻,不过三四度,日一易之。

又汤方

磁石四两　牡荆子二两,一云牡蛎　石菖蒲三两　山茱萸二两　芎䓖二两　茯神二两　白芷二两　枳实二两,炙　地骨皮三两　天门冬三两,去心　甘草三两,炙　橘皮二两　生姜二两,切　竹沥二升

上一十四味㕮咀,以水八升煮取减半,下竹沥煮取二升半,分为三服,五日服一剂,三剂后著散。

又散方

石菖蒲二两　山茱萸二两　磁石四两　土瓜根二两　白蔹二两　牡丹皮二两　牛膝二两

上七味捣筛为散,绵裹塞耳,日一易。仍服大三五七散一剂。

又方　硫黄　雌黄一云雄黄

上二味等分末之,绵裹塞耳,数日闻声。

又方　以童子尿灌耳中，三四度，瘥。

赤膏　主耳聋齿痛方。

丹参五两　蜀椒二升　大黄一两　白术一两　大附子十枚，炮，去皮　细辛一两　干姜二两　巴豆十枚，去皮　桂心四寸　芎䓖一两

上一十味切，以淳苦酒渍一宿，内成煎猪膏三斤，著火上煎，三上三下，药成去滓，可服可摩。耳聋者，绵裹膏内耳中；齿冷痛，著齿间；诸痛皆摩；若腹中有病，以酒和服如枣许大；咽喉痛，吞如枣核一枚。

治二十年聋方。

成煎鸡肪五两　桂心　野葛各半两

上三味切，膏中铜器内微火煎三沸，去滓，密贮勿泄，以苇筒盛如枣核大，火炙令少热，仰倾耳灌之。如此十日，耵聍自出，大如指，长一寸。久聋不过三十日，以发裹膏深塞，勿使泄气，五日乃出之。

又方　以器盛石盐，饭底蒸令消，以灌耳中，验。

治聤耳出脓汁方。

矾石三两，烧　龙骨一两　黄连一两　乌贼鱼骨一两

上四味下筛，取如枣核大，绵裹塞耳，日三易。一方用赤石脂，无龙骨。

治底耳方。

矾石烧之　石盐末之

上二味，先以纸绳纤之，展却汁令干，以盐末粉耳中令通，次下矾石末，粉上，须臾卧勿起，日再。

治耳疼痛方。

附子炮，去皮　菖蒲

上二味等分，裹塞之。

治虫入耳方。

末蜀椒一撮,内半升醋中,灌之,行二十步虫出,瘥。

治百虫入耳方。

捣韭汁,灌之耳中,立出。

又方　灌葱涕,须臾虫出,瘥。

又方　以木叶裹盐,炙令热,以掩耳,冷即易之,出。

又方　姜汁滴耳中。

又　灌牛乳,良。

又　桃叶塞耳。

治蚰蜒入耳方。

牛乳灌之,蚰蜒自出。若入腹者,空腹服醋酪一升,不出更服,仍以和面烧饼,乘热坐上,须臾出。

又方　以油灌之。

又方　灌驴乳于耳中,即变成水。入腹,饮之即差。

又方　桃叶汁灌之。

又方　打铜碗于耳边。

又方　炒胡麻,以布袋盛,枕头。

卷第十二　养性

养性禁忌第一

论曰：张湛称养性缮写经方，在于代者甚众，嵇叔夜论之最精，然辞旨远不会近。余之所言，在其义与事归，实录以贻后代，不违情性之欢而俯仰可从，不弃耳目之好而顾眄可行，使旨约而赡广，业少而功多，所谓易则易知，简则易从。故其大要，一曰啬神，二曰爱气，三曰养形，四曰导引，五曰言论，六曰饮食，七曰房室，八曰反俗，九曰医药，十曰禁忌。过此已往，未之或知也。

列子曰：一体之盈虚消息，皆通于天地，应于物类。故阴气壮，则梦涉大水而恐惧；阳气壮，则梦涉大火而燔焫，阴阳俱壮，则梦生杀；甚饱则梦与；甚饥则梦取。是以浮虚为疾者则梦扬，沉实为疾者则梦溺，藉带而寝者则梦蛇，飞鸟衔发者则梦飞，心躁者梦火，将病者梦饮酒歌舞，将衰者梦哭。是以和之于始，治之于终，静神灭想，此养生之道备也。

彭祖曰：每施写讫，辄导引以补其虚，不尔血脉髓脑日损，犯之者生疾病，俗人不知补写之义故也。饮酒吐逆，劳作汗出，以当风卧湿，饱食大呼，疾走举重，走马引强，语笑无度，思虑太深，皆损年寿，是以为道者务思和理焉。口目乱心，圣人所以闭之；名利败身，圣人所以去之。故天老曰：丈夫处其厚，不处其薄。当去礼去圣，守愚以自养，斯乃德之源也。

彭祖曰:上士别床,中士异被。服药百裹,不如独卧。色使目盲,声使耳聋,味使口爽。苟能节宣其宜适,抑扬其通塞者,可以增寿。一日之忌者,暮无饱食;一月之忌者,暮无大醉;一岁之忌者,暮须远内;终身之忌者,暮常护气。夜饱损一日之寿,夜醉损一月之寿,一接损一岁之寿,慎之。清旦初,以左右手摩交耳,从头上挽两耳,又引发,则面气通流,如此者令人头不白,耳不聋。又摩掌令热以摩面,从上向下二七过,去奸气,令人面有光,又令人胜风寒,时气寒热头痛百疾皆除。真人曰:欲求长生寿考服诸神药者,当须先断房室,肃斋沐浴熏香,不得至丧孝家及产乳处,慎之慎之,古之学道者所以山居者,良以此也。

老子曰:人欲求道,勿起五逆六不祥,凶。大小便向西一逆,向北二逆,向日三逆,向月四逆,仰视日月星辰五逆。夜半裸形,一不祥;旦起瞋心,二不祥;向灶骂詈,三不祥;以足内火,四不祥;夫妻昼合,五不祥;盗师父物,六不祥。旦起常言善事,天与之福。勿言奈何及祸事,名请祸。慎勿床上仰卧,大凶;卧伏地,大凶;饱食伏地,大凶;以匙箸击盘,大凶。大劳行房室露卧,发癫病。醉,勿食热。食毕摩腹,能除百病。热食伤骨,冷食伤肺。热无灼唇,冷无冰齿。食毕,行步踟蹰则长生。食,勿大言大饱,血脉闭。卧,欲得数转侧。冬温夏凉,慎勿冒之。大醉神散越,大乐气飞扬,大愁气不通。久坐伤筋,久立伤骨。凡欲坐,先解脱右靴履,大吉。用精令人气乏,多睡令人目盲,多唾令人心烦,贪美食令人泄痢。沐浴无常,不吉;沐与浴同日,凶;夫妻同日沐浴,凶。说梦者,凶。

凡日月蚀救之,吉,活千人。除殃,活万人,与天地同功。日月薄蚀,大风大雨,虹霓地动,雷电霹雳,大寒大雾,四时节变,不可交合阴阳,慎之。凡夏至后丙丁日,冬至后庚辛日,皆不可合阴阳,大凶。凡大月十七日,小月十六日,此名毁败日,不可交会,犯之伤血脉。凡月二日三日五日九日二十日,此生日也,交会令人无疾。凡新沐,远行及疲,饱食醉酒,大喜大悲,男女热病未差,女子月血新产者,皆不可合阴阳。热疾新瘥,交者死。

老子曰:凡人生多疾病者,是风日之子;生而早死者,是晦日之子;在胎而伤者,是朔日之子;生而母子俱死者,是雷霆霹雳日之子;能行步有知而死者,是下旬之子;兵血死者,是月水尽之子,又是月蚀之子;虽胎不成者,是弦望之子;命不长者,是大醉之子;不痴必狂者,是大劳之子;生而不成者,是平晓之子;意多恐悸者,是日出之子;好为盗贼贪欲者,是禺中之子;性行不良者,是日中之子;命能不全者,是日昳之子;好诈反妄者,是晡时之子;不盲必聋者,是人定之子。天地闭气不通,其子死;夜半合阴阳,生子上寿贤明;夜半后合会,生子中寿,聪明智慧;鸡鸣合会,生子下寿,克父母。此乃天地之常理也。

天老曰:人禀五常形貌,而尊卑贵贱不等,皆由父母合会禀气寿也。得合八星阴阳,各得其时者,上也,即富贵之极;得合八星阴阳,不得其时者,中也,得中宫;不合八星阴阳,得其时者,下也,得下宫;不合此宿,不得其时者,则为凡人矣。合宿交会者,非惟生子富贵,亦利身,大吉。八星者,室、参、井、鬼、柳、张、房、心。一云凡宿也,是月宿所在此星,可以合阴阳。

老子曰:人生大限百年,节护者可至千岁。如膏用小炷之与大炷,众人大言而我小语,众人多繁而我小记,众人悖暴而我不怒,不以不事累意,不临时俗之仪,淡然无为,神气自满,以此为不死之药,天下莫我知也。勿谓暗昧,神见我形;勿谓小语,鬼闻我声。犯禁满千,地收人形。人为阳善,人自报之;人为阴善,鬼神报之。人为阳恶,人自治之;人为阴恶,鬼神治之。故天不欺人,示之以影;地不欺人,示之以响。人生天地气中,动作喘息,皆应于天,为善为恶,天皆鉴之。人有修善积德而遭凶祸者,先世之余殃也;为恶犯禁而遇吉祥者,先世之余福也。故善人行不择日,至凶中得凶中之吉,入恶中得恶中之善;恶人行动择时日,至吉中反得吉中之凶,入善中反得善中之恶。此皆目然之符也。

老子曰:谢天地父母法,常以辰巳日黄昏时天晴日,净扫宅中甲壬丙庚之地,烧香,北向稽首三过,口勿语,但心中言耳,举家皆利。谢嘿云:曾孙某乙,数负黄天之气象,上帝之始愿,合家男女大小前后所犯罪过,请为削除凶恶,在后进善人某家,大小身神安,生气还。常以此道,大吉利,除祸殃。

老子曰:正月朔晓,亦可于廷中向寅地再拜,咒曰:洪华洪华,受大道之恩,太清玄门,愿还某去岁之年。男女皆三过自咒。常行此道,可以延年。

论曰:神仙之道难致,养性之术易崇。故善摄生者,常须慎于忌讳,勤于服食,则百年之内不惧于夭伤也。所以具录服饵方法,以遗后嗣云。

养性服饵第二方三十七首

茯苓酥 主除万病,久服延年方。取山之阳茯苓,其味甘美,山之阴茯苓,其味苦恶,拣得之,勿去皮,去皮刀薄切,曝干,蒸令气溜,以汤淋之,其色赤味苦,淋之不已,候汁味甜便止,曝干捣筛,得茯苓三斗。取好酒大斗一石，蜜一斗，和茯苓末令相得，内一石五斗瓮中，熟搅之百遍，密封之勿令泄气，冬月五十日，夏月二十一日，酥浮于酒上，接取酥，其味甘美如天甘露，可作饼大如手掌，空屋中阴干，其色赤如枣肌，食一饼，终日不饥。此仙人度人荒世药。取酒封闭，以下药，名茯苓酥。

杏仁酥　主万病，除诸风虚劳冷方。取家杏仁，其味甜香，特忌用山杏仁，山杏仁慎勿用，大毒害人也。

家杏仁一石，去尖皮两仁者，拣完全者，若微有缺坏，一颗不得用，微火炒，捣作细末，取美酒两石研杏仁，取汁一石五斗

上一味，以蜜一斗拌杏仁汁，煎极令浓，与乳相似，内两硕瓮中搅之，密封泥勿令泄气，与上茯苓酥同法，三十日看之，酒上出酥也，接取酥，内瓷器中封之，取酥下酒别封之，团其药如梨大，置空屋中，作阁安之，皆如饴餔状，甚美，服之令人断谷。

地黄酒酥　令人发白更黑，齿落更生，髓脑满实，还年却老，走及奔马，久服有子方。

粗肥地黄十石，切捣，取汁三石麻子一石，捣作末，以地黄汁研取汁二石七斗　杏仁一石，去皮尖两仁者，捣作末，以麻子汁研取汁二石五斗　曲末三斗

上四味，以地黄等汁浸曲七日，候沸，以米三石分作三分，投下饙，一度以药汁五斗和饙酿酒，如家酝酒法，三日一投，九日三投，熟讫，密封三七日，酥在酒上，其酥色如金，以物接取，可得大升九升酥，然后下篘取酒封之。其糟令服药人食之，令人肥悦，百病除愈。食糟尽，乃服药酒及酥，一服酒一升，一匙酥，温酒和服之。惟得吃白饭、芜菁，忌生冷醋滑猪鸡鱼蒜。其地黄滓暴使干，更以酒

三升和地黄滓捣之,曝干,作饼服之。

造草酥方

杏仁一斗,去皮尖两仁者,以水一斗研绞取汁　粗肥地黄十斤,熟捣,绞取汁一斗　麻子一斗,末之,以水一斗研绞取汁

上三味汁凡三斗,著曲一斤、米三斗,酿如常酒味是正熟,出,以瓮盛之,即酥凝在上,每服取热酒和之,令酥消尽服之,弥佳。

真人服杏子,丹玄隐士学道断谷,以当米粮方。

上粳米三斗,净淘沙,炊作饭,干暴,砸纱筛下之　杏仁三斗,去尖皮两仁者,曝干,捣,以水五升研之,绞取汁,味尽止

上二味,先煎杏仁汁令如稀面糊,置铜器中,内粳米粉如稀粥,以糖火煎,自旦至久,搅勿停手,候其中水气尽则出之,阴干纸贮,欲用,以暖汤二升内药如鸡子大,置于汤中,停一炊久,啖食,任意取足服之。

服天门冬丸方　凡天门冬,苗作蔓有钩刺者是,采得,当以醋浆水煮之湿,去心皮,曝干捣筛,以水蜜中半和之,仍更曝干,又捣末,水蜜中半和之,更曝干,每取一丸含之,有津液辄咽之,常含勿绝,行亦含之,久久自可绝谷。禁一切食,惟得吃大麦。

服黄精方　凡采黄精,须去苗下节,去皮,取一节,隔二日增一节,十日服四节,二十日服八节,空腹服之。服讫不得漱口。百日以上节食,二百日病除,二年四体调和。忌食酒肉五辛酥油,得食粳米糜粥淡食,除此之外,一物不得入口。山居无人之地,法服时卧食,勿坐食,坐服即入头,令人头痛。服讫,经一食顷乃起,即无所畏。

凡服乌麻,忌枣、栗、胡桃,得食淡面,余悉忌。行道持诵作劳远行,端坐三百日,一切病除。七日内宜数见秽恶,于后即不畏损人矣。

服芜菁子,主百疾方。

芜菁子一斗四升　薤白十两

上二味,煮芜菁子,曝干捣筛,切薤白,和蒸半日,下,捣一千一百三十杵,捻作饼,重八两,欲绝谷,先食乃服,三日后食三饼,以为常式。尽更合食,勿使绝也。

华佗云母丸子　三人丸方。

云母粉　石钟乳炼　白石英　肉苁蓉　石膏　天门冬去心　人参　续断　菖蒲　菌桂　泽泻　秦芃　紫芝　五加皮　鹿茸　地肤子　薯蓣　石斛　杜仲炙　桑上寄生　细辛　干地黄　荆花　柏叶　赤箭　酸枣仁　五味子　牛膝　菊花　远志去心　萆薢　茜根　巴戟天　赤石脂　地黄花　枸杞　桑螵蛸　菴䕡子　茯苓　天雄炮,去皮　山茱萸　白术　菟丝子　松实　黄芪　麦门冬去心　柏子仁　荠子　冬瓜子　蛇床子　决明子　蒺藜子　车前子

上五十三味,皆用真新好者,并等分,随人多少,捣下细筛,炼白蜜和,为丸如梧子,先食服十丸,可至二十丸,日三。药无所忌,当勤相续,不得废阙。百日满愈疾,久服延年益寿,身体轻强,耳目聪明,流通荣卫,补养五脏,调和六腑,颜色充壮,不知衰老。茜根当洗去土,阴干;地黄、荆花至时多采,曝干,欲用时相接,取二石许乃佳也。吾尝服一两剂,大得力,皆家贫不济乃止。又时无药足,阙十五味,仍得服之。此药大有气力,当须预求使足,服而勿阙,又香美易服,不比诸药。

周白水候散　主心虚劳损,令人身轻目明,服之八十日百骨间寒热除,百日外无所苦,气力日益,老人宜常服之,大验方。

远志五分,去心　白术七分　桂心一两　人参三分　干姜一两

续断五分　杜仲五分,炙　椒半两,汗　天雄三分,炮　茯苓一两　蛇床仁三分　附子三分,炮,去皮　防风五分　干地黄五分　石斛三分　肉苁蓉三分　栝楼根三分　牡蛎三分,熬　石韦三分,去毛　钟乳一两,炼　赤石脂一两　桔梗一两　细辛一两　牛膝三分

上二十四味捣筛为散,酒服钱五匕,服后饮酒一升,日二。不知,更增一钱匕,三十日身轻目明。

济神丸方

茯神　茯苓　桂心　干姜各四两　菖蒲　远志去心　细辛　白术　人参各三两　甘草二两,炙　枣膏八两

上一十一味皆捣筛,炼蜜和,更捣万杵,每含一丸如弹丸,有津咽之尽,更含之。若食生冷宿食不消,增一丸;积聚结气,呕逆,心腹绞痛,口干胀,醋咽吐呕,皆含之。绝谷者服之学仙,道士含之益心力,神验。

彭祖松脂方

松脂五斤,灰汁煮三十遍,浆水煮三十遍,清水煮三十遍　茯苓五斤,灰汁煮十遍,浆水煮十遍,清水煮十遍　生天门冬五斤,去心皮,曝干,捣作末　真牛酥三斤,炼三十遍　白蜜三斤,煎令沫尽　蜡三斤,炼三十遍

上六味捣筛,以铜器重汤上,先内酥,次下蜡,次下蜜,候消讫,次下诸药,急搅之勿住手,务令大匀,讫,内瓷器中,密封勿令泄气。先一日不食,欲食须吃好美食令大饱,然后绝食,即服二两,二十日后服四两,又二十日服八两。细丸之,以得咽中下为度。第二度服四两为初,二十日又服八两,又二十日服二两。第三度服八两为初,以后二十日服二两,又二十日服四两。合二百八十日药成,自余服三丸将补,不服亦得,常以酥蜜消息美酒一升为佳。又合药须

取四时王相,特忌刑杀厌及四激休废等日,大凶。

守中方

白蜡一斤,炼之,凡二升酒为一度,煎却恶物,凡煎五遍　丹砂四两,细研　蜜一斤,炼之极净

上三味合,丸之如小枣大,初一日服三丸,三日服九丸,如此至九日止。

茅山仙人服质多罗方。出益州导江县并茂州山中。此有三种:一者紫花,根八月采;二者黄花,根亦黄,四月采;三者白花,九月采。

上三种功能一种不别,依法采根,干已捣筛,旦暖一合酒和方寸匕,空腹服之,待药消方食,日一服,不可过之。忌昼日眠睡。三十匕为一剂,一月服。

第二方

蜜半合　酥半合

上二味煖之,和方寸匕,服之。一法蜜多酥少,一方以三指撮为定。主疗诸风病。禁猪肉豉等,食之即失药力。

第三方　取散五两,生胡麻脂三升半投之,微火暖之,勿令热,旦接取上油一合,暖,空肚服之,日一服。油尽,取滓服之。主偏风半身不遂,并诸百病,延年不老。

第四方　暖水一合,和三指撮,空腹日一服。主身羸瘦,及恶疮癣疥,并诸风。

第五方　暖牛乳一升,和方寸匕,服之,日一服。主女人绝产无子,发白更黑。

第六方　暖浓酪浆一合,和方寸匕,服之,日一服。主膈上痰饮,水气诸风。

第七方　以牛尿一合暖,和方寸匕,服之,遣四人搦脚手,令气息通流。主五种癫。若重者从少服,渐加至一匕。若候身作金色,变为少年,颜若桃李,延年益寿。

上件服药时皆须平旦空腹服之,以静密室中,不得伤风及多语戏笑作务等事,所食桃李粳米及新舂粟,禁一切鱼肉豉陈臭等物,得食乳酪油。其药功说不能尽,久服神仙,八十老人状如少年。若触药发时,身体胀满,四肢强直,俱赤脱却衣裳,向火炙身得汗出,瘥。

服地黄方

生地黄五十斤

上一味捣之,以水三升绞取汁,澄去滓,微火上煎减半,即内好白蜜五升、枣脂一升,搅令相得乃止,每服鸡子大一枚,日三服,令人肥白美色。

又方　生地黄十斤

上一味细切,以淳酒二斗浸经三宿,出暴令干,又浸酒中,直令酒尽,又取甘草巴戟天厚朴干漆覆盆子各一斤,各捣下筛,和之,饭后酒服方寸匕,日三服,加至二匕,使人老者还少,强力,无病延年。《千金》无甘草。

作熟干地黄法　别采地黄,去须叶及细根,捣绞取汁,以渍肥者,著甑中,土及米无在以盖其上,蒸之一时,出,暴燥,更内汁中,又蒸之一时,出暴,以汁尽止,便干之,亦可直切地黄,蒸之半日,数数以酒洒之使周匝,至夕出,曝干可捣,蜜丸服之。

种地黄法并造　先择好肥地黄赤色虚软者,选取好地深耕之,可于腊月预耕,冻地弥佳,择肥大地黄根切断,长三四分至一二寸许,一斛可种一亩,二月、三月种之,作畦畴相去一尺,生后随后锄壅及数芸之，至九月、十月，视其叶小衰乃掘取，一亩得二十许斛。择取大根，水净洗，其细根及麻头尾辈亦洗之，日暴令极燥小膱乃以刀切长寸余，白茅覆甑下蒸之，密盖上，亦可囊盛土填之，从旦至暮，当日不尽者，明日又择取蒸之。先时已捣其细碎者取汁，于铜器中煎之可如薄饴，将地黄内汁中周匝，出，曝干，又内之，汁尽止。率百斤生者合得三十斤。取初八月、九月中掘者。其根勿令太老，强蒸则不消尽，有筋脉。初以地黄内甑中时，先用铜器承其下，以好酒淋洒地黄上令匝，汁后下器中，取以并和煎汁，最佳也。

王乔轻身方

茯苓一斤　桂心一斤

上二味捣筛，炼蜜和，酒服如鸡子黄许大，一服三丸，日一服。

不老延年方

雷丸　防风　柏子仁

上三味等分，捣筛为散，酒服方寸匕，日三。六十以上人亦可服二匕，久服延年，益精补脑，年未六十，太盛勿服。

饵黄精法　取黄精，以竹刀剔去皮，自仰卧生服之，尽饱为度，则不头痛，若坐服，则必头痛难忍。少食盐及一切咸物，佳。

饵术方　取生术削去皮，炭火急炙令热，空肚饱食之。全无药气，可以当食，不假山粮，得饮水，神仙秘之勿传。

服齐州长石法　主羸瘦，不能食，疗百病方。

马牙石一名乳石，一名牛脑石，本草名长石

上取黄白明净无瑕颣者，捣，密绢下，勿令极筛，恐太粗，以一石米合内一石水中，于铜器中极搅令浊，澄少时，接取上汁如清浆水色，置一大器中，澄如水色，去水，内滓于白练袋中，盛经一宿，沥却水如造烟脂法,出,日中暴之令干,仍白练袋盛之,其袋每一如掌许大,厚薄亦可,于三斗米下蒸之再遍,曝干,以手捼之,令众手研之即成,擎出,每以酒服一大匙,日三服,即觉患差。若觉触,以米汁煮淬石一鸡子大,煮三沸,去淬,顿服之。夏月不能服散者,服汤亦佳。石出齐州历城县,药疗气,痰饮,不下食,百病羸瘦,皆瘥。

服杏仁法 主损心吐血,因即虚热心风,健忘,无所记忆,不能食,食则呕吐,身心战掉,痿黄羸瘦,进服补药,入腹呕吐并尽,不服余药,还吐至死,乃得此方,服一剂即瘥,第二剂色即如初也。

杏仁一升,去尖皮及两仁者,熬令色黄,末之 茯苓一斤,末之 人参五两,末之 酥二斤 蜜一升半

上五味,内铜器中微火煎,先下蜜,次下杏仁,次下酥,次下茯苓,次下人参,调令均和,则内于瓷器中,空肚服之一合,稍稍加之,以利为度,日再服。忌鱼肉。

有因读诵思义,坐禅,及为外物惊恐,**狂走失心方**。

酥二两 薤白一握,切

上二味,捣薤千杵,温酥和搅,以酒一盏服之,至三七日服之佳。得食枸杞菜羹,薤白亦得作羹。服讫而仰卧,至食时乃可食也,忌面,得力者非一。

镇心丸 主损心,不能言语,心下悬急苦痛,举动不安,数数口中腥,客热心中,百病方。

防风五分 人参五分 龙齿五分 芎䓖一两 铁精一两 当归一两 干地黄五分 黄芪一两 麦门冬五分,去心 柏子仁一两 桂心一两 远志五分,去心 白鲜皮三分 白术五分 雄黄一两,研 菖蒲一两 茯苓一两 桔梗一两 干姜五分 光明砂一两,研 钟乳半两,研

上二十一味捣筛,炼蜜和,饮服梧子大五丸,渐加至十五丸,日二服,稍加至三十丸。慎腥臭等。常宜小进食为佳,宜吃酥乳,倍日将息。先须服汤,汤方如下:

玄参三两　　干地黄三两　　黄芪三两　　地骨皮三两　　苁蓉三两　丹参五两　　牛膝三两　　五味子三两　　麦门冬三两,去心　杏仁二两,去皮尖　细辛三两　　磁石五两　　生姜三两,切　　茯苓三两　　橘皮二两　韭子半升　柴胡二两,去苗

上一十七味㕮咀,以水三斗煮取三升,分为三服。后三日乃更进丸,时时食后服,服讫即仰卧少时,即左右卧及数转动,须腰底安物令高,亦不得过久,斟酌得所,不得劳役身心气力。服药时干食即且停一日,食讫用两三口浆水饮压之。服药时有异状貌起,勿怪之。服丸后二日风动,药气冲头,两眼赤痛,久而不瘥者,依状疗之,法取枣根直入地二尺者白皮一握,水一升煮取半升,一服即愈。

五参丸　主治心虚热,不能饮食,食即呕逆,不欲闻人语方。

人参一两　苦参一两半　沙参一两　丹参三分　玄参半两

上五味捣筛,炼蜜和为丸,食讫饮服十丸如梧子大,日二,渐加至二十丸。

治损心吐血方。

芎䓖二两　葱白二两　生姜二两,切　油五合　椒二合,汗　桂心一两　豉三合　白粳米四合

上八味,㕮咀芎、桂二味,以水四升煮取二升,内米油又煎取一升,去滓,顿服。慎面。

正禅方

春桑耳　夏桑子　秋桑叶

上三味等分，捣筛，以水一斗煮小豆一升令大熟，以桑末一升和煮微沸，著盐豉，服之，日三服，饱服无妨。三日外稍去小豆，身轻目明，无眠睡，十日觉远智通。初地禅服二十日到二禅定，百日得三禅定，累一年得四禅定，万相皆见，坏欲界，观境界如视掌中，得见佛性。

服菖蒲方 二月八日采取肥实白色节间可容指者，多取阴干，去毛距，择吉日，捣筛百日，一两为一剂，以药四分、蜜一分半，酥和如稠糜柔弱，令极匀，内瓷器中，密封口，埋谷聚中一百日。欲服此药，须先服泻药吐利讫，取王相日旦空肚服一两，含而咽之。有力能消，渐加至三二两。服药至辰巳间药消讫，可食粳米乳糜，更不得吃饮食。若渴，惟得饮少许熟汤。每日止一服药，一顿食，若直治病，瘥止。若欲延年益寿，求聪明益智者，宜须勤久服之。修合服食，须在静室中。勿喜出入及昼睡，一生须忌羊肉、熟葵。又主癥癖，咳逆上气，痔漏病，最良，又令人肤体肥充，老者光泽，发白更黑，面不皱，身轻目明，行疾如风，填骨髓，益精气，服一剂寿百岁。天竺摩揭陀国王舍城邑陀寺三藏法师跋摩米帝以大业八年与突厥使主，至武德六年七月二十三日为洛州大德护法师净土寺主矩师笔译出。

养老大例第三论三首

论曰：人之在生，多诸难遘，兼少年之时，乐游驰骋，情敦放逸，不至于道，倏然白首，方悟虚生，终无所益。年至耳顺之秋，乃希餐饵，然将欲颐性，莫测据依。追思服食者于此二篇中求之，能庶几于道，足以延龄矣。语云：人年老有疾者，不疗。斯言失矣。缅寻圣人之意，本为老人设方。何则？年少则阳气猛盛，食者皆甘，不假医药,悉得肥壮;至于年迈,气力稍微,非药不救。譬之新宅之与故舍,断可知矣。

论曰:人年五十以上,阳气日衰,损与日至,心力渐退,忘前失后,兴居怠惰,计授皆不称心,视听不稳,多退少进,日月不等,万事零落,心无聊赖,健忘瞋怒,情性变异,食饮无味,寝处不安。子孙不能识其情,惟云大人老来恶性,不可咨谏。是以为孝之道,常须慎护其事,每起速称其所须,不得令其意负不快。故曰:为人子者,不植见落之木。《淮南子》曰:木叶落,长年悲。夫栽植卉木,尚有避忌,况俯仰之间,安得轻脱乎?

论曰:人年五十以去,皆大便不利,或常苦下痢。有斯二疾,常须预防。若秘涩,则宜数食葵菜等冷滑之物;如其下痢,宜与姜韭温热之菜。所以老人于四时之中,常宜温食,不得轻之。老人之性,必恃其老,无有藉在,率多骄恣,不循轨度,忽有所好,即须称情。既晓此术,当宜常预慎之。故养老之要,耳无妄听,口无妄言,身无妄动,心无妄念,此皆有益老人也。又当爱情,每有诵念,无令耳闻,此为要妙耳。又老人之道,常念善,无念恶,常念生,无念杀,常念信,无念欺。养老之道,无作博戏,强用气力,无举重,无疾行,无喜怒,无极视,无极听,无大用意,无大思虑,无吁嗟,无叫唤,无吟吃,无歌啸,无嗔啼,无悲愁,无哀恸,无庆吊,无接对宾客,无预局席,无饮兴。能如此者,可无病长寿,斯必不惑也。又常避大风大雨,大寒大暑,大露霜霰雪,旋风恶气,能不触冒者,是大吉祥也。凡所居之室,必须大周密,无致风隙也。夫善养老者,非其书勿读,非其声勿听,非其务勿行,非其食勿食。非其食者,所谓猪豚鸡鱼蒜鲙生肉生菜白酒大醋大咸也,常学淡食。至如黄米小豆,此等非老者所宜食,故必忌之。常宜轻清甜淡之物,大小麦面粳米等为佳。又忌强用力咬啮坚硬脯肉,反致折齿破龈之弊。人凡常不饥不饱,不寒不热,善行住坐卧言谈语笑寝食,造次之间能行不妄失者,则可延年益寿矣。

养老食疗第四方一十七首　论五首

论曰:卫汜称:扁鹊云:安身之本,必须于食;救疾之道,惟在于药。不知食宜者,不足以全生;不明药性者,不能以除病。故食能排邪而安藏腑,药能恬神养性以资四气。故为人子者,不可不知此二事。是故君父有疾,期先命食以疗之,食疗不愈,然后命药。故孝子须深知食药二性,其方在《千金方》第二十六卷中。

论曰:人子养老之道,虽有水陆百品珍羞,每食必忌于杂,杂则五味相挠,食之不已,为人作患。是以食啖鲜肴,务令简少。饮食当令节俭,若贪味伤多,老人肠胃皮薄,多则不消,彭亨短气,必致霍乱。夏至已后,秋分已前,勿进肥浓羹臛酥油酪等,则无他矣。夫老人所以多疾者,皆由少时春夏取凉过多,饮食太冷,故其鱼脍生菜生肉腥冷物多损于人,宜常断之,惟乳酪酥蜜常宜温而食之,此大利益老年。虽然,卒多食之,亦令人腹胀泄痢,渐渐食之。

论曰:非但老人须知服食将息节度,极须知调身按摩,摇动肢节,导引行气。行气之道,礼拜一日勿住,不得安于其处,以致壅滞。故流水不腐,户枢不蠹,义在斯矣。能知此者,可得一二百年。故曰:安者非安,能安在于虑亡;乐者非乐,能乐在于虑殃。所以老人不得杀生取肉以自养也。

耆婆汤　主大虚冷风羸弱,无颜色方。一云酥蜜汤。

酥一斤,炼　生姜一合,切　薤白三握,炙令黄　酒二升　白蜜一

斤,炼　油一升　椒一合,汗　胡麻仁一升　橙叶一握,炙令黄　豉一升
糖一升

上一十一味,先以酒渍豉一宿,去滓,内糖、蜜、油、酥于铜器中,煮令匀沸,次内薤、姜煮令熟,次下椒、橙叶、胡麻煮沸,下二升豉汁,又煮一沸,出内瓷器中,密封,空腹吞一合,如人行十里更一服。冷者加椒。

服乌麻方。

纯黑乌麻及斒檀色者任多少,与水拌令润,勿使太湿,蒸令气遍即下,曝干再蒸,往反九蒸九暴,讫,捣,去皮作末,空肚水若酒服二方寸匕,日二服。渐渐不饥绝谷,久服百病不生,常服延年不老,耐寒暑。

蜜饵　主补虚羸瘦,乏气力方。

白蜜二升　腊月猪肪脂一升　胡麻油半升　干地黄末一升

上四味合和,以铜器重釜煎令可丸,下之,服如梧桐子三丸,日三,稍加,以知为度,久服肥充益寿。

服牛乳,**补虚破气方**。

牛乳三升　荜茇半两,末之,绵裹

上二味,铜器中取三升水,和乳合煎取三升,空肚顿服之,日一,二七日除一切气。慎面猪鱼鸡蒜生冷。张澹云:波斯国及大秦甚重此法,谓之悖散汤。

猪肚补虚羸乏气力方。

肥大猪肚一具,洗如食法　人参五两　椒一两,汗　干姜一两半
葱白七两,细切　粳米半升,熟煮

上六味下筛合和相得,内猪肚中缝合,勿令泄气,以水一斗半

微火煮令烂熟,空腹食之,兼少与饭,一顿令尽,可服四五剂,极良。

论曰:牛乳性平,补血脉,益心,长肌肉,令人身体康强润泽,面目光悦,志气不衰,故为人子者须供之以为常食,一日勿缺,常使恣意充足为度也,此物胜肉远矣。

服牛乳方。

钟乳一斤,上者,细研之如粉　人参三两　甘草五两,炙　干地黄三两　黄芪三两　杜仲三两,炙　苁蓉六两　茯苓五两　麦门冬四两,去心　薯蓣六两　石斛二两

上一十一味捣筛为散,以水五升先煮粟米七升为粥,内散七两,搅令匀,和少冷水,牛渴,饮之令足,不足更饮水,日一,余时患渴,可饮清水,平旦取牛乳服之,生熟任意。牛须三岁以上七岁以下纯黄色者为上,余色者为下。其乳常令犊子饮之,若犊子不饮者,其乳动气,不堪服也。其乳牛净洁养之,洗刷饮饲须如法,用心看之。慎蒜猪鱼生冷陈臭等物。

有人频遭重病,虚羸不可平复,以此方补之甚效,其方如下:

生枸杞根细切,一大斗,以水一大石煮取六斗五升,澄清　白羊骨一具

上二味合之,微火煎取五大升,温酒服之,五日令尽,不是小小补益。一方单用枸杞根。慎生冷醋滑油腻七日。

补五劳七伤虚损方。

白羊头蹄一具,以草火烧令黄赤,以净绵急塞鼻　胡椒一两　荜茇一两　干姜一两　葱白一升,切　香豉二升

上六味,先以水煮羊头蹄骨半熟,内药更煮令大烂,去骨,空腹适性食之,日食一具,满七具止。禁生冷铅丹瓜果肥腻及诸杂肉湿面白酒粘食大蒜一切畜血,仍慎食大醋滑五辛陈臭猪鸡鱼油等七日。

疗大虚赢困极方。

取不中水猪肪一大升,内葱白一茎,煎令葱黄止,候冷暖如人体,空腹平旦顿服之令尽,暖盖覆卧,至日晡后乃食白粥稠糜,过三日后服补药,其方如下:

羊肝一具,细切　羊脊骨膩肉一条,细切　曲末半升　枸杞根十斤,切,以水三大斗煮取一大斗,去滓

上四味合和,下葱白豉汁调和羹法,煎之如稠糖,空腹饱食之,三服。时慎食如上。

补虚劳方。

羊肝肚肾心肺一具,以热汤洗肚,余细切之　胡椒一两　荜茇一两　豉心半升　葱白两握,去心,切　犁牛酥一两

上六味合和,以水六升缓火煎取三升,去滓,和羊肝等并汁皆内羊肚中,以绳急系肚口,更别作一绢袋,稍小于羊肚,盛肚煮之,若熟乘热出,以刀子并绢袋刺作孔,沥取汁,空肚顿服令尽,余任意分作食之。若无羊五脏,羊骨亦可用之,其方如下:

羊骨两具,碎之

上以水一大石微火煎取三斗,依食法任性作羹粥面食。

不食肉人,油面,补大虚劳方。

生胡麻油一升　浙粳米泔清一升

上二味,微火煎尽泔清乃止,出贮之,取三合,盐汁七合,先以盐汁和油令相得,溲面一斤,如常法作馎饦,煮五六沸,出置冷水中,更漉出,盘上令干,乃更一叶叶掷沸汤中,煮取如常法,十度煮之,面熟乃尽,以油作臛浇之,任饱食。

乌麻脂　主百病虚劳,久服耐寒暑方。

乌麻油一升　薤白三升

上二味，微火煎薤白令黄，去滓，酒服一合。百日充肥，二百日老者更少，三百日诸病悉愈。

服石英乳方。

白石英十五两，捣石如米粒，以绵裹密帛盛

上一味，取牛乳三升、水三升煎取三升，顿服之，日一度。可二十遍煮，乃一易之，捣筛，以酒三升渍二七日，服之，常令酒气相接，勿至于醉，以补人虚劳，更无以加也。有力，能多服一二年弥益。凡老人旧患眼暗者，勿以酒服药，当用饮下之。目暗者，能终不与酒蒜，即无所畏耳。

论曰：上篇皆是食疗而不愈，然后命药，药食两攻，则病无逃矣，其服饵如下：

大黄芪丸　主人虚劳百病，夫人体虚多受劳，黄芪至补劳，是以人常宜将服之方。

黄芪　柏子仁　天门冬去心　白术　干地黄　远志去心　泽泻　薯蓣　甘草炙　人参　石斛　麦门冬去心　牛膝　杜仲炙　薏苡仁　防风　茯苓　五味子　茯神　干姜　丹参　肉苁蓉　枸杞子　车前子　山茱萸　狗脊　萆薢　阿胶炙　巴戟天　菟丝子　覆盆子

上三十一味各一两，捣筛，炼蜜丸，酒服十丸，日稍加至四十丸。性冷者，加干姜、桂心、细辛二两，去车前子、麦门冬、泽泻；多忘者，加远志、菖蒲二两；患风者，加独活、防风、芎䓖二两；老人，加牛膝、杜仲、萆薢、狗脊、石斛、鹿茸、白马茎各二两。无问长幼，常服勿绝。百日以内慎生冷醋滑猪鸡鱼蒜油腻陈宿郁浥，百日后惟慎猪鱼蒜生菜冷食,五十以上虽暑月三伏时亦忌冷饭,依此法可终身常得药力不退。药有三十一味,合时或少一味两味,亦得且服之。

彭祖延年柏子仁丸 久服强记不忘方。

柏子仁五合 蛇床子 菟丝子 覆盆子各半升 石斛 巴戟天各二两半 杜仲炙 茯苓 天门冬去心 远志各三两,去心 天雄一两,炮,去皮 续断 桂心各一两半 菖蒲 泽泻 薯蓣 人参 干地黄 山茱萸各二两 五味子五两 钟乳三两,成炼者 肉苁蓉六两

上二十二味捣筛,蜜和,丸如桐子大,先食服二十丸,稍加至三十丸。先斋五日,乃服药。服后二十日齿垢稍去,白如银,四十二日面悦泽,六十日瞳子黑白分明,尿无遗沥,八十日四肢偏润,白发更黑,腰背不痛,一百五十日意气如少年。药尽一剂,药力周至,乃入房内。忌猪鱼生冷醋滑。

紫石英汤 主心虚惊悸,寒热百病,令人肥健方。

紫石英十两 白石英十两 白石脂三十两 赤石脂三十两 干姜三十两

上五味㕮咀,皆完用,二石英各取一两,石脂等三味各取三两,以水三升合,以微火煎,宿勿食,分为四服,日三夜一,服后午时乃食。日日依前秤取昨日药,乃置新药中共煮,乃至药尽。常然水数,一准新药,尽讫常添水,去滓服之,满四十日止。忌酒肉。药水皆用大升秤取,汁亦用大升。服汤讫即行,勿住坐卧,须令药力遍身百脉中行。若大冷者,春秋各四十九日服,令疾退尽。极须澄清服之。

论曰:此汤补虚,除瘤冷,莫过于此,能用之有如反掌,恐学者谓是常方,轻易而侮之。若一剂得瘥,即止。若服多,令人大热,即须服冷药压之。宜审而用之。

卷第十三　辟谷

服茯苓第一方六首

茯苓方

茯苓粉五斤　白蜜三斤　柏脂七斤,炼法在后

上三味合和,丸如梧桐子,服十丸,饥者增数服之,取不饥乃止服。吞一丸,不复服谷及他果菜也,永至休粮。饮酒不得,但得饮水。即欲求升仙者,常取杏仁五枚咬咀,以水煮之为汤令沸,去滓,以服药,亦可和丹砂药中令赤,服之。又若却欲去药食谷者,取硝石、葵子等熟治之,以粥服方寸匕,日一,四日内日再服,药去,稍稍食谷葵羹,大良。

又方　茯苓三斤　白蜡二斤　大麻油三升　松脂三斤

上四味,微火先煎油三沸,内松脂令烊,次内蜡,蜡烊,内茯苓,熟搅成丸乃止,服如李核大一丸,日再。一年延年,千岁不饥。

又方　茯苓二斤　云母粉二斤　天门冬粉二斤　羊脂五斤　麻油三斤　蜜五斤　白蜡三斤　松脂十斤,白者

上八味内铜器中,微火上煎令相得,下火,和令凝紫色乃止。欲绝谷,先作五肉稻粮食五日,乃少食,三日后丸此药大如弹丸,日三服,一日九丸,不饥,饥则食此止,却百二十日复食九丸,却三岁复食九丸,却十二年复食九丸,如此寿无极。可兼食枣脯,饮水无苦。还下药,取硝石一升,葵子一升,以水三升煮取一升,日三,服

八合,亦可一升,药下乃食一合米粥,日三,三日后日中三合。

又方　茯苓_{去皮}

上以淳酒渍令淹,密封十日,出之如饵可食,甚美,服方寸匕,日三。令人肥白,除百病,不饥渴,延年。

又方　茯苓粉_{五斤}　白蜜_{三升}

上二味渍铜器中,瓷器亦得,重釜煎之,数数搅不停,候蜜竭出,以铁臼捣三万杵,日一服三十丸如梧子。百日病除,二百日可夜书,二年后役使鬼神,久服神仙。

辟谷,延年千岁方

松脂　天门冬_{去心}　茯苓　蜡　蜜_{各一升}

上五味,以酒五升先煎蜜、蜡三沸,内羊脂三沸,内茯苓三沸,内天门冬相和,服三丸如李子。养色还白,以杏仁一升内之为良。

服松柏脂第二_{方二十首　论一首}

采松脂法　常立夏日伐松横枝指东南者,围二三尺,长一尺许,即日便倒顿于地,以器其下承之,脂自流出三四过,使以和药。此脂特与生雄黄相宜。若坚强者,更著酒中,火上消之,汁出,著冷酒中引之乃暖,和雄黄。衡山松脂膏,常以春三月入衡山之阴,取不见日月之松脂,炼而食之,即不召自来,服之百日耐寒暑,二百日五脏补益,服之五年即王母见。诸名山所生,三百六十五山,其可食者独满谷阴怀中耳。其谷正从衡山岭直东四百八十里,当横捷,正石横其岭东北,行过其南,入谷五十里,穷穴有石城白鹤,其东方有大石四十余丈,状如白松,松下二丈有小穴,可入山,有丹砂,可食也,其南方阴中有大松,大三十余围,有三十余株,不见日月,皆可服也。

取破松脂法　以日入时,破其阴以取其膏,破其阳以取其脂,等分食之,可以通神灵。凿其阴阳为孔,令方寸,深五寸,还以皮掩其孔,无令风入,风入不可服也。以春夏时取之,取之讫封塞勿泄,以泥涂之。东北行至丹砂穴下有阴泉,水可饮之。此洪农车君以元封元年入此山,食松脂十六年,复下居长安东市,又在上谷牛头谷,时往来至秦岭上,年常如三十者。

取松脂法　斫取老枯肥松,细擘长尺余,置甑中蒸之,满甑脂下流入釜中,数数接取脂,置水中凝之,尽更为,一日可得数十斤。枯节益佳。

又法　取枯肥松细破,于釜中煮之,其脂自出,接取,置冷水中凝之引之则成。若以五月就木取脂者,对刻木之阴面为二三刻,刻可得数升。秋冬则依煮法取。勿煮生松者,少脂。

炼松脂法　松脂二十斤为一剂,以大釜中著水,加甑其上,涂际勿泄,加茅甑上为藉,复加生土茅上,厚一寸,乃加松脂于上,炊以桑薪,汤减添水,接取,停于冷水中凝,更蒸之如前法,三蒸毕止,脂色如白玉状,乃用和药,可以丸菊花、茯苓服之。每更蒸,易土如前法,以铜锣承甑下,脂当入锣中如胶状,下置冷水中凝,更蒸。欲出铜器于釜中时,预置小绳于脂中,乃下停于水中凝之,复停于炭,须臾乃四过皆解,乃可举也,尽更添水,以意斟酌。其火勿太猛,常令不绝而已。

又方　治松脂,以灰汁煮之,写置盆水中,须臾凝,断取,复置灰中煮之,如此三反,皆易水,成矣。

一法炼松脂十二过易汤,不能者,五六过亦可服之。

炼松脂法　薄淋桑灰汁,以煮脂一二沸,接取,投冷水中引之凝,复更煮,凡十过脂则成。若强者,复以酒中煮三四过,则柔矣。先食服一两,日三,十日不复饥,饥更服之,一年后夜如白日,久服去百病。禁一切肉咸菜鱼酱盐等。

又方 松脂十斤

上用桑薪灰汁二石内釜中,加甑于上,甑中先铺茅,次铺黄砂土可三寸,蒸之,脂少间流入釜中,寒之凝,接取,复蒸如前三上,更以清水代灰汁,复如前三上,去水,更以阴深水一石五斗煮甘草三斤,得一石汁,去滓,内牛酥二斤,加甑釜上,复炊如前,令脂入甘草汁中凝,接取,复蒸夕下,如此三上即成,苦味皆去,甘美如饴膏,服如弹丸,日三,久服神仙不死。

又方 好松脂一石 石灰汁三石

上二味,于净处为灶,加大釜,斩白茅为藉,令可单止,以脂内甑中炊之,令脂自下入釜,尽去甑,接取,内冷水中,以扇扇之,两人引之三十过,复蒸如前,满三遍,三易灰汁,复以白醋浆三石炼之三过,三易醋浆也,复以酒炼之一过,亦如上法,讫,以微火煎之令如饴状,服之无少长。

又方 松脂二斤半,水五升煎之汁黄浊,出投冷水中,如是百二十上,不可以为率,四十入汤辄一易汤,凡三易汤且成,软如泥,其色白,乃可用治。下茯苓一斤,内药中搅令相得,药成,置冷地,可丸,丸如杏核,日吞三丸,十日止,自不欲饮食。当炼松脂无令苦,乃用耳。

又方 松脂七斤,以桑灰汁一石煮脂三沸,接置冷水中凝,复煮之,凡十遍脂白矣,为散三两,分为三服,十两以上不饥,饥复服之,一年以后夜视目明,久服不死。

论曰：炼松脂，春夏可为，秋冬不可为。绝谷治癞第一，欲食即勿服，亦去三尸。

粉松脂法　松脂十斤，丹黍灰汁煮沸，接置冷水中二十过，即末矣。亦可杂云母粉，丸以蜜，服之，良。

服松脂法　欲绝谷，服三两，饥复更服，取饱而止，可至一斤。不绝谷者，服食一两，先食，须药力尽乃余。食错者，即食不安而吐也。久服延年，百病除。

又方　松脂十斤　松实三斤　柏实三斤　菊花五升

上四味下筛，蜜和，服如梧子三十丸，分为三服。一百日以上不复饥，服之一年，百岁如三十四十者，久服寿同天地。

又方　桑寄生蒸之令熟，调和以炼松脂，大如弹丸，日一丸即不饥。服法：以夏至日取松脂，日食一升，无食他物，饮水自恣，令人不饥，长服可以终身不食。河南少室山有大松，取阴处断之，置器中蒸之，膏自流出，炼出去苦气，白蜜相和食之，日一升，三日后服如弹丸，渴饮水，令人不老。取无时。

又方　松脂五斤　羊脂三斤

上二味，先炼松脂令消，内羊脂，日服博棋一枚，不饥，久服神仙。

守中方与前别。

白松脂七斤，三遍炼　白蜡五斤　白蜜三升　茯苓粉三斤

上三味合蒸一石米顷，服如梧子十丸，饥复取服，日一丸。不得食一切物，得饮酒，不过一合。斋戒，咬咀五香，以水煮一沸，去滓，以药投沸中。又欲致神女者，取茅根治取汁，以和之，蒸服之，神女至矣。

又方　松脂、桑灰炼百遍，色正白，复内之饴蜜中，数反出之，

服二丸如梧子,百日身轻,一年玉女来侍。

取柏脂法　五月六日刻其阳二十株,株可得半升,炼服之。欲绝谷者增之至六两,不绝谷者一两半。禁五辛鱼肉菜盐酱。治百病,久服炼形延年。炼脂与炼松脂法同。

服松柏实第三方一十九首

凡采柏子,以八月,过此零落。又喜蠹虫,顿取之,又易得也,当水中取沉者。八月取,并房曝干末,服方寸匕,稍增至五合,或日一升半。欲绝谷,恣口取饱,渴饮水。一方柏子服不可过五合。

凡采松实,以七月未开时采之。才开口,得风便落,不可见也。松子宜陈者佳。

绝谷升仙不食法　取松实末之,服三合,日三,则无饥。渴饮水,勿食他物,百日身轻,日行五百里,绝谷升仙。

服松子法　治下筛,服方寸匕,日三四,或日一升半升,能多为善,二百日以上日行可五百里。一法服松子不过三合。

松子丸　松子味甘酸,益精补脑,久服延年不老,百岁以上颜色更少,令人身轻悦泽方。松子、菊花等分,以松脂若蜜丸,服如梧子十丸,日三,可至二十丸,亦可散服二方寸匕,日三,功能与前同。

又方　松柏脂及实各等分,丸以松脂,服之,良。

服松叶令人不老,身生毛皆绿色,长一尺,体轻气香,还年变白,久服以绝谷不饥,渴饮水。服松叶,亦可粥汁服之。初服如恶,久自便。亦可干末,然不及生服。

服松叶法　细切,餐之,日三合,令人不饥。

又方　细切之如粟,使极细,日服三合,四时皆服。生叶治百病,轻身益气,还白延年。

又方　四时采,春东,夏南,秋西,冬北方,至治,轻身益气,令人能风寒,不病痹,延年。

高子良服柏叶法　采无时,以叶切,置甋中令满,覆盆甋,著釜上蒸之三石米顷,久久益善,蒸讫,水淋百余过,讫,阴干,若不淋者,蒸讫便阴干,服一合,后食,日三服。势力少,稍增,从一合始至一升。令人长生益气,可辟谷不饥,以备厄还山隐无谷。昔庞伯宁、严君平、赵德凤、唐公房等修道佐时也,世遭饥运,又避世隐峨眉山中,饥穷欲死,适与仙人高子良、五马都相遭,以此告之,皆如其言,尽共服之,卒赖其力皆度厄。后以告道士进同得其方,遂共记之。

又方　取大盆,内柏叶著盆中,水渍之,一日一易水,易水者状瓮出水也,如是七日以上若二七日为佳,讫,覆盆蒸之,令气彻便止,曝干,下筛末一石,以一斗枣膏溲如作干饭法,服方寸二匕,日三,以水送,不饥,饥即服之,渴饮水。以山居读诵,气力不衰,亦可济凶年。

仙人服柏叶减谷方　柏叶取近上者,但取叶,勿杂枝也,三十斤为一剂,常得好不津器,内柏叶于中,以东流水渍之,使上有三寸,以新盆覆上,泥封之,三七日出,阴干,勿令尘入中,干便治之,下筛,以三升小麦净择,内著柏叶汁中,须封五六日乃出,阴干,燥复内之,封五六日出,阴干令燥,磨之下筛,又取大豆三升,炒令熟,取黄磨之,下筛,合三物搅调相得,内韦囊中盛之,一服五合,用酒水无在,日三,食饮无妨。治万病,病自然消,冬不寒,颜色悦泽,齿脱更生,耳目聪明,肠实。服此,食不食无在。

又方　取柏叶三石熟蒸,曝干下箪,大麦一升熬令变色,细磨之，都合和，服多少自任，亦可作粥服之，可稍稍饮酒。

又方　取柏叶二十斤，著盆中，以东流水渍三七日，出曝干，以小麦一斗渍汁三四日，出曝干，熬令香，柏叶亦然，盐一升亦熬之令黄，三味捣下筛，以不中水猪膏二斤细切，著末中搅，复筛之，先食服方寸匕，日三匕。不用食良，亦可兼服之。

又方　取阴地柏叶，又取阴面皮，㕮咀，蒸之，以釜下汤灌之，如是至三，阴干百日，下筛，大麦末、大豆末，三味各一斤，治，服方寸匕，日三，以绝谷不食，除百病，延年。

又方　柏叶三石熟煮之，出置牛笪中以汰之，令水清乃止，曝干，以白酒三升溲叶，微火蒸之，熟一石米顷息火，复曝干，治大麦三升，熬令变色，细治暴捣，叶下筛，合麦屑中，日服三升，以水浆若酒送之，止谷疗病，辟温疠恶鬼，久久可度世。

又方　柏叶十斤，以水四斗渍之一宿，煮四五沸，漉出去汁，别以器阁之干，以小麦一升渍柏叶汁中，一宿出，暴燥，复内之令汁尽，取盐一升、柏叶一升、麦一升熬令香，合三味末之，以脂肪一片合溲，酒服方寸匕，日三，病自消减，十日以上便绝谷。若乘骑，取一升半水饮之，可以涉道路不疲。

休粮散方

侧柏一斤，生　乌豆　麻子各半升，炒

上三味捣拌，空心冷水服方寸匕。

酒膏散第四方六首　论一首

仙方凝灵膏

茯苓三十六斤　松脂二十四斤　松仁十二斤　柏子仁十二斤

上四味炼之,捣筛,以白蜜两石四斗内铜器中,微火煎之一日一夜,次第下药,搅令相得,微微火之,七日七夕止,可取丸如小枣,服七丸,日三。若欲绝谷,顿服取饱,即不饥,身轻目明,老者还少,十二年仙矣。

初精散方

茯苓三十六斤　松脂二十四斤　钟乳一斤

上三味为粉,以白蜜五斗搅令相得,内埚器中,固其口,阴干百日,出而粉之,一服三方寸匕,日三服。一剂大佳,不同余药。

论曰:凡欲服大药,当先进此一膏一散,然后乃服大药也。

五精酒　主万病,发白反黑,齿落更生方。

黄精四斤　天门冬三斤　松叶六斤　白术四斤　枸杞五斤

上五味皆生者内釜中,以水三石煮之一日,去滓,以汁渍曲如家酝法,酒熟取清,任性饮之,一剂长年。

白术酒方

白术二十五斤

上一味咬咀,以东流水两石五斗不津器中渍之二十日,去滓,内汁大盆中,夜候流星过时,抄己姓名置盆中,如是五夜,汁当变如血,取以渍曲如家酝法,酒熟取清,任性饮之。十日万病除,百日白发反黑,齿落更生,面有光泽,久服长年。

枸杞酒方

枸杞根一百斤

上一味切,以东流水四石煮之一日一夕,去滓,得一石汁,渍曲酿之如家酝法,酒熟取清,置不津器中,取

干地黄末一升　桂心末一升　干姜末一升　商陆根末一升　泽

泻末一升　椒末一升

　　上六味盛以绢袋,内酒中,密封口,埋入地三尺,坚覆上二十日,沐浴,整衣冠,向仙人再拜讫,开之,其酒当赤如金色,平旦空肚服半升为度。十日万病皆愈,二十日瘢痕灭。恶疾人,以一升水和半升酒,分五服,服之即愈;若欲食石者,取河中青白石如枣杏仁者二升,以水三升煮一沸,以此酒半合置中,须臾即熟可食。

灵飞散方

　　云母粉一斤　茯苓八两　钟乳七两　柏仁七两　桂心七两　人参七两　白术四两　续断七两　菊花十五两　干地黄十二两

　　上一十味捣筛,以生天门冬十九斤取汁溲药,著铜器中蒸之一石二斗黍米下,出,曝干捣筛,先食服方寸匕,日一服。三日力倍,五日血脉充盛,七日身轻,十日面色悦泽,十五日行及奔马,三十日夜视有光,七十日头发尽落,故齿皆去。更取二十匕,白蜜和,捣二百杵,丸如梧子,作八十一丸,皆映彻如水精珠。欲令发齿时生者,日服七丸,三日即生;若发未白不落者,且可服散如前法;已白者饵药,至七年乃落;入山,日服七丸,则绝谷不饥。

服云母第五方三首　论一首

　　云母粉法　云母取上上白泽者细擘,以水净淘,漉出蒸之,一日一夜下之,复更净淘如前,去水令干。率云母一升,盐三升,硝石一斤,和云母捣之一日至暮,取少许掌上泯着,不见光明为熟,出安盆瓮中,以水渍之令相得,经一炊久,澄去上清水,徐徐去之尽,更添水如前,凡三十遍易水,令淡如水味,即漉出,其法一如研粉,澄取淀,然后取云母淀,徐徐坐绢袋中,滤着单上,曝令干,即成矣。

云母味甘平,无毒,主治死肌,中风寒热,如在船车上,除邪气,安五脏,益子精,明目下气,坚肌续绝,补中,五劳七伤,虚损少气,止利,久服轻身延年,强筋脉,填髓满,可以负重,经山不乏,落齿更生,瘢痕消灭,光泽人面,不老,耐寒暑,志高,可至神仙。此非古法,近出东海卖盐女子,其女子年三百岁,貌同笄女,常自负一笼盐重五百余斤。如斯得效者,其数不一,可验神功矣。

又方　云母擘薄,淘净,去水余湿,沙盆中研万万遍,以水淘澄取淀。见此法即自保爱,修而服之,勿泄之,勿泄之。凡服云母秘涩不通者,以芜菁菹汁下之即通,秘之。

用云母粉法　热风,汗出心闷,水和云母,浴之,不过再,瘥;劳损汗出,以粉摩之即定,以粳米粥和三方寸匕,服之。疳湿,魘疮月蚀,粳米粥和三方寸匕,服之,以一钱匕内下部中,取瘥;止下脱病,粳米粥和三方寸匕,服之七日,慎血食五辛房室重作务;赤白痢积年不瘥,服三方寸匕,不过一两即瘥;寸白虫者,服一方寸匕,不过四服;带下,服三方寸匕,三五服瘥;金疮,一切恶疮,粉涂之,至瘥止,疽疥癣亦然;风癞者,服三方寸匕,取瘥,痔病,服三方寸匕,慎房室血食油腻;淋病,服三方寸匕;又一切恶疮,粉和猪脂涂之;头疮秃癣,醋酒洗去痂,以粉涂之,水服三方寸匕,百日慎如前。

论曰:凡服粉治百病,皆用粳米粥和服之。慎房室五辛油腻血食劳作。若得云母水,服之一升,长年飞仙。

云母水　主除万病,久服长年神仙方。

云母二十斤,细擘　芒硝十斤　露水一石　崖蜜二斤

上四味,先取露水八斗作沸汤,分半洮汰云母再遍,漉出,以露水二斗温之,内芒硝令消,置木器中,内云母讫,经三七日出之令燥,以

水渍之,粗皮令软,作袋,内云母袋中,急系口,两人揉挺之,从寅至午勿住,出之,密绢筛末,余不下者更内袋中,揉挺如初,筛下,总可得五斤,以崖蜜和搅令如粥,内薄削筒中,漆固口,埋舍北阴中,深六七尺,筑土令平,一百二十日出之,皆成水,旦温水一合和云母一合,向东服,日三,水寒温自任。服十日,小便当黄,此先除劳气风疚也;二十日,腹中寒癖皆消;三十日,龋齿除者更生;四十日,不畏风寒;五十日,诸病皆愈,颜色日少;久服不已,长年神仙。

服水第六 论一首　法七首

论曰:夫天生五行,水德最灵,浮天以载地,高下无不至,润下为泽,升而为云,集而为雾,降而为雨,故水之为用,其利博哉。可以涤荡滓秽,可以浸润焦枯,寻之莫测其涯,望之莫睹其际。故含灵受气,非水不生;万物禀形,非水不育。大则包禀天地,细则随气方圆。圣人方之,以为上善。余尝见真人有得水仙者,不睹其方。武德中,龙赍此一卷《服水经》授余,乃披玩不舍昼夜。其书多有蠹坏,文字颇致残缺,因暇隙寻其义理,集成一篇,好道君子勤而修之,神仙可致焉。

第一服水法

凡服水之法,先发广大心,仍救三途大苦,普度法界含生,然后安心服之。经曰:服水,以死为期,决得不疑。然后办一瓦杯受一升,择取四时王相甲子开除满之日,并与身本命相生之日,候天地大时无一云气,日未出时,清净沐浴,服鲜净衣,烧香,礼十方诸佛及一切圣贤仙人天真,乞大鸿恩,乃向东方取水,以水置器中,候日出地,令水与日同时得三杯,杯各受一升,咒之三遍,向日以两手棒水当心，面向正东方并脚而立，先叩齿鸣天鼓三通，乃以口临水上，密诵咒一三五七遍，极微微用力乃细细咽之，想三咽在左厢下，三咽在右厢下，三咽处中央下，周而复始。但是服即作此法咽水，服一杯，踯躅消息，徐徐行二十步乃回，更服一杯讫，更徐徐行四十步乃回，更饮一杯，复行八十步乃止。勿烦多饮，亦不得少也。常烧众名香，至心念佛，凡有所证悟境界，一切状貌不得执著，乃真事向人道说。此则是初起首服水法。杯用桑杯，瓦亦得。其咒曰：乾，元亨利正。九种吾生，日月与吾并。吾复不饥，复不渴，赖得水以自活。金木水火土，五星之气，六甲之精，三真天仓，浊云上盈，黄父赤子，守中无倾，急急如律令。每服皆用此咒咒之，三杯杯各三遍，乃细缓缓徐徐服之。

细服五色水法

经曰：白黄黑水，服法如前。唯有青水一法，服满三匕，日中思食，鬼神遍在身中，从人素食，当如法与之。绝中五谷，多食枣栗。诈称鬼亲附说人，慎勿信之，但当以法调和，以时及节。

服赤水方

赤向生气所宜之方，三杯三咒，拱手，心念口言，诵偈曰：金木水火土，五精六府，一切识藏。欲服之时，专心注下。初服之时，如似浆气，三七日如甘露味，亦当食枣栗一升。七日食虫渐发，三尸亦盛，思美饮食，遍缘一切世间，当发善念。相续五七日中二食枣栗，水方渐强增长，颜色怡悦，气力异常。更须加口，水当渐少，日月渐盈，肤体汗额，渐渐剥落，眼目精明，亦少睡眠，心开意解，但如法慎护。心若不至诚，内连六识，外为鬼神侵绕其心，念青帝神守护水精五七日。脚弱，心意不定，但当正念重加神司土父神后五脏君名,众邪杂鬼如法而去。六七日后独善解音乐,不得礼拜,省习诵,养气力,勿嗔怒嫉妒,勿调气,省睡眠。

却鬼咒法

咒曰:然摩然摩,波悉谛苏若摩竭状闍提。若梦若想,若聪明易解,常用此咒法去之。

服水禁忌法

经曰:凡服水,忌用铜铁器,唯用坩器。初起手时,忌阴云大雨,大风大雾,天地不明,皆凶。凡服水,禁陈米臭豉生冷醋滑椒姜,一切众果悉不得食,又不得至丧孝产乳之家,五辛之气亦不得闻,一切脂腻血食菜茹悉不得食也。凡服水四七日后,乍闻琴声歌啸,悉不得容受,资身悦乐,音声博戏,皆不得执,渐渐通泰,以洪大道。五色水法皆同于此也。世间之法,音声触,五谷触,丧孝触,产妇触,射利触,善友触,恶人名闻触,恶名触,皆当谨慎之。

服水节度法

经曰:凡服水,七日中渐止醋滑,亦渐省食。七日满取枣栗食,经二日后乃更服之;二七日后食虫渐发,更食枣栗一升;三七日后思食,更服栗枣二升;四七日后食虫思食欲死,脚弱不能行步;五七日水力渐盈,颜色更好,气力异常;六七日中能步不止,随意东西;七七日中心解异义,耳闻异声,必不得贪,著义亦有悲欣慈旨;八七日中守尸;九七日中尸臭自然,远离不乐,世间五脏诸病悉得除愈;十七日中髓脑众脉皮肤汗颈一切悉愈,眼目精明,心想分别,无事不知;千日后中表内外以五脏渐缩渐小,众毒不害,人精水神渐来附人;七年肠化为筋,髓化为骨,火不能烧,水不能漂,居在水中,与水同色,在水底,与地无异,居山泽间,远视之者独如山雷。此服黄黑水法。用水法,井泉清流悉得用之。雷字疑。

服水大例法

经曰:凡服水,以死为期,必得无疑。信因信果,正真其心,闻法欢喜,不生疑惑。又曰:凡服水讫,男先举左足,向阳左行,女先举右足,向阴右行,男奇女偶。

凡服水法,立饮之,不得坐饮。欲细细而缓,不得粗粗而急。杯受一升,每一服必三杯,服辄一回徐行,三杯三回。若少兼食者,杯受一升,如是三杯。凡服水,上行一百三十步,中行一百二十步,下行六十步。水重,难得气力,善将其宜而不失其所者,一百日水定,周年水盈,四十年气二百倍,游形自在,高原陆地,与水等无差异,颜色皎然,四十年肠化为筋,髓化为骨。凡服水,八十以下十岁以上皆得服之,若小者当加枣栗。枣栗法:上根者从初七至四七止,中根者从初七至八七止,下根者从初七至十七乃至十七十二七止。后有中下根者,一周晬将补,乃始休息。上利根之人,一服如甘露;中根之人,再服如甘露;下根之人,四服如甘露;极下根者,六服如甘露。上利根者一服二七日,中根者过七日乃至十,下根者服日再服七日。又有上利根者,延日三倍;中利根者,延日一倍;下利根者,才不当日。又有上品人修戒定过去业强,中品人见在修业强,下品人以死为期,必得无疑,信向三宝。中根有三品,中上品当闻知此宝法,欲长年,服大升,一石二石,即得不死;中中品修习其行,比智殖业,当服此药,广行誓愿;中下品少有嫉妒及以堕慢,亦具五盖三毒,起罪心因,国土荒乱,人民饥馑,刀兵劫起,思服此药以免。下根有三品,睡眠无觉想,不善音乐,亦玩博戏,又无聪慧,瞪瞢不了,须人教呵。中品人小复远人,下品人居大深山,乃得服耳。

卷第十四　退居

论曰：人生一世，其于过隙，役役随物，相视俱尽，不亦哀乎？就中养卫得理，必免夭横之酷。若知进而不知退，知得而不知丧，嗜欲煎其内，权位牵其外，其于过分内热之损，胡可胜言？况乎身灭覆宗之祸，不绝于世哉？今撰退居养志七篇，庶无祸败夭横之事，若延年长生，则存乎别录，高人君子宜审思之。

择地第一

山林深远，固是佳境，独往则多阻，数人则喧杂。必在人野相近，心远地偏，背山临水，气候高爽，土地良沃，泉水清美，如此得十亩平坦处，便可构居。若有人功，可至二十亩。更不得广，广则营为关心，或似产业，尤为烦也。若得左右映带，岗阜形胜，最为上地。地势好，亦居者安，非他望也。

缔创第二

看地形向背，择取好处，立一正屋三间，内后牵其前梁稍长，柱令稍高，橡上著栈，栈讫上著三四寸泥，泥令平，待干即以瓦盖之。四面筑墙，不然堑垒，务令厚密，泥饰如法。须断风隙，拆缝门窗，依常法开后门。若无瓦，草盖令厚二尺，则冬温夏凉。于檐前西间作一格子房以待客，客至引坐，勿令入寝室及见药房，恐外来者有秽气，损人坏药故也。若院外置一客位，最佳。堂后立屋两间，每间为一房，修泥一准正堂，门令牢固。一房著药，药房更造一立柜，高脚为之，天阴雾气，柜下安少火，若江北则不须火也；一房著药器，地上安厚板，板上安之，著地土气恐损。正屋东去屋十步，造屋三间，修饰准上，二间作厨，北头一间作库。库内东墙施一棚，两层，高八尺，长一丈，阔四尺，以安食物。必不近正屋，近正屋则恐烟气及人，兼虑火烛，尤宜防慎。于厨东作屋二间，弟子家人寝处。于正屋西北立屋二间，通之，前作格子，充料理晒暴药物，以篱院隔之。又于正屋后三十步外立屋二间，椽梁长壮，柱高间阔，以安药炉，更以篱院隔之，外人不可至也。西屋之南立屋一间，引檐中隔著门，安功德，充念诵入静之处。中门外水作一池，可半亩余，深三尺，水常令满，种芰荷菱茨，绕池岸种甘菊，既堪采食，兼可阅目怡闲也。

服药第三

人非金石，况犯寒热雾露，既不调理，必生疾疠，常宜服药，辟外气，和脏腑也。平居服五补、七宣丸、钟乳丸，量其性冷热虚实，自求好方常服。其红雪三黄丸、青木香丸、理中丸、神明膏、陈元膏、春初水解散、天行茵陈丸散，皆宜先贮之，以防疾发，忽有卒急不备难求。腊日合一剂乌膏、楸叶膏，以防痈疮等。若能服食，尤是高人。世有偶学合炼，又非真好，或身婴朝绂，心迫名利，如此等辈，亦何足言？今退居之人，岂望不死羽化之事？但免外物逼切，庶几全其天年。然小小金石事，又须闲解。神精丹防危救急，所不可缺耳；伏火丹砂保精养魂，尤宜长服；伏火石硫黄救脚气，除冷癖，理腰膝，能食有力；小还丹愈疾去风；伏火磁石明目坚骨；火炼白石英、紫石英疗结滞气块，强力坚骨；伏火水银压热镇心；金银膏养精神,去邪气。此等方药,固宜留心功力,各依本草。其余丹火,以冀神助,非可卒致。有心者亦宜精悫,傥遇其真。

饮食第四

身在田野,尤宜备赡。须识罪福之事,不可为食损命。所有资身,在药菜而已,料理如法,殊益于人。枸杞、甘菊、术、牛膝、苜蓿、商陆、白蒿、五加,服石者不宜吃。商陆以上药,三月已前苗嫩时采食之,或煮或齑,或炒或腌,悉用土苏咸豉汁加米等色为之,下饭甚良。蔓菁作齑最佳。不断五辛者,春秋嫩韭,四时采薤,甚益。曲虽拥热,其益气力,但不可多食,致令闷愦,料理有法,节而食之。百沸馎饦蒸饼及羔索饼起面等法在《食经》中。白粳米、白粱、黄粱、青粱米常须贮积,支料一年。炊饭煮粥,亦各有法,并在《食经》中。菉豆、紫苏、乌麻亦须宜贮,俱能下气。其余豉、酱之徒,食之所要,皆须贮畜。若肉食者,必不得害物命,但以钱买,犹愈于杀,第一戒慎勿杀。若得肉,必须新鲜,似有气息则不宜食,烂藏损气,切须慎之戒之。料理法在《食经》中。

食后将息法:平旦点心饭讫,即自以热手摩腹,出门庭,行五六十步,消息之。中食后,还以热手摩腹,行一二百步,缓缓行,勿令气急。行讫,还床偃卧,四展手足,勿睡,顷之气定,便起正坐,吃五六颗苏煎枣,啜半升以下人参、茯苓、甘草等饮,觉似少热,即吃麦门冬竹叶茅根等饮,量性将理。食饱,不得急行,及饥,不得大语远唤人,嗔喜卧睡。觉食散后,随其事业,不得劳心劳力。觉肚空,即须索食,不得忍饥。必不得食生硬粘滑等物,多致霍乱。秋冬间暖裹腹,腹中微似不安,即服厚朴生姜等饮,如此将息,必无横疾。

养性第五

鸡鸣时起,就卧中导引。导引讫,栉漱即巾,巾后正坐,量时候寒温,吃点心饭若粥等。若服药者,先饭食服吃药酒。消息讫,入静,烧香静念,不服气者亦可念诵,洗雪心源,息其烦虑,良久事讫,即出,徐徐步庭院间散气,地湿即勿行,但屋下东西步令气散。家事付与儿子,不得关心所营。退居去家百里五十里,但时知平安而已。应缘居所要,并令子弟支料顿送,勿令数数往来愦闹也。一物不得在意营之。平居不得嗔,不得大语大叫,大用力,饮酒至醉,并为大忌。四时气候和畅之日,量其时节寒温,出门行三里二里及三百二百步为佳,量力行,但勿令气乏气喘而已。亲故邻里来相访问,携手出游百步,或坐,量力。宜谈笑简约,其趣才得,欢适不可过度耳。人性非合道者,焉能无闷?闷则何以遣之? 还须畜数百卷书,《易》、《老》、《庄子》等,闷来阅之,殊胜闷坐。衣服但粗缦,可御寒暑而已,第一勤洗浣,以香薷之。身数沐浴,务令洁净,则神安道胜也,浴法具《养生经》中。所将左右供使之人,或得清净弟子,精选小心少过谦谨者,自然事闲,无物相恼,令人气和心平也。凡人不能绝嗔,得无理之人,易生嗔喜,妨人道性。

种造药第六

种枸杞法 拣好地熟斸,加粪讫,然后逐长开垅,深七八寸,令宽,乃取枸杞连茎剉,长四寸许,以草为索慢束,束如羹碗许大,于垅中立种之,每束相去一尺。下束讫,别调烂牛粪稀如面糊,灌束子上令满,减则更灌,然后以肥土拥之满,讫,土上更加熟牛粪,然后灌水，不久即生。乃如蘴韭法从一头起首割之，得半亩，料理如法，可供数人。其割时与地面平，高留则无叶，深蘴即伤根。割仍避热及雨中，但早朝为佳。

又法 但作束子，作坑方一尺，深于束子三寸，即下束子，讫，著好粪满坑填之，以水浇粪下，即更著粪填，以不减为度，令粪上束子一二寸即得，生后极肥，数锄拥，每月加一粪尤佳。

又法 但畦中种子如种菜法，上粪下水，当年虽瘦，二年以后悉肥。勿令长苗，即不堪食。如食不尽，即蘴作干菜，以备冬中常使。如此从春及秋，其苗不绝。取甘州者为真，叶厚大者是。有刺叶小者是白棘，不堪服食，慎之。

又法 枸杞子于水盆接令散，讫，曝干，斸地作畦，畦中去却五寸土勾作垅，缚草作渟以臂长短，即以泥涂渟上令遍，以安垅中，即以子布泥上一面，令稀稠得所，以细土盖上令遍，又以烂牛粪盖子上令遍，又布土一重，令与畦平。待苗出，时时浇溉，及堪采，即如蘴韭法，更不要煮炼，每种用二月。初一年但五度蘴，不可过此也。凡枸杞，生西南郡谷中及甘州者，其子味过于蒲桃。今兰州西去邺城、灵州、九原并多，根茎尤大。

种百合法 上好肥地加粪熟斸讫，春中取根大者擘取瓣，于畦中种如蒜法，五寸一瓣种之，直作行，又加粪灌水，苗出即锄四边，绝令无草。春后看稀稠得所，稠处更别移亦得。畦中干即灌水，三年后甚大如芋然，取食之。又取子种亦得，或一年以后二年以来始生，甚迟，不如种瓣。

种牛膝法 秋间收子，至春种如种菜法。上加粪水溉，苗出堪采，即如蘴菜法。常须多留子，秋中种亦好。其收根者别留子，取三亩肥地熟耕,更以长锹深掘,取其土虚长也。土平讫,然后下子,荒即芸草,旱则溉。至秋子成,高刈取茎,收其子。九月末间还用长锹深掘取根,如法料理。

种合欢法_{萱草也}　移根畦中,稀种,一年自稠,春剪苗,食如枸杞,夏秋不堪食。

种车前子法　收子,春中取土地加粪熟斸水溉,剪取如上法。此物宿根,但芸灌而已,可数岁也。

种黄精法　择取叶参差者是真。取根擘破,稀种,一年以后极稠。种子亦得。其苗甚香美,堪吃。

种牛蒡法　取子,畦中种,种时乘雨即生。若有水,不要候雨也。地须加粪灼然肥者,旱即浇水,剪如上法。菜中之尤吉,但多种,食苗及根,并益人。

种商陆法　又取根紫色者白色者良,赤及黄色者有毒。根擘破,畦中作行种。种子亦得。根苗并堪食,色紫者味尤佳,更胜白者。净洗熟蒸,不用灰汁煮炼,并无毒,尤下诸药。服丹砂乳石等人不宜服。

种五加法　取根,深掘肥地二尺,埋一根令没旧痕,甚易活。苗生,从一头剪取,每剪讫,锄土拥之。

种甘菊法　移根最佳,若少时折取苗,乘雨中湿种便活,一年之后子落遍地。长服者及冬中收子,剪如韭法。

种苜蓿法　老圃多解,但肥地令熟,作垅种之。极益人。还须从一头剪,每一剪,加粪锄土拥之。

种莲子法　又八月、九月取坚黑子,瓦上磨尖头,直令皮薄,取墐土作熟泥封,如三指大,长二寸,使蒂头兼重,令磨须尖。泥欲干时,掷置池中,重头向下,自能周正,薄皮上易生,数日即出。不磨者,卒不可生。

种藕法　春初掘取根三节无损处,种入深泥,令到硬土,当年有花。

种青蘘法_{即胡麻苗也。}　取八棱者,畦中如菜法种之。苗生采食。秋间依此法种之,甚滑美。

种地黄法　十二月耕地,至正月可止三四遍,细杷讫,然后作沟,沟阔一尺,两沟作一畦,畦阔四尺,其畦微高而平,硬甚不受雨水。苗未生间,得水即烂。畦中又拨作沟,沟深三寸。取地黄切,长二寸,种于沟中,讫,即以熟土盖之,其土可厚三寸以上。每种一亩用根五十斤。盖土讫,即取经冬烂穰草覆之,候稍牙出,以火烧其草,令烧去其苗,再生者叶肥茂,根叶益壮。自春至秋凡五六遍芸,不得用锄。八月堪采根,至冬尤佳。至时不采,其根大盛,春二月当宜出之。若秋采讫,至春不须更种,其种生者犹得三四年,但采讫杷之,明年耨芸而已。参验古法,此为最良。按《本草》二月、八月采,殊未穷物性也。八月残叶犹在,叶中精力未尽归根,二月新叶已生,根中精气已滋于叶,不如正月、九月采殊妙,又与蒸暴相宜。古人云二月、八月非为种者,将谓野生,当须见苗耳。若食其叶,但露散后摘取旁叶,勿损中心正叶,甚益人,胜诸菜。

造牛膝法　八月中长锹掘取根,水中浸一宿,密置筛中,手挼去上皮齐头,暴令稍干,屈令直即作束子,又暴令极干,此看端正。若自用者不须去皮,但洗令净便暴,殊有气力。

造干黄精法　九月末掘取根,拣取肥大者,去目,熟蒸,微曝干,又蒸曝干,食之如蜜,可停。

造生干地黄法　地黄一百斤，拣择肥好者六十斤，有须者去之，然后净洗漉干，暴三数日令微皱，乃取拣退四十斤者，净洗漉干，于柏木臼中熟捣，绞取汁，汁如尽，以酒投之，更捣绞，即引得余汁尽，用拌前六十斤干者，于日中曝干，如天阴即于通风处薄摊之，夜亦如此，以干为限，此法比市中者气力数倍。顿取汁恐损，随日捣绞，用令当日尽，佳。

造熟干地黄法　斤数拣择一准生法，浸讫，候好晴日便早蒸之，即暴于日中，夜置汁中，以物盖之，明朝又蒸，古法九遍，今但看汁尽色黑熟，蒸三五遍亦得。每造皆须春秋二时。正月、九月缘冷寒气，方可宿浸，二月、八月拌而蒸之，不可宿浸也。地黄汁经宿恐醋，不如日日捣取汁用。凡暴药，皆须以床架，上置薄簟等以通风气，不然日气微弱，则地气止津也。于漆盘中暴最好，簟多汗又损汁。

藕粉法　取粗藕不限多少，灼然净洗，截断，浸三宿，数换水，看灼然净讫，漉出，碓中碎捣，绞取汁，重捣绞，取浓汁尽为限，即以密布滤粗恶物，澄去清水，如稠难澄，以水搅之，然后澄，看水清即泻去，一如造米粉法。

鸡头粉　取新熟者去皮，熟捣实，如上法。

菱角粉　去皮，如上法。

葛根粉　去皮，如上法。开胃口，止烦热也。

蒺藜粉　捣去上皮，簸取实，如上法。此粉去风轻身。

茯苓粉　剉如弹子，以水浸去赤汁，如上法。

栝楼根粉　去皮，如上法。

种树法　须望前种，十五日后种少实。

种杏法　杏熟时并肉核埋粪中，凡薄地不生，生且不茂。至春生后即移实地栽之,不移即实小味苦。树下一岁不须耕,耕之即肥而无实也。

种竹法　欲移竹,先掘坑令宽,下水,调细土作泥如稀煎饼泥,即掘竹,须四面凿断,大作土科连根,以绳周下抨舁之,勿令动著竹,动则损根,多不活。掘讫,舁入坑泥中,令泥周匝总满,如泥少更添土著水,以物匀搅令实。其竹根入坑,不得埋过本根。若竹稍长者,以木深埋入土架缚之,恐风摇动即死,种树亦如此。竹无时,树须十二月以后三月以前,宜去根尺五寸留栽,来年便生笋。泥坑种动摇,必不活。

种栀子法　腊月折取枝长一尺五寸以来,先凿坑一尺,阔五寸,取枝屈下拗处如毬,杖却向上,令有叶处坑向上,坑口出五寸,一边约著土实讫,即下肥土,实筑灼然坚讫,自然必活,二年间即有子。

作篱法　于地四畔掘坑,深二尺,阔二尺,坑中熟斸酸枣,熟时多收取子,坑中概种之,生后护惜勿令损,一年后高三尺。间去恶者,一尺以下留一茎稀稠,行伍端直,来春剥去横枝,留距,不留距恐疮大,至冬冻损。剥讫,编作笆篱,随宜夹缚,务令缓舒,明年更编,高七尺便定。种榆、柳并同法,木槿、木芙蓉更堪看。

种枳法　秋收取枳实,破作四片,于阴地熟斸加粪,即稠种之。至春生,隔一冬高一尺,然后移栽,每一尺种一栽,至高五尺,以物编之,甚可观也。

杂忌第七

屋宇宅院成后,不因崩损辄有修造,及妄动土,二尺以下即有土气,慎之为佳。初造屋成,恐有土木气,待泥干后,于庭中醮祭讫,然后择良日入居。居后明日,烧香结界发愿,愿心不退转,早悟道法,成功德,药无败坏。结界如后:平旦以清水漱口,从东南方左转诵言紧沙迦罗,又到西南角言你自受殃,又从东南角言紧沙迦罗,又到西南角言你自受殃,一一如是,满七遍,盗贼皆便息心,不能为害矣。或入山野,亦宜作此法。或在道路逢小贼作障难,即定心作降伏之意,咒言紧沙迦罗,紧沙迦罗,一气尽为度,亦自坏散也。此法秘妙,是释门深秘,可以救护众生,大慈悲。故不用令孝子弋猎鱼捕之人入宅,不用辄大叫唤。每栽树木,量其便利,不须等闲漫种,无益柴炭等并年支。不用每日令人出入门巷,惟务寂然。论曰:看此论,岂惟极助生灵?亦足以诫于贪荣之士,无败祸之衅,庶忠义烈士味之而知止足矣。

卷第十五　补益

叙虚损论第一

论曰：凡人不终眉寿，或致夭殁者，皆由不自爱惜，竭情尽意，邀名射利，聚毒攻神，内伤骨髓，外败筋肉，血气将亡，经络便壅，皮里空疏，惟招蛊疾，正气日衰，邪气日盛。不异举沧波以注爝火，颓华岳而断涓流，语其易也，又甚于此。然疾之所起，生自五劳，五劳既用，二藏先损，心肾受邪，腑藏俱病，故彭祖论别床异被之戒，李耳陈黄精钩吻之谈，斯言至矣，洪济实多。今具录来由，并贯病状，庶智者之察微，防未萌之疾也。五劳者，一曰志劳，二曰思劳，三曰心劳，四曰忧劳，五曰疲劳。即生六极：一曰气极，气极令人内虚，五脏不足，外受邪气，多寒湿痹，烦满吐逆，惊恐头痛；二曰血极，血极令人无色泽，恍惚喜忘，善惊少气，舌强喉干，寒热，不嗜食，苦睡，眩冒喜瞋；三曰筋极，筋极令人不能久立，喜倦拘挛，腹胀，四肢筋骨疼痛；四曰骨极，骨极令人酸削，齿不坚劳，不能动作，厥逆，黄疸消渴，痈肿疽发，膝重疼痛，浮肿如水状；五曰精极，精极令人无发，发肤枯落，悲伤喜忘，意气不行；六曰肉极，肉极令人发疰，如得击不复得言，甚者致死复生。七伤者，一曰阴寒，二曰阴痿，三曰里急，四曰精连连而不绝，五曰精少，囊下湿，六曰精清，七曰小便苦数，临事不卒，名曰七伤。七伤为病，令人邪气多，正气少，忽忽喜忘而悲伤不乐，夺色黧黑，饮食不生肌肤，色无润泽，发白枯槁，牙齿不坚,目黄泪出,远视瞔瞔,见风泪下,咽焦消渴,鼻衄唾血,喉中介介不利,胸中噎塞,食饮不下,身寒汗出,肌肉酸痛,四肢沉重,不欲动作,膝胫苦寒,不能远行,上重下轻,久立腰背苦痛,难以俯仰,绕脐急痛,饥则心下虚悬,唇干口燥,腹里雷鸣,胸背相引痛,或时呕逆不食,或时变吐,小便赤热,乍数时难,或时伤多,或如针刺,大便坚涩,时泄下血,身体瘙痒,阴下常湿,黄汗自出,阴痿消小,临事不起,精清而少,连连独泄,阴端寒冷,茎中疼痛,小便余沥,卵肿而大,缩入腹中,四肢浮肿,虚热烦疼,乍热乍寒,卧不安席,心如杵舂,惊悸失脉,呼吸乏短,时时恶梦,梦与死人共食入冢,此由年少早娶,用心过差,接会汗出,藏皆浮满,当风卧湿,久醉不醒及坠车落马僵仆所致也,故变生七气积聚,坚牢如杯,留在腹内,心痛烦冤,不能饮食,时来时去,发作无常。寒气为病,则吐逆心满;热气为病,则恍惚闷乱,长如眩冒,又复失精;喜气为病,则不能疾行,不能久立;怒气为病,则上气不可当,热痛上冲心,短气欲死,不能喘息;忧气为病,则不能苦作,卧不安席;恚气为病,则聚在心下,不能饮食;愁气为病,则平居而忘,置物还取,不记处所,四肢浮肿,不能举止。五劳六极,力乏气畜,变成寒热气疰,发作有时。受邪为病,凡有十二种风。风入头,则耳聋;风入目,则远视瞔瞔;风入肌肤,则身体瘾疹筋急;风入脉,则动上下无常;风入心,则心痛烦满悸动,喜腹䐜胀;风入肺,则咳逆短气;风入肝,则眼视不明,目赤泪出,发作有时;风入脾,则脾不磨,肠鸣胁满;风入肾,则耳鸣而聋,脚疼痛,腰尻不随,甚者不能饮食;入胆,则眉间疼痛,大小便不利,令人疼痹。五劳六极七伤七气积聚变为病者,甚则令人得大风缓急,湿痹不仁,偏枯筋缩,四肢拘挛,关节隔塞,经脉不通,便生百病,羸瘦短气,令人无子,病欲及人,便即夭逝,劳伤血气,心气不足所致也。若或触劳风气,则令人角弓反张,举身皆动,或眉须顿落。恶气肿起,魂去不足,梦与鬼交通,或悲哀不止,恍惚恐惧,不能饮食,或进或退,痛无常处。至此为疗,不亦难乎? 十二种风元不足。

大补养第二论一首　方八首

论曰:病患已成,即须勤于药饵,所以立补养之方。此方皆是五石、三石、大寒食丸散等药,自非虚劳成就,偏枯著床,惟向死近,无所控告者,乃可用之,斯诚可以起死人耳。平人无病,不可造次著手,深宜慎忌。

张仲景紫石寒食散　治伤寒已愈不复方。

紫石英　白石英　赤石脂　钟乳炼　栝楼根　防风　桔梗
文蛤　鬼臼　太一余粮各二两半　人参　干姜　附子炮,去皮　桂心各一两

上一十四味捣筛为散,酒服三方寸匕。

损益草散　常用之佳,主男子女人老少虚损,及风寒毒冷,下痢癖饮,咳嗽,消谷,助老人胃气,可以延年,又主霍乱,酒服二方寸匕愈,又主众病,休息下痢,垂命欲死,服之便差,治人最为神验方。

人参　附子炮,去皮,各三分　干姜　桂心各五分　防风一两半
牡蛎熬　黄芩　细辛各三分　桔梗　椒去目闭口者,汗　茯苓　秦艽
白术各一两

上一十三味各捣筛为散,更秤如分,乃合之,治千杵,且以温酒服方寸匕,老人频服三剂良。兼主虚劳。

草寒食散　治心腹胁下支满,邪气冲上,又心胸喘悸不得息,

腹中漉漉雷鸣,吞酸,噫生食臭,食不消化,时泄时闭,心腹烦闷,不欲闻人声,好独卧,常欲得热,恍惚喜忘,心中怵惕,如恐怖状,短气呕逆,腹中防响,五脏不调,如此邪在于内而作众病,皆生于劳苦,若极意于为乐,从风寒起,治之皆同,服此药,旦未食时以淳美酒服二方寸匕,不耐者减之,去巾帽,薄衣力行方。

钟乳炼 附子炮,去皮 栝楼根 茯苓 牡蛎各一分,熬 桔梗 干姜 人参 防风各一两 细辛 桂心各五分 白术三两半

上一十二味各捣筛,治千杵,以酒服之二匕,建日服之,至破日止,周而复始。

又方 说状所主同前。

钟乳炼粉 人参 茯苓 附子炮,各三分 栝楼根 牡蛎熬 细辛各半两 干姜 桂心各五分 白术 防风 桔梗各一两

上一十二味捣筛为散,服之一如前方。有冷加椒,有热加黄芩,各三分。

大草乌头丸 主寒冷虚损,五十年心腹积聚,百病邪气往来,厥逆抢心,痹顽,羸瘦骨立,不能食,破积聚方。

乌头十五分,炮,去皮 人参五分 生姜二两 前胡 蜀椒去目闭口者,汗 黄芩 白术 半夏洗 黄连 吴茱萸 龙骨 白头翁 干姜 细辛 桔梗 紫菀 芎䓖 厚朴炙 女葳 矾石烧 桂心 甘草炙,各一两

上二十二味捣筛为末,炼蜜和,丸如梧子大,酒服十丸,日三夜一,以知为度。

草乌头丸 破积聚,治积结冷聚,阳道弱,大便有血,妇人产后出血不止方。

乌头十五分,炮,去皮　大黄　干姜　厚朴炙　吴茱萸　芍药
前胡　芎䓖　当归　细辛　桂心各五分　蜀椒三分,去目闭口者,汗
白薇半两　黄芩　白术　人参　紫菀　甘草炙,各一两

上一十八味捣筛为末,炼蜜和,丸如梧子大,酒服十丸,日三
服,渐渐加之。

大理中露宿丸　主风劳,四十年癖,绝冷,并主咳逆上气方。

人参　桂心　吴茱萸　乌头炮,去皮　礜石烧,等分

上五味捣筛为末,炼蜜和,丸如梧子大,酒服三丸,日再,以知
为度。

匈奴露宿丸　主毒冷方。

礜石烧　桔梗　皂荚炙,去皮子　干姜　附子炮,去皮　吴茱萸
等分

上六味捣筛为末,炼蜜和,丸如梧子大,饮服三丸,日再,稍加,
以知为度。

解散发动第三

论一首　方三十五首　与第二十二卷通

论曰:既得药力,诸疴并遣,石忽发动,须知解方,故次立解散
方焉,一一依其诊候而用之,万不失一。夫脉或洪或实,或断绝不
足,欲似死脉,或细数,或弦骁,其所犯非一故也,脉无常投,医不能
识也。热多则弦骁,有癖则洪实,急痛则断绝。凡寒食药热,率常如
是,自无所苦,非死候也,动从节度则不死矣,不从节度则死矣。欲
服散者,宜诊脉,审正其候,尔乃毕愈。脉沉数者难发,难发当数下
之,脉浮大者易发也。人有服散两三剂不发者,此人脉沉难发,发

不令人觉,药势已行,不出形于外,但以药治于内。欲候知其力,人进食多,一候也;颜色和悦,二候也;头面身体瘙痒,三候也;濇濇恶风,四候也;厌厌欲寐,五候也。诸有此证候者,皆药内发五脏,但如方法服药,宜数下之,内虚自当发也。

人参汤 主散发,诸气逆,心腹绞痛,不得气息,命在转烛方。

人参 枳实炙 甘草炙,各九分 栝楼根 干姜 白术各一两半

上六味㕮咀,以水九升煮取三升,分三服。若短气者,稍稍数服,无苦也,能如方者佳。冬月温食,胸腹热者便冷食,夏月冷食。以水服药冷食过多腹冷者,作汤即自解,便止。

鸭通汤 主散发,热攻胸背,呕逆烦闷,卧辄大睡,乘热觉四肢不快,寒热往来,大小便难方。

白鸭通新者 大黄二两 石膏碎 知母各一两 豉一升 麻黄三两,去节 葱白二七茎 栀子仁二七枚 黄芩一两半 甘草三分,炙

上一十味㕮咀,以汤一斗二升淋鸭通,乃以汁煮药,取三升半,去滓,然后内豉,更煮三沸,去豉,未食前服一升。

治气汤 主散家患气,不能食,若气逆方。

人参 茯苓 桂心 厚朴炙 半夏洗 甘草炙,各一两 麦门冬去心 生姜各三两,切 大枣二十枚,擘

上九味㕮咀,以水八升煮取二升六合,分服七合。

主散发,头欲裂,眼疼欲出,恶寒,骨肉痛,状如伤寒,鼻中清涕出方 以香豉五升熬令烟出,以酒一斗投之,滤取汁,任性饮多少,欲令小醉便解,更饮之,取解为度。亦主时行。寒食散发,或口噤不可开,肠满胀急欲决,此久坐温衣生食所为。皇甫云:口不开,去齿下此酒五合,热饮之,须臾开,能者多饮,至醉益佳,不能者任性。

腹胀满不通,导之令下。

善服散家痰饮,心胸客热,闷者,吐之方。

甘草五两,生用

上一味咬咀,以酒五升煮取二升半,空腹分再服之,服别相去如行五六里,快吐止。

主散发,黄,胸中热,气闷方。

胡荽一把,切

上一味,以水七升煮取二升半,分再服,便愈。如不瘥,更作。亦主通身发黄者,浓煮大黄叶,令温,自洗渍,尤良。并主热毒及胸中毒气相攻,若不尽,复烦闷,或痛,饮如故。亦主新热下痢。

解散,主诸石热毒方。

白鸭通五升,新者

上一味,汤一斗渍之,澄清,候冷饮之,任性多少,以瘥为度。

三黄汤 主解散发腹痛,胀满卒急方。

大黄 黄连 黄芩各三两

上三味咬咀,以水七升煮取三升,分为三服。一方作丸。

散发时行,兼有客热,下血痢不止而烦者,**黄连汤方**。

黄连 黄柏各四两 栀子十五枚,擘 阿胶一两,炙 干姜 芍药 石榴皮各二两,一方用枳实

上七味咬咀,以水一斗煮取三升,分三服。一方以水六升煮之。

乳石发,头痛寒热,胸中塞,日晡手足烦疼方。

生麦门冬四两,去心 葱白半斤,切 豉三升

上三味,熟汤八升煮取三升,分三服。

散发虚羸,不能食饮,大便不通,调藏腑方。

麦门冬去心　黄芩　人参各二两　竹茹一升　大枣十四枚,擘
茯神　半夏洗　生姜切　甘草各三两,炙　桂心半两

上一十味㕮咀,以水一斗煮取三升,分三服。

散发,四肢肿方。

甘遂一两　木防己　茯苓　人参　白术各三两　麻黄二两,去节
甘草一两半,炙

上七味㕮咀,以水七升煮取二升八合,分三服。

散发口疮方。

龙胆三两　子蘗四两　黄连二两　升麻一两

上四味㕮咀,以水四升先煮龙胆黄连,取二升,别取子蘗冷水淹
浸,投汤中令相得,绞取汁,热含冷吐,瘥止。

散发如淋热方。

葵子三升　茯苓　大黄　通草各三两　葱白七茎　当归　石韦
去毛　芒硝各二两　桂心一两

上九味㕮咀,以水一斗煮葵子,取六升,去滓内药,更煮取三升,
去滓,内芒硝更煮一沸,令消尽,分为四服,日三夜一。

散发,大便秘涩不通方。

大黄四两　桃仁三十枚,去皮尖双仁,碎

上二味切,以水六升煮取二升,分再服。

又大便不通方。

生地黄汁五合　大黄　甘草炙,各半两

上三味㕮咀,以水三升煮取一升,下地黄汁,又煮三沸,分二服。

单服硫黄发为疮方。

以大醋和豉,研熟如膏,以涂疮上,燥辄易之,甚良。

礜石发,亦作疮,状如疖子,紫石多发于腹背,或著四肢,直以酥摩便差,仍用**荠苨汤方**。

荠苨　麦门冬各三两,去心　干姜三两半　麻黄去节　人参　黄芩　桔梗　甘草炙,各二两

上八味㕮咀,以水九升煮取三升,分三服,从旦至晡乃尽。日日合服,以瘥为度。非但礜石,凡诸石发,皆用此方。

散发痢血方。

黄连　干姜各三两　黄芩半两　鹿茸二两　瓜子一升　芍药　芎䓖　生竹皮　桂心　甘草炙,各一两

上一十味,以水一斗煮竹皮,取八升,去滓内药,煮取二升,分三服,一日尽。

靳邵大黄丸　主寒食散成痰饮澼水气,心痛,百节俱肿方。一名细丸。

大黄　葶苈熬　豉各一两　巴豆去心皮,熬　杏仁去皮尖双仁,熬,各三十枚

上五味,各捣大黄豉为末,别捣巴豆、杏仁如脂,炼蜜相和令相得,又更捣一千杵,空腹以饮服如麻子一丸,日再。不知,增至二丸,强人服丸如小豆大。

硝石大丸　主男子女人惊厥口干,心下坚,羸瘦,不能食,喜卧,坠堕血瘀,久咳上气,胸痛,足胫不仁而冷,少腹满而痛,身重目眩,百节疼痛,上虚下实,又主女人乳余疾,带下,五脏散癖伏热大如碗,坚肿在心下,胸中津液内结,浮肿膝寒,蛊毒淫跃,苦渴大虚等方。

硝石十二两,熬之令干　蜀椒一升二合,去目闭口,汗　水蛭一百枚,熬　虻虫二两半,去翅足,熬　大黄一斤　茯苓六两　柴胡八两,去苗

芎䓖五两　蛴螬三十枚,熬

上九味捣筛为末,炼蜜和,更捣万杵,丸如梧子大,空腹以饮服五丸,日三服。五日进十丸,此皆不下,自此以后任意加之,十日可数十丸,与羊臛自补。若利,当盆下之,勿于圊,尤慎风冷。若女人月经闭,加桃仁三十枚去皮尖双仁,熬。一方以酒服十五丸,日三,不知可稍增,当下如豆汁,长虫,腹中有病皆除。

解散,雷氏千金丸方。

硝石三分,熬　大黄四两　巴豆一分,去心皮,熬

上三味捣筛为末,炼蜜和,丸如小豆许,饮服一丸,日二,以利为度。

细辛丸　主散发,五脏六腑三焦冷热不调,痰结胸中,强饮,百处不安,久服强气方。

细辛　杏仁去皮尖双仁,熬　泽泻　干姜　白术　茯苓　桂心甘草炙,各二两　附子炮,去皮　蜀椒去目闭口者,汗　附子炮,去皮大黄　木防己各五分　芫花　甘遂各一两

上一十五味各捣筛为末,别治杏仁如脂,合捣百杵,炼白蜜和,更捣五千杵,丸如梧子大,以酒服二丸,日再服。不能者,如大豆二丸,以知为度。散家困于痰澼,服药患困者,参服此丸,暨相发助,又不令越逸,消饮,去结澼,令胸膈无痰,无逆寒之患,又令人不眩满迷闷。

大青丸　主积年不解,不能食,羸瘦欲死方。

大青　麦门冬去心　香豉各四两　石膏研　葶苈子熬　栀子栝楼根　枳实炙　芍药　知母　茯苓　大黄　黄芪　黄芩　甘草炙,各二两

上一十五味捣筛为末，炼蜜和，丸如梧子大，以饮服五丸，日二丸。五日不知，则更服之，以知为度。

下药法。

凡散数发热无赖，当下去之，诸丹及金石等，用此方下之。黍米三升作糜，以成煎猪脂一斤合和之使熟，宿不食，明旦早食之令饱，晚当下，药煎随下出，神良。下药尽者后不复发，若发，更服之。

又方　肥猪肉五斤　葱白　薤白各半斤

上三味合煮之，旦不食，啖之，一顿令尽为度。

压药发动，数数患热，用求下却之方。

取猪肾脂，勿令中水，尽取以火炙之，承取脂，适寒温，一服二三合，一日一夜可五六升，药稍稍随大便去，甚良。

又方　肥猪肉作臛一升，调和如常法，平旦空腹一顿食之，须臾间腹中雷鸣，鸣定便下，药随下出，以器承取，以水淘汰取石。不尽更作，如前服之。

凡散发疮肿，膏方。

生胡粉　芜菁子熬，别捣　杏仁去皮尖双仁，别捣　黄连捣末　水银　猪脂

上六味并等分，惟水银倍之，以脂和研令相得，更以水银治疮上，日三。

有发赤肿者，当摩之以膏方。

生地黄五两　大黄一两　杏仁二十枚，去皮尖两仁　生商陆根二两

上四味切，以醋渍一宿，以猪脂一升煎商陆黑，去滓，膏成，日三摩之。

散发,有生细疮者,此药主热至捷方。

黄连　芒硝各五两

上二味,以水八升煮黄连,取四升,去滓,内芒硝令烊,以布涂贴著上,多少皆著之。

洗疮汤方。

黄连　黄芩　苦参各八两

上三味切,以水三斗煮取一斗,去滓,极冷乃洗疮,日三。

治发疮痛痒,不可堪忍方。

取冷石捣,下筛作散,粉之,日五六度,乃燥,疮中自净,无不瘥,良。

凡服散之后身体浮肿,多是取冷所致,宜服槟榔汤方。

大槟榔三十五枚

上一味先出子,捣作末,细筛,然后咬咀其皮,以汤七升煮取二升,内子末,分为再服,服尽当下,即愈。

解散,大麦䴬方。

取大麦炒令汗出,燥便止,勿令太焦,舂去皮,净淘,蒸令熟,曝干,熬令香,细末绢下,以冷水和服三方寸匕,日再。有赤肿者当摩之,入蜜亦佳。

补五脏第四方四十五首

补心汤　主心气不足,惊悸汗出,心中烦闷,短气,喜怒悲忧,悉不自知,咽喉痛,口唇黑,呕吐,舌本强,水浆不通方。

紫石英　紫苏　苓苓　人参　当归　茯神　远志去心　甘草炙,各二两　赤小豆五合　大枣三十枚,擘　麦门冬一升,去心上一十一味㕮咀,以水一斗二升煮取三升,分四服,日二夜一。

补心汤　主心气不足,多汗心烦,喜独语,多梦不自觉,喉咽痛,时吐血,舌本强,水浆不通方。

麦门冬三两,去心　茯苓　紫石英　人参　桂心　大枣三十枚,擘　赤小豆二十枚　紫菀　甘草炙,各一两

上九味㕮咀,以水八升煮取二升五合,分为三服。宜春夏服之。

远志汤　主心气虚,惊悸喜忘,不进食,补心方。

远志去心　黄芪　铁精　干姜　桂心各三两　人参　防风　当归　芎䓖　紫石英　茯苓　茯神　独活　甘草炙,各二两　五味子三合　半夏洗　麦门冬各四两,去心　大枣十二枚,擘

上一十八味㕮咀,以水一斗三升煮取三升五合,分为五服,日三夜二。

定志补心汤　主心气不足,心痛惊恐方。

远志去心　菖蒲　人参　茯苓各四两

上四味㕮咀,以水一斗煮取三升,分三服。

伤心汤　主心伤不足,腰脊腹背相引痛,不能俯仰方。

茯苓　远志去心　干地黄各二两　大枣三十枚,擘　饴糖一升　黄芩　半夏洗　附子炮,去皮　生姜切　桂心各二两　石膏碎　麦门冬各四两,去心　甘草炙　阿胶熬,各一两

上一十四味㕮咀,以水一斗五升煮取三升半,去滓,内饴糖阿胶,更煎取三升二合,分三服。

镇心丸　主男子女人虚损,梦寐惊悸失精,女人赤白注漏,或月水不通,风邪鬼疰,寒热往来,腹中积聚,忧恚结气,诸疾皆悉主之方。

紫石英　茯苓　菖蒲　苁蓉　远志去心　麦门冬去心　当归

细辛　卷柏　干姜　大豆卷　防风　大黄各五分　䗪虫十二枚,熬

大枣五十枚,擘　干地黄三两　人参　泽泻　丹参　秦艽各一两半

芍药　石膏研　乌头炮,去皮　柏子仁　桔梗　桂心各三分　半

夏洗　白术各二两　铁精　白蔹　银屑　前胡　牛黄各半两　薯蓣

甘草炙,各二两半

上三十五味捣筛为末,炼蜜及枣膏和之,更捣五千杵,丸如梧子,饮服五丸,日三,稍稍加至二十丸,以瘥为度。

大镇心丸　所主与前方同,凡是心病皆悉服之方。

干地黄一两半　牛黄五分　杏仁去皮尖两仁,熬　蜀椒去目闭口者,汗,各三分　桑螵蛸十二枚　大枣三十五枚　白蔹　当归各半两

泽泻　大豆齐　黄芪　铁精　柏子仁　前胡　茯苓各一两　独活

秦艽　芎䓖　桂心　人参　麦门冬去心　远志去心　丹参　阿胶炙　防风　紫石英　干姜　银屑　甘草炙,各一两

上二十九味捣筛为末,炼蜜及枣膏和,更捣五千杵,丸如梧子,酒服七丸,日三,加至二十丸。《千金》有薯蓣、茯神,为三十一味。

补肝汤　主肝气不足,两胁满,筋急,不得太息,四肢厥,寒热偏癫,淋溺石沙,腰尻少腹痛,妇人心腹四肢痛,乳痛,膝胫热,转筋,遗溺痜渴,爪甲青枯,口噤面青,太息,疝瘕上抢心,腹中痛,两眼不明,悉主之方。后面注内二两字疑。

蕤仁　柏子仁各一两　茯苓二两半　乌头炮,四枚,去皮　大枣三十枚,擘　牛黄　石胆　桂心各一两　细辛　防风　白术　甘草炙,各三两

上一十二味咬咀,以水一斗煮取二升八合,分三服。一方用细辛二两,茯苓二两,强人大枣二十枚,无牛黄,白术、石胆各一两。

补肝汤　主肝气不足,两胁下满,筋急,不得太息,四厥,疝瘕上抢心,腹痛,目不明方。

茯苓一两四铢　乌头四枚,炮,去皮　大枣二十四枚,擘　蕤仁　柏子仁　防风　细辛各二两　山茱萸　桂心各一两　甘草八升,炙,中者

上一十味㕮咀,以水八升煮取二升,分三服,常用。

泻肝汤　主肝气不足,目暗,四肢沉重方。

人参　半夏洗　白术各三两　生姜六两,切　细辛一两　茯苓　黄芩　前胡　桂心　甘草炙,各二两

上一十味㕮咀,以水八升煮取三升,分三服。三五日后,次服后汤方

茯苓三两　吴茱萸一两　大枣三十枚,擘　桃仁去皮尖及双仁者　人参　防风　乌头炮,去皮　柏子仁　橘皮　桂心　甘草炙,各二两

上一十一味㕮咀,以水一斗煮取二升半,分三服。《千金》有细辛二两。

补肺汤　主肺气不足,病苦气逆,胸腹满,咳逆,上气抢喉,喉中闭塞,咳逆短气,气从背起,有时而痛,惕然自惊,或笑或歌,或怒无常,或干呕心烦,耳闻风雨声,面色白,口中如含霜雪,言语无声,剧者吐血方。

五味子三两　麦门冬四两,去心　白石英二两九铢　粳米三合　紫菀　干姜　款冬花各二两　桑根白皮　人参　钟乳研　竹叶切,各一两　大枣四十枚,擘　桂心六两

上一十三味,以水一斗二升煮桑白皮及八升,去滓内药,煮取三升,分三服。

平肺汤　主肺气虚竭不足,乏气,胸中干,口中礔礔干方。

麻黄去节　橘皮各二两　小麦一升

上三味㕮咀,以水五升煮取一升半,分再服。

肺伤汤　主肺气不足而短气,咳唾脓血,不得卧方。

人参　生姜切　桂心各二两　阿胶炙　紫菀各一两　干地黄四两　桑根白皮　饴糖各一斤

上八味㕮咀,以水一斗五升煮桑根白皮二十沸,去滓内药,煮取二升五合,次内饴糖令烊,分三服。

伤中汤　主伤中,肺气不足,胁下痛,上气,咳唾脓血,不欲食,恶风,目视䀮䀮,足胫肿方。

生地黄半斤,切　桑根白皮三升,切　生姜五累　白胶五挺　麻子仁　芎藭各一升　紫菀三两　麦种　饴糖各一升　桂心二尺　人参　甘草炙,各一两

上一十二味㕮咀,以水二斗煮桑根白皮,取七升,去滓内药,煮取五升,澄去滓,内饴糖煎取三升,分为三服。

温液汤　主肺痿,涎唾多,心中温温液液方。

甘草三两

上一味㕮咀,以水三升煮取一升半,分三服。

治肺痈,咳,胸中满而振寒,脉数,咽干不渴,时时出浊唾腥臭,久久吐脓如粳米粥者方。

桔梗三两　甘草二两

上二味㕮咀,以水三升煮取一升,服,不吐脓也。

补肺散　主肺气不足,胸痛牵背,上气失声方。

白石英　五味子各五分　桂心二两　大枣五枚,擘　麦门冬去心　款冬花　桑白皮　干姜　甘草炙,各一两

上九味捣筛为散,以水一升煮枣,取八合,及热投一方寸匕,服,日三。亦可以酒煮,以知为度。

补肺丸　主肺气不足,失声胸痛,上气息鸣方。

麦门冬去心　款冬花　白石英　桑根白皮　桂心各二两　五味子三合　钟乳五分,研为粉　干姜一两　大枣一百枚

上九味捣筛为末,以枣膏和,为丸如梧子大,以饮下十五丸,日三。

泻肺散　主醉酒劳窘,汗出当风,胸中少气,口干,喘息胸痛,甚者吐逆致吐血方。

款冬花　桂心　附子炮,去皮　蜀椒去目闭口者,汗　五味子　紫菀　苁蓉　杏仁去皮尖双仁,熬　桃仁去皮尖双仁,各五分,熬　当归　续断　远志去心　茯苓　石斛各一两　细辛　干姜各一两半　百部　甘草炙,各二两

上一十八味捣筛为散,酒服方寸匕,日三。

泻脾汤　主脾藏气实,胸中满,不能食方。

茯苓四两　厚朴四两,炙　桂心五两　生姜八两,切　半夏一升,洗去滑　人参　黄芩　甘草炙,各二两

上八味哎咀,以水一斗煮取三升,分三服。又主冷气在脾藏,走在四肢,手足流肿,亦逐水气。

治脾气实,其人口中淡甘,卧愦愦,痛无常处,及呕吐反胃,并主之方。

大黄六两

上一味破,以水六升煮取一升,分再服。又主食即吐,并大便不通者,加甘草二两,煮取二升半,分三服。

泻脾汤 主脾气不足,虚冷注下,腹痛方。

当归 干姜 黄连 龙骨 赤石脂 人参各三两 橘皮 附子炮,去皮 秦皮 大黄各二两 半夏五两,洗

上一十一味㕮咀,以水一斗煮取三升一合,分四服。

补脾汤 主不欲食,留腹中,或上或下,烦闷,得食辄呕欲吐,已即胀满不消,噫腥臭,发热,四肢肿而苦下,身重不能自胜方。

麻子仁三合 禹余粮二两 桑根白皮一斤 大枣一百枚,擘 黄连 干姜 白术 甘草炙,各三两

上八味㕮咀,以水一斗煮取半,去滓,得二升九合,日一服,三日令尽,老小任意加减。

建脾汤 主脾气不调,使人身重如石,欲食即呕,四肢酸削不收方。

生地黄 黄芪 芍药 甘草各一两,炙 生姜二两 白蜜一升

上六味㕮咀,以水九升煮取三升,去滓内蜜,搅令微沸,服八合,日三夜一。

柔脾汤 主脾气不足,下焦虚冷,胸中满塞,汗出,胁下支满,或吐血及下血方。

干地黄三两 黄芪 芍药 甘草炙,各一两

上四味切,以酒三升渍之,三斗米下蒸,以铜器承取汁,随多少服之。

温脾汤 主脾气不足,虚弱下痢,上入下出方。

干姜 大黄各三两 人参 附子炮,去皮 甘草炙,各二两

上五味㕮咀,以水八升煮取二升半,分三服。

温脾汤 主脾气不足,水谷下痢,腹痛,食不消方。

半夏四两,洗　干姜　赤石脂　白石脂　厚朴炙　桂心各三两

当归　芎䓖　附子炮,去皮　人参　甘草炙,各二两

上一十一味㕮咀,以水九升煮取三升,分三服。

泻脾丸　主脾气不调,有热,或下闭塞,调五脏,治呕逆食饮方。

大黄六两　杏仁四两,去皮尖及双仁,熬　蜀椒去目闭口者,汗　半夏洗　玄参　茯苓　芍药各三分　细辛　黄芩各半两　人参　当归

附子炮,去皮　干姜　桂心各一两

上一十四味捣筛为末,炼蜜和,丸如梧子,饮服六丸,日三,增至十丸。

泻脾丸　主毒风在脾中,流肿,腹满短气,食辄防响不消,时时微下方。

干姜　当归　桂心　葶苈各三分,熬　狼毒　大黄　芎䓖　蜀椒去目及闭口,汗　白薇　附子炮,去皮　甘遂　吴茱萸各半两

上一十二味捣筛为末,炼蜜和,丸如梧子,饮服三丸,日三。

大温脾丸　主脾中冷,水谷不化,胀满,或时寒极方。

法曲　大麦蘖　吴茱萸各五合　枳实三枚,炙　干姜三两　细辛三两　桂心五两　桔梗三两　附子炮,去皮,二两　人参　甘草炙,各三两

上一十一味捣筛为末,炼蜜和,丸如梧子,酒服七丸,日三,加至十五丸。

转脾丸　主大病后至虚羸瘦,不能食,食不消化方。

小麦曲四两　蜀椒一两,去目及闭口,汗　干姜　吴茱萸　大黄各三两　附子炮,去皮　厚朴炙　当归　桂心　甘草炙,各二两

上一十味捣筛为末,炼蜜和,丸如梧子,酒服十五丸,日三。

温脾丸 主胃气弱,大腹冷则下痢,小腹热即小便难,防响腹满,喘气虚乏,干呕,不得食,温中消谷,治脾益气方。

法曲 小麦蘗各五合 吴茱萸三合 枳实三枚,炙 人参 桔梗 麦门冬去心 干姜 附子炮,去皮 细辛各二两 桂心 厚朴炙 当归 茯苓 甘草炙,各三两

上一十五味捣筛为末,炼蜜和,丸如梧子,空腹饮服七丸,日三。亦可加大黄二两。

平胃汤 主胃中寒热,呕逆,胸中微痛,吐如豆羹汁,或吐血方。

阿胶炙 芍药各二两 干地黄 干姜 石膏碎 人参 黄芩 甘草炙,各一两

上八味㕮咀,以水酒各三升煮取三升,分三服。

胃胀汤 主胃气不足,心气少,上奔胸中,愦闷寒冷,腹中绞痛,吐痢宿汁方。

人参一两 茯苓 橘皮 干姜 甘草炙,各二两

上五味捣筛为末,炼蜜和,更捣五百杵,丸如梧子,以水二升铜器中火上煮二十丸一沸,不能饮者服一升,日三,可长将服。一名胃服丸,又名补藏汤。

和胃丸 主胃痛,悄烦噫逆,胸中气满,腹胁下邪气,寒壮积聚,大小便乍难,调六腑,安五脏,导达肠胃,令人能食,并主女人绝产方。

大黄 细辛 黄连 蜀椒去目闭口者,汗 皂荚炙,去皮子 当归 桂心各一分 杏仁去皮尖双仁,熬 黄芩各一两半 葶苈熬 阿胶炙 芒硝各半两 厚朴二分,炙 甘遂一两 半夏五分,洗

上一十五味捣筛为末,炼蜜和,丸如梧子,空腹酒服五丸,日三,稍加至十丸。

试和丸　主呕逆,腰以上热,惕惕惊恐,时悲泪出,时复喜怒,妄语梦寤,洒洒淅淅,头痛少气,时如醉状,不能食,噫,闻食臭欲呕,大小便不利,或寒热,小便赤黄,恶风,目视䀮䀮,耳中兊兊方。

防风　泽泻　白术　蛇床子　吴茱萸　细辛　菖蒲　乌头炮,去皮　五味子各一分　当归　远志去心　桂心各半两　干姜三分

上一十三味捣筛为末,炼蜜和丸,空腹吞五丸如梧子,日三,加至十丸。华佗方。

补肾汤　主肾气不足,心中忙忙而闷,目视䀮䀮,心悬少气,阳气不足,耳聋,目前如星火,痟渴痏痔,一身悉痒,骨中疼痛,小弱拘急,乏气,难咽咽干,唾如胶色黑方。

磁石　生姜切　五味子　防风　牡丹皮　玄参　桂心　甘草炙,各二两　附子一两,炮,去皮　大豆二十四枚

上一十味㕮咀,以水一斗二升铜器中扬之三百遍,内药煮取六升,去滓,更煎得二升八合,分为三服。

肾着汤　主腰以下冷痛而重,如带五千钱,小便不利方。

茯苓　白术各四两　干姜二两　甘草一两,炙

上四味㕮咀,以水六升煮取三升,分三服。

治肾间有水气,腰脊疼痛,腹背拘急绞痛方。

茯苓　白术　泽泻　干姜各四两

上四味㕮咀,以水八升煮取三升,分三服。

又方　茯苓　白术各四两　饴糖八两　干姜　甘草炙,各二两

上五味㕮咀,以水一斗煮取三升,内饴糖煎之令烊,分为四服。

大补肾汤　主肾气腰背疼重方。

磁石　石斛　茯苓　橘皮　麦门冬去心　芍药　牛膝　棘刺

桂心各三两　地骨皮三升　人参　当归　五味子　高良姜　杜仲各五两,炙　紫菀　干姜各四两　远志一两半,去心　干地黄六两　甘草二两,炙

上二十味㕮咀,以水四升煮取一升,分十服。

肾气丸　主五劳七伤,藏中虚竭,肾气不足,阴下痒,小便余沥,忽忽喜忘,悲愁不乐,不嗜食饮方。

薯蓣　石斛各三分　苁蓉　黄芪各三两　羊肾一具　茯苓　五味子　远志去心　当归　泽泻　人参　巴戟天　防风　附子炮,去皮　干姜　天雄炮,去皮　干地黄　独活　桂心　棘刺　杜仲炙　菟丝子各二两

上二十二味捣筛为末,炼蜜和,丸如梧子,空腹酒服十丸,日三,稍加至二十丸。

肾沥散　主五劳,男子百病方。

防风　黄芩　山茱萸　白薇　厚朴炙　芍药　薯蓣　麦门冬去心　天雄炮,去皮　甘草炙,各五分　独活　菊花　秦艽　细辛　白术　枳实炙　柏子仁各一两　当归　芎䓖　菟丝子　苁蓉　桂心各七分　石斛　干姜　人参各二两　钟乳研　蜀椒汗,去目闭口者　附子炮,去皮　白石英各一两　乌头三分,炮,去皮　羊肾一具　黄芪二两半

上三十二味捣筛为散,酒服方寸匕,日二,加至二匕,日三。

泻肾散　主男女诸虚不足,肾气乏方。

硝石　矾石各八分

上二味捣筛为散,以粳米粥汁一升内一方寸匕,搅令和调,顿服之,日三。不知,稍增。

五脏气虚第五方九首

五补汤 主五脏内虚竭,短气咳逆,伤损,郁郁不足,下气,复通津液方。

麦门冬去心 小麦各一升 粳米三合 地骨皮 薤白各一斤 人参 五味子 桂心 甘草炙,各二两 生姜八两,切

上一十味㕮咀,以水一斗二升煮取三升,分三服。口干,先煮竹叶一把,减一升,去滓,内药煮之。

人参汤 主男子五劳七伤,胸中逆满害食,乏气呕逆,两胁下胀,少腹急痛,宛转欲死,调中,平藏气,理伤绝方。

人参 茯苓 芍药 当归 白糖 桂心 甘草炙,各二两 蜀椒去目及闭口,汗 生姜 前胡 橘皮 五味子各一两 枳实三分,炙 麦门冬三合,去心 大枣十五枚,擘

上一十五味㕮咀,以东流水一斗五升渍药半日,以三岁陈芦微微煮取四升,去滓,内糖令消,二十以上六十以下服一升,二十以下六十以上服七八合,久羸者服七合,日三夜一。

治手足厥寒,脉为之细绝,其人有寒者,**当归茱萸四逆汤方**。

当归 芍药 桂心各三两 吴茱萸二升 生姜半斤,切 细辛 通草 甘草各二两,炙 大枣二十五枚,擘

上九味㕮咀,以酒水各四升煮取三升,分四服。

治下痢清谷,内寒外热,手足厥逆,脉微欲绝,身反恶寒,其人面赤,或腹痛干呕,或咽痛,或痢止脉不出,**通脉四逆汤方**。

甘草一两,炙 大附子一枚,生去皮,破八片 干姜三两,强人可四两

上三味,㕮咀二味,以水三升煮取一升二合,分再服,脉即出也。面

赤者,加葱白九茎;腹痛者,去葱白,加芍药二两;呕者,加生姜二两;咽痛者,去芍药,加桔梗一两;痢止脉不出者,去桔梗,加人参二两。

复脉汤 主虚劳不足,汗出而闷,脉结心悸,行动如常,不出百日危急者,二十一日死方。

生地黄一斤,细切 生姜三两,切 麦门冬去心 麻子仁各三两 阿胶三两,炙 大枣三十枚,擘 人参 桂心各二两 甘草四两,炙

上九味㕮咀,以水一斗煮取六升,去滓,分六服,日三夜三。若脉未复,隔日又服一剂;力弱者,三日一剂,乃至五剂十剂,以脉复为度,宜取汗。越公杨素因患失脉,七日服五剂而复。仲景名炙甘草汤。一方以酒七升、水八升煮取三升,见伤寒中。

大建中汤 主五劳七伤,小肠急,脐下彭亨,两胁胀满,腰脊相引,鼻口干燥,目暗眵眵,愦愦不乐,胸中气逆,不下食饮,茎中策然痛,小便赤黄,尿有余沥,梦与鬼神交通,失精,惊恐虚乏方。

人参 龙骨 泽泻 黄芪各三两 大枣二十枚 芍药四两 远志去心 甘草炙,各二两 生姜切 饴糖各八两

上一十味㕮咀,以水一斗煮取二升半,去滓,内饴糖令消,一服八合,相去如行十里久。《千金》有当归三两。

小建中汤 所主与前方同。

芍药六两 桂心三两 生姜三两,切 饴糖一升 甘草二两,炙 大枣二十枚,擘

上六味㕮咀,以水七升煮取三升,去滓,内饴糖,一服一升,日三服。已载伤寒中,此再见之。

茯苓汤 主虚损短气,咽喉不利,唾如稠胶凝塞方。

茯苓 前胡 桂心各二两 麦门冬五两,去心 大枣四十枚,擘

人参　干地黄　芍药　甘草各一两,炙

上九味㕮咀,以水一斗煮麦门冬及八升,除滓内药,煮取三升,分三服,三剂永瘥。一名凝唾汤。

黄芪汤　主虚劳不足,四肢顿瘵,不欲食饮,食即汗出方。

黄芪　当归　细辛　五味子　生姜切　人参　桂心　甘草各二两,炙　芍药三两　前胡一两　茯苓四两　半夏八两,洗　麦门冬二两,去心　大枣二十枚,擘

上一十四味㕮咀,以水一斗四升煮取三升,去滓,一服八合,日三。

补虚丸散第六方二十二首

菴䕡散　主风劳湿痹,痿厥少气,筋挛,关节疼痛,难以屈伸,或不能行履,精衰目暝,阴阳不起,腹中不调,乍寒乍热,大小便或涩,此是肾虚所致,主之方。

菴䕡子　酸枣仁　大豆卷　薏苡仁　车前子　蔓荆子　薪蓂子　冬瓜子　菊花　秦椒汗,去子并闭目者,各一升　阿胶一斤,炒

上一十一味各捣,绢下为散,合和,捣令相得,食后服三合,日再。若苦筋挛,骨节痛,难以屈伸,倍酸枣仁,菴䕡、薪蓂、瓜子各三升。久服不老,益气轻身,耳目聪明。

大五补丸　主五脏劳气七伤,虚损不足,冷热不调,饮食无味。

薯蓣　石龙芮　覆盆子　干地黄　五味子各二两　石南　秦艽　五加皮　天雄炮,去皮　狗脊　人参　黄芪　防风　山茱萸　白术　杜仲炙　桂心各一两　麦门冬去心　巴戟天各一两半　远志二两半,去心　石斛　菟丝子　天门冬各七分,去心　蛇床子　萆薢各半两　茯苓五分　干姜三分　肉苁蓉三两

上二十八味捣筛为末,炼蜜和,丸如梧子,空腹以酒服十丸,日三,稍加至三十丸。

翟平薯蓣丸　补诸虚劳损方。

薯蓣　牛膝　菟丝子　泽泻　干地黄　茯苓　巴戟天　赤石脂　山茱萸　杜仲炙,各二两　苁蓉四两　五味子一两半

上一十二味捣筛为末,炼蜜和,丸如梧子,酒服二十丸,日一夜一。瘦者,加敦煌石膏二两;健忘,加远志二两;少津液,加柏子仁二两。慎食蒜醋陈臭等物。

薯蓣散　补虚风劳方。

薯蓣　牛膝　续断　巴戟天　菟丝子　茯苓　枸杞子　五味子　杜仲各一两,炙　蛇床子　山茱萸各三分　苁蓉一两

上一十二味捣筛为散,酒服方寸匕,日二夜一。惟禁蒜醋。健忘加远志、茯神,体涩加柏子仁,各二两。服三剂,益肌肉,亦可为丸。

薯蓣散　主头面有风,牵引眼睛疼痛,偏视不明方。

薯蓣五两　细辛一两半　天雄炮,去皮　秦艽各二两　桂心　羌活　山茱萸各二两半

上七味捣筛为散,酒服方寸匕,日三。

十味肾气丸　主补虚方。

桂心　牡丹皮　泽泻　薯蓣　芍药各四两　玄参　茯苓　山茱萸各五两　附子三两,炮,去皮　干地黄八两

上一十味捣筛为末,炼蜜和,丸如梧子,以酒服二十丸,稍加至三十丸,以知为度。

张仲景八味肾气丸方

干地黄八两　泽泻二两　桂心二两　薯蓣四两　山茱萸四两

牡丹皮　茯苓各三两　附子炮,去皮,二两

上八味捣筛为末,炼蜜和,丸如梧子,以酒服七丸,日三,稍加至十丸,长久可服。

常服大补益,散方。

肉苁蓉　干枣肉　石斛各八两　枸杞子一斤　菟丝子　续断
远志各五两,去心　天雄三两,炮,去皮　干地黄十两

上九味捣筛为散,酒服方寸匕,日二。无所忌。

补虚,主阳气断绝不起方。

白石英　阳起石　磁石　苁蓉　菟丝子　干地黄各二两半
五味子　石斛　桔梗　白术各二两　巴戟天　防风各五分　蛇床子
半两　桂心

上一十四味捣筛为末,炼蜜和,丸如梧子,酒服十五丸,日三,稍加至二十丸,以知为度。

小秦艽散　主风虚疥瘙痒方。

秦艽三两　茯苓　牡蛎熬　附子炮,去皮　黄芩各半两　人参三
分　干姜　细辛各五分　白术三两半　蜀椒去目闭口者,汗　桔梗
防风　桂心各一两

上一十三味捣筛为散,酒服方寸匕,日再。

治阳气衰微,终日不起方。

蛇床子三分　菟丝子草汁二合

上二味和如泥,涂上,日五遍,三日大验。

又方　车前根叶

上一味曝干,捣为散,酒服方寸匕,日三服。

又方　原蚕蛾未连者一升

上一味阴干,去头足翅,捣筛为末,炼蜜和,丸如梧子,夜卧服一丸。

又方 蛇床子 菟丝子 杜仲各五分,炙 五味子一两 肉苁蓉二两

上五味捣筛为末,炼蜜和,丸如梧子,酒服十四丸,日二夜一。

又方 阳起石

上一味,以酒三斗渍二七日,服三合,日三夜一。

又方 特生礜石火炼一伏时

上一味捣末,酒渍二七日,服五合,日三夜一。

淮南八公石斛散 主风湿痹疼,腰脚不遂方。

石斛 防风 茯苓 干姜 细辛 云母 杜仲炙 远志去心 菟丝子 天雄炮,去皮 人参 苁蓉 草薢 桂心 干地黄 牛膝 蛇床 薯蓣 巴戟天 续断 山茱萸 白术各一两 菊花 附子炮,去皮 蜀椒去目闭口者,汗 五味子各二两

上二十六味捣筛为散,酒服方寸匕,日再。

琥珀散 主虚劳百病,阴痿精清,力不足,大小便不利如淋,脑间寒气,结在关元,强行阴阳,精少余沥,治腰脊痛,四肢重,咽干口燥,饮食无味,乏气少力,远视眈眈,惊悸不安,五脏气虚,上气闷满方。

琥珀二两 石韦 干姜 滑石 牡丹皮 茯苓 芎䓖 石斛 续断 当归 人参 远志去心 桂心各三两 苁蓉 千岁松脂 牡蒙 橘皮各四两 松子 柏子仁 荏子各三升 车前子 菟丝子 菴䕡子各一升 枸杞子一两 牛膝三两 通草十四两 胡麻子 芜菁子 蛇床子 麦门冬各一升,去心

上三十味各异捣,合捣两千杵,重绢下,合和,盛以韦囊,先食

服方寸匕,日三夜一。用牛羊乳煎令熟,长服,令人志性强,轻身,益气力,消谷能食,耐寒暑,百病除愈,久服老而更少,发白更黑,齿落更生矣。

秃鸡散方

蛇床子　菟丝子　远志去心　五味子　巴戟天　防风各半两 苁蓉三分　杜仲一分,炙

上八味捣筛为散,酒服方寸匕,日一服。

三仁九子丸　主五劳七伤,补益方。

酸枣仁　柏子仁　薏苡仁　蛇床子　枸杞子　五味子　菟丝 子　菊花子　菴䕡子　蔓荆子　地肤子　乌麻子　干地黄　薯蓣　 桂心

上一十五味各二两,加苁蓉二两,捣筛为末,炼蜜和,丸如梧 子,酒服二十丸,日二。大主肾虚劳。

疗气及虚方《千金方》云:治气及补五劳七伤,无所不治,明目,利小便。

白石英十两,成炼者　石斛　苁蓉各一两半　菟丝子三两　茯苓 泽泻　橘皮各一两

上七味,先取白石英无多少,以铁挝砧上细打,去暗者及恶物 靥翳,惟取向日看明澈者,捣,绢筛于铜盘中,水研之如米粉法,三 度研讫,澄之,渐渐却水,暴令涸涸然,看上有不净之物去之,取中 心好者,在下有恶物亦去之,所得好者更研令熟,以帛练袋盛,置瓷 瓮合上,以三斗米下蒸之,饭熟下,悬袋日中干之,取出更研,然后 捣诸药下筛,总于瓷器中研令相得,酒服方寸匕,日二。不得过之, 忌猪鱼鹅鸭蒜生冷醋滑。

治腰痛方　鹿角末,酒服方寸匕,日二服。

卷第十六　中风上

诸酒第一_{方二十首}

独活酒　主八风十二痹方。

独活　石南_{各四两}　防风_{三两}　茵芋　附子_{去皮}　乌头_{去皮}
天雄_{去皮,各二两}

上七味切,以酒二斗渍六日,先食服,一服半合,以知为度。

牛膝酒　主八十三种风著人,头面肿痒,眉发陨落,手脚拘急,
不得行步,梦与鬼神交通,或心烦恐怖,百脉自惊,转加赢瘦,略出
要者,不能尽说方。

牛膝　石南　乌头_{去皮}　天雄_{去皮}　茵芋_{各二两}　细辛_{五分}

上六味切,以酒一斗二升渍之,春秋五日,夏三日,冬七日,初
服半合,治风癫宿澼,服之即吐下,强人日三,老小日一。不知,稍
加。唯禁房室及猪肉等。

茵芋酒　主新久风体不仁,或垂曳,或拘急肿,或枯焦,施连方。

茵芋　狗脊　乌头_{去皮}　附子_{各二两,去皮}　蹄躅　天雄_{去皮,}
_{各一两}

上六味切,以酒一斗渍八九日,服半合,以知为度。

金牙酒　主积年八风五注,举身弹曳,不得转侧,行步跛躄,不
能收摄,又暴口噤失音,言语不通利,四肢脊筋皆急,肉疽,血脉曲
挛掣,痹膈起肿痛,流走无常处,劳冷积聚,少气,或寒或热,三焦脾
胃不磨,饮澼结实,逆害饮食,醋咽呕吐,食不生肌,医所不能治者,

悉主之方。

金牙烧,碎之如粳米大　细辛　地肤子若无子,用茎代之　地黄　附子去皮　防风　蜀椒去目闭口者,汗　茵芋　菵藋根各四两　羌活一斤

上一十味切,以瓷罂中清酒四斗渍之,密泥封勿泄,春夏三四宿,秋冬六七宿,去滓,服一合。此酒无毒,及可小醉,不尽一剂,病无不愈矣。又令人肥健,尽自可加诸药各三两,惟蜀椒五两,用酒如法,勿加金牙也。此酒胜针灸,治三十年诸风躃曳,神验。冷,加干姜四两。一方用升麻四两,人参三两,石斛、牛膝五两。又一方用蒺藜四两,黄芪三两。又一方有续断四两。《千金》用莽草,无茵芋。

马灌酒　主除风气,通血脉,益精气,定六腑,明耳目,悦泽颜色,头白更黑,齿落更生,服药二十日力势倍,六十日志气充强,八十日能夜书,百日致神明,房中盈壮如三十时,力能引弩。有人服药,年七八十,有四男三女。陇西韩府君筋急,两膝不得屈伸,手不得带衣,起居增剧,恶风寒冷,通身流肿生疮,蓝田府君背痛不能立,面目萎黄,服之二十日,身轻目明,房室盈壮。病在腰膝,药悉主之,常山太守方。

天雄去皮　茵芋各三两　蜀椒去目闭口者,汗　踯躅各一升　白蔹三两　乌头去皮　附子去皮　干姜各二两

上八味切,以酒三斗渍之,春夏五日,秋冬七日,去滓,初服半合为始,稍加至三合。暴滓为散,服方寸匕,日三,以知为度。夏日恐酒酸,以油单覆,下垂井中,近水不酸也。《千金》有桂心、商陆,为十味。

芫青酒　主百病,风邪狂走,少腹肿,瘕癖,霍乱中恶,飞尸遁注,暴癥伤寒,中风湿冷,头痛身重,诸病寒热,风虚及头风,服酒当从少起,药发当吐清汁一二升方。

芫青　巴豆去皮心,熬　斑蝥各三十枚,去翅足,熬　附子去皮　踯

蹋　细辛　乌头去皮　干姜　桂心　蜀椒去目闭口者,汗　天雄去皮　黄芩各一两

上一十二味切,以酒一斗渍十日,每服半合,日二。应苦烦闷,饮一升水解之,以知为度。

蛮夷酒　主久风枯挛,三十年著床,及诸恶风,眉毛堕落方。

独活　乌头去皮　干姜　地黄　礜石烧　丹参各一两　白芷二两　芫荑　芫花　柏子仁各一两　人参　甘遂　狼毒　苁蓉　蜀椒去目闭口者,汗　防风　细辛　矾石烧汁尽　牛膝　寒水石　茯苓　金牙烧　麻黄去节　芍药　当归　柴胡　枸杞根《千金》作狗脊　天雄去皮　乌喙去皮,各半两　附子去皮,二两　薯蓣　杜仲炙　石南　牡蛎熬　山茱萸　桔梗　牡荆子　款冬各三两　白术三分　石斛二分　桂心一分　苏子一升　赤石脂二两半

上四十三味切,以酒二斗渍之,夏三日,春秋六日,冬九日,一服半合。当密室中合药,勿令女人六畜见之,二日清斋,乃合药。加麦门冬二两,大枣四十枚,更佳也。《千金》有芎䓖。

又**蛮夷酒**　主八风十二痹,偏枯不随,宿食虚冷,五劳七伤,及女人产后余疾,月水不调方。

远志去心　矾石烧汁尽,各二两　石膏二两半　蜈蚣二枚,炙　狼毒　礜石烧　白术　附子去皮　半夏洗　桂心　石南　白石脂　续断　龙胆　芫花　玄参　白石英　代赭　蔄茹　石韦去毛　天雄去皮　寒水石　防风　桔梗　藜芦　卷柏　山茱萸　细辛　乌头去皮　踯躅　蜀椒去目闭口者,汗　秦艽　菖蒲　白芷各一两

上三十四味切,以酒二斗渍四日,一服一合,日再。十日后沥去滓,曝干,捣筛为散,酒服方寸匕,日再,以知为度。

鲁公酒　主百病风眩,心乱耳聋,目瞑泪出,鼻不闻香臭,口烂

生疮,风齿瘰疬,喉下生疮,烦热,厥逆上气,胸胁肩髀痛,手不上头,不自带衣,腰脊不能俯仰,脚酸不仁,难以久立,八风十二痹,五缓六急,半身不遂,四肢偏枯,筋挛不可屈伸,贼风,咽喉闭塞,哽哽不利,或如锥刀所刺,行人皮肤中,无有常处,久久不治,入人五脏,或在心下,或在膏肓,游行四肢,偏有冷处,如风所吹,久寒积聚,风湿,五劳七伤,虚损万病方。

细辛半两　茵芋　乌头去皮　踯躅各五分　木防己　天雄去皮　石斛各一两　柏子仁　牛膝　山茱萸　通草　秦艽　桂心　干姜　干地黄　黄芩一作黄芪　茵陈　附子去皮　瞿麦　王荪一作王不留行　杜仲炙　泽泻　石南　防风　远志各三分,去心

上二十五味切,以酒五斗渍十日,一服一合,加至四五合,以知为度。一方加甘草三分。

附子酒　主大风冷,淡澼胀满,诸痹方。

大附子一枚,重二两者,亦云二枚,去皮,破

上一味,用酒五升渍之,春五日,一服一合,以痹为度,日再服,无所不治。勿用蚛者陈者,非者不差病。

紫石酒　主久风虚冷,心气不足,或时惊怖方。

紫石英一斤　钟乳研　防风　远志去心　桂心各四两　麻黄去节　茯苓　白术　甘草炙,各三两

上九味切,以酒三斗渍如上法,服四合,日三,亦可至醉,常令有酒气。

丹参酒　主恶风,疼痹不仁,恶疮不差,无痂,鬓眉秃落方。

丹参　前胡　细辛　卷柏　天雄去皮　秦艽　茵芋　干姜　牛膝　芫花　白术　附子去皮　代赭　续断　防风　桔梗　蔄茹　矾石烧汁尽　半夏洗　白石脂　石南　狼毒　桂心　菟丝子

芍药　龙胆　石韦　恒山　黄连　黄芩　玄参　礜石烧　远志去心　紫菀　山茱萸　干地黄　苏　甘草炙,各一两　石膏二两　杏仁二十枚,去皮尖双仁　麻黄去节　大黄各五分　菖蒲一两半　白芷一两　蜈蚣二枚,赤头者,炙

上四十五味切,以酒四斗渍五宿,一服半合,增至一二合,日二,以差为度。

杜仲酒　主腰脚疼痛不遂,风虚方。

杜仲八两,炙　羌活四两　石南二两　大附子三枚,去皮

上四味切,以酒一斗渍三宿,服二合,日再。

杜仲酒　主腕伤腰痛方。

杜仲八两,炙　干地黄四两　当归　乌头去皮　芎䓖各二两

上五味切,酒一斗二升渍,服之如上法。

枳茹酒　主诸药不能差者方。枳茹,枳上青皮刮取其末,欲至心止,得茹五升,微火熬去湿气,以酒一斗渍,微火暖令得药味,随性饮之,主口僻眼急神验,主缓风急风并佳。

杜仲酒　主风劳虚冷,腰脚疼屈弱方。

杜仲炙　乳床各八两　当归　芎䓖　干姜　附子去皮　秦艽　石斛　桂心各三两　蜀椒去目闭口者,汗　细辛　茵芋　天雄去皮,各二两　独活　防风各五两

上一十五味切,以酒三斗渍五宿,一服三合,日三。一方加紫石英五两。

菊花酒　主男女风虚寒冷,腰背痛,食少,羸瘦无色,嘘吸少气,去风冷,补不足方。

菊花　杜仲各一斤,炙　独活　钟乳研　萆薢各八两　茯苓二两　紫石英五两　附子去皮　防风　黄芪　苁蓉　当归　石斛　桂

心各四两

上一十四味切，以酒七斗渍五宿，一服二合，稍渐加至五合，日三。《千金》有干姜。

麻子酒 主虚劳百病，伤寒风湿，及女人带下，月水往来不调，手足疼痹，著床方。

麻子一石 法曲一斗

上二味，先捣麻子成末，以水两石著釜中，蒸麻子极熟，炊一斛米顷出，去滓，随汁多少如家酿法，酒熟取清，任性饮之，令人肥健。

黄芪酒 主大风虚冷，淡澼偏枯，脚肿满，百病方。

黄芪 独活 山茱萸 桂心 蜀椒去目闭口者，汗 白术 牛膝 葛根 防风 芎䓖 细辛 附子去皮 甘草炙，各三两 大黄一两 干姜二两半 秦艽 当归 乌头去皮，各二两

上一十八味切，以酒三斗渍十日，一服一合，日三，稍加至五合，夜二。服无所忌。大虚，加苁蓉二两，葳蕤二两，石斛二两；多忘，加菖蒲二两，紫石英二两；心下水，加茯苓二两，人参二两，薯蓣三两。服尽，复更以酒三斗渍滓，不尔可曝于作散，酒服方寸匕，日三。

地黄酒 生地黄汁一石，煎取五斗，冷渍曲发，先淘米曝干，欲酿时别煎地黄汁如前法，渍米一宿，漉干，炊酿一如家酝法，拌馈亦以余汁，酘酘皆然，其押出地黄干滓，亦和米炊酿之，酒熟讫，封七日，押取，温服一盏，常令酒气相接。慎猪鱼。服之百日，肥白疾愈。

诸散第二方九首 论一首

九江太守散 主男女老少未有不苦风者，男子五劳七伤，妇人产后余疾，五脏六腑诸风，皆悉主之方。

知母 人参 茯苓各三分 蜀椒半两，汗，去目闭口者 栝楼一两

半　防风　白术_{各三两}　泽泻_{二两}　干姜　附子_{炮，去皮}　桂心_{各一}两　细辛_{一两}

上一十二味捣筛为散，以酒服方寸匕，日再。饮酒常令有酒色，勿令大醉也。禁房室猪鱼生冷。无病常服益佳，延年益寿，轻身明目，强筋骨，愈折伤。

吴茱萸散　主风趺塞偏枯，半身不遂，昼夜呻吟，医所不能治方。

吴茱萸　干姜　白薇　牡桂　附子_{炮，去皮}　薯蓣　天雄_{炮，去皮}　干漆_熬　秦艽_{各半两}　狗脊_{一分}　防风_{一两}

上一十一味捣筛为散，以酒服方寸匕，日三服。

山茱萸散　主风趺痹，治法如前方。

山茱萸　附子_{炮，去皮}　薯蓣　王荪　牡桂　干地黄　干漆_熬　秦艽　天雄_{炮，去皮}　白术_{各半两}　狗脊

上一十一味捣筛为散，先食酒服方寸匕，日三。药走皮肤中淫淫，服之一月，愈。

万金散　主头痛眩乱，耳聋，两目泪出，鼻不闻香臭，口烂恶疮，鼠漏瘰疬，喉咽生疮，烦热咳嗽，胸满脚肿，半身偏枯不遂，手足筋急缓，不能屈伸，贼风猥退，蛊尸蛊注，江南恶气在人心下，或在膏肓，游走四肢，针灸不及，积聚僻戾，五缓六急，湿痹，女人带下积聚，生产中风，男女五劳七伤，皆主之方。

石斛　防风　巴戟天　天雄_{炮，去皮}　干地黄　石南　远志_{去心}　踯躅　乌头_{炮，去皮}　干姜　桂心_{各一两半}　蜀椒_{半升，汗，去目闭口者}　瞿麦　茵陈　秦艽　茵芋　黄芪　蔷薇　独活　细辛　牛膝_{各一两}　柏子　泽泻　杜仲_{各半两，炙}　山茱萸　通草　甘草_{各三分}

上二十七味捣筛为散，鸡未鸣时冷酒服五分匕，日三，加至一匕。

人参散　主一切诸风方。

人参　当归各五分　天雄炮,去皮　前胡　吴茱萸　白术　秦艽　乌头炮,去皮　细辛各二分　附子一两,炮,去皮　独活一分　防风　麻黄去节　莽草　蜀椒去目闭口者,汗　桔梗　天门冬去心　五味子　白芷各三两　芎䓖一两

上二十味捣筛为散,酒服方寸匕,日三服。中热者,加减服之;若卒中风伤寒,鼻塞者,服讫覆取汗,即愈。

防风散　主风所为,卒起眩冒不知人,四肢不知痛处,不能行步,或身体偏枯不遂,口吐涎沫出,手足拘急方。

防风　蜀椒去目闭口者,汗　麦门冬各一两,去心　天雄炮,去皮　附子炮,去皮　人参　当归各五分　五味子　干姜　乌头炮,去皮　细辛　白术各三两　柴胡　山茱萸　莽草　麻黄去节　桔梗　白芷各半两

上一十八味捣筛为散,酒服方寸匕,日三。不知,稍增之,以知为度。

八风十二痹散　主五劳七伤,风入五脏,手脚身体沉重,或如邪气,时闷汗出,又蜚尸遁注相染易,或少气腹满,或皮肤筋痛,项骨相牵引无常处,或咽中有气,吞之不入,吐之不出,皆主之方。

细辛　巴戟　黄芪　礜石烧　厚朴炙　白蔹　桂心　黄芩牡荆　山茱萸　白术　女葳　菊花　人参　天雄炮,去皮　防风萆薢　石斛　蜀椒各一两,汗,去目闭口者　芎䓖　龙胆　芍药苁蓉各半两　紫菀　秦艽　茯苓　菖蒲　乌头炮,去皮　干姜各一两附子炮,去皮　薯蓣　五味子各一两半　桔梗　远志各二两半,去心

上三十四味捣筛为散,酒服方寸匕,日二,稍增至二匕。主万病。

又八风十二痹散　主风痹,呕逆,不能饮食者,心痹也;咳满,

腹痛气逆,唾涕白者,脾痹也;津液唾血腥臭者,肝痹也;阴痿下湿者,痿痹也;腹中雷鸣,食不消,食即气满,小便数起,胃痹也;两膝寒,不能行者,湿痹也;手不能举,肿痛而逆,骨痹也;烦满短气,涕唾青黑,肾痹也,并悉主之方。

远志去心　黄芪　黄芩　白薇　附子炮,去皮　龙胆　薯蓣

厚朴炙　蜀椒各半两,去目及闭口者,汗　牡荆子　天雄炮,去皮　细辛

菊花　狗脊　山茱萸　防风　芎䓖　桂心各三分　五味子　巴

戟天各一分　茯苓　芍药　秦艽　乌头炮,去皮　芜荑　菖蒲　葳

蕤各一两

上二十七味捣筛为散,食后饮服方寸匕,日三。宁从少起,稍渐增之。

秦王续命大八风散　主诸风,五缓六急,或浮肿嘘吸,微痹,风虚不足,并补益藏气最良,其说甚多,略取其要方。

秦艽二两,主风不仁　防风二两,去风疼,除湿痹　附子二两,炮,去皮,主风湿,坚肌骨,止痛　菖蒲二两,主风湿痹拘急　茯苓二两,主安中下气消水　牛膝二两,去胫虚损烦疼,填骨髓　桔梗二两,主惊悸,和肠胃细辛一两,主留饮,逐风邪　乌头二两,炮,去皮,主逐风上气,除邪　薯蓣一两,主益气,补五脏　芎䓖一两,主风寒,温中　远志二两半,去心,主益气力,定心志　天雄一两,炮,主留饮,逐风邪　石龙芮一两,主风,补气除满蜀椒一两,去目及闭口者,汗,主温中,逐风邪　石斛二两,主风,益气嗜食白芷一两,主风邪,除虚满　龙胆一两,主风肿,除风热　白术一两,主风肿,消水气　山茱萸一两,主风邪湿气　桂心一两,主温筋,利血脉,除邪气菊花一两,主风湿,补藏益气　女葳一两,主温中,逐风邪　厚朴一两,炙,主温中除冷,益气除满　巴戟天一两,主下气,坚肌肤　萆薢一两,主风湿,止悸痛　牡荆子一两,主风,益气。无,用柏子仁　干漆一两,熬,主坚

体,和少腹　肉苁蓉一两,主虚续伤,腰背痛　五味子一两半,主益气,除寒热　芍药一两,止痛,散血气　黄芩一两,主除虚热,止痛　白矾一两,烧汁尽,主除寒热,破积下气　续断一两,主风虚伤绝　白蔹一两,主风,益气力　黄芪一两半,主虚羸,风邪目黄

上三十六味皆新好,以破除日合捣筛为散,温清酒和服方寸匕,日三服。不知,稍增之,可至二三匕,以知为度。若苦心闷者,饮少冷水。禁生鱼猪肉菘菜,能断房室百日甚善。此方疗风,消胀满,调和五脏,便利六腑,男女有患,悉可合服,常用甚良。患心气不足,短气,内人参、甘草各一两;若腹痛是肾气不足,内杜仲、羊肾各二两,随病增减。

论曰:此等诸散,天下名药,然热人不可用,唯旧冷者大佳。

诸膏第三方三首

苍梧道士陈元膏　主风百病方。

当归　丹砂各三两,研　细辛　芎䓖各二两　附子去皮,二十二铢　桂心一两二铢　天雄去皮,三两二铢　干姜三两七铢　乌头去皮,三两七铢　雄黄三两二铢,研　松脂半斤　大醋二升　白芷一两　猪肪脂十斤　生地黄二斤,取汁

上一十五味切,以地黄汁大醋渍药一宿,猪肪中合煎之十五沸,膏成去滓,内丹砂等末熟搅。无令小儿妇人及六畜见之,合药切须禁之。有人苦胸胁背痛,服之七日,所出如鸡子汁者二升,即愈。有人胁下积气如杯,摩药十五日,愈。有人苦脐旁气如手,摩之,去如瓜中黄穰一升许,愈。有人患腹切痛,时引胁痛数年,摩膏,下如虫三十枚,愈。有女人苦月经内塞,无子数年,膏摩少腹,并服如杏子大一枚,十日下崩血二升,愈,其年有子。有患风瘙肿

起,累累如大豆,摩之,五日愈。有患膝冷痛,摩之,五日亦愈。有患头项寒热瘰疬,摩之,皆愈。

有患面目黧黑,瘠瘦,是心腹中疾,服药,下如酒糟者二升,愈。

丹参膏 主伤寒时行,贼风恶气,在外肢节痛挛,不得屈伸,项颈咽喉痹塞噤闭,入腹则心急腹胀,胸中呕逆,药悉主之,病在腹内服之,在外摩之,缓风不遂,湿痹不仁,偏枯拘屈,口面㖞斜,耳聋齿痛,风颈肿痹,脑中风痛,石痈结核,瘰疬坚肿未溃,敷之取消,及赤白瘾疹,诸肿无头作痈疽者,摩之令消,风结核在耳后,风水游肿,疼痛瘤瘤,针之黄汁出,时行温气,服之如枣大一枚,小儿以意减之方。

丹参　蒴藋根各四两　秦艽三两　羌活　蜀椒汗,去目闭口者

牛膝　乌头去皮　连翘　白术各二两　踯躅　菊花　莽草各一两

上一十二味切,以苦酒五升、麻油七升合煎,苦酒尽去滓,用猪脂煎成膏,凡风冷者用酒服,热毒单服,齿痛,绵沾嚼之。

赤膏 主一切火疮灸疮金疮,木石伤损不可差者,医所不能疗,令人忧惧,计无所出,以涂上一宿,生肌肉,即瘥方。

生地黄汁二升　生乌麻脂二两　薰陆香末　丁香末各二钱匕

黄丹四钱　蜡如鸡子黄二枚

上六味,先极微火煎地黄汁、乌麻脂,三分减一,乃下丁香、薰陆香,煎三十沸,乃下黄丹,次下蜡,煎之使消,以匙搅之数千回,下之,停凝用之。

㖞僻第四方四首

治心虚寒风,半身不遂,骨节离,缓弱不用,便利无度,口面㖞斜,**干姜附子汤方**

干姜　附子炮,去皮,各八两　芎䓖三两　麻黄去节　桂心各四两

上五味㕮咀,以水一斗煮取三升,分三服,三日复进一剂。

治中风,面目相引偏僻,牙车急,舌不转方。

牡蛎熬　矾石烧　附子生去皮　伏龙肝等分

上四味捣筛为散,以三岁雄鸡血和药,敷上。预候看勿令太过,偏右涂左,偏左涂右,正则洗去之。

乌头膏　主贼风,身体不遂,偏枯口僻,及伤寒其身强直方。

乌头去皮,五两　野葛　莽草各一斤

上三味切,以好酒二斗五升淹渍再宿三日,以猪膏五斤煎成膏,合药,作东向露灶,以苇火煎之,三上三下,膏药成,有病者向火摩三千过,汗出即愈。若触寒雾露,鼻中塞,向火膏指头,摩人鼻孔中,即愈。勿令入口眼。

治风著人面,引口偏著耳,牙车急,舌不得转方。

生地黄汁　竹沥各一升　独活三两,切

上三味合煎取一升,顿服之,即愈。

心风第五方一十四首

茯神汤　主五邪气入人体中,见鬼妄语,有所见闻,心悸跳动,恍惚不定方。

茯神　人参　茯苓　菖蒲各二两　赤小豆四十枚

上五味㕮咀,以水一斗煮取二升半,分三服。

人参汤　主风邪,鬼气往来,发作有时,或无时节方。

人参　防风　乌头炮,去皮　黄芩　附子炮,去皮　远志去心桔梗　秦艽　五味子　前胡　牡蛎熬　细辛　石膏碎　芎劳　蜀椒汗,去目闭口者　牛膝　泽泻　桂心　山茱萸　竹皮　橘皮　桑根白皮各三两　干姜　泽兰　狗脊　石南各半两　白术一两半　大

枣十六枚,擘　麻黄一两,去节　茯苓　独活　甘草炙,各五分

上三十二味㕮咀,以水六升、酒六升合煮取四升,分五服,日三夜二服。

补心汤　主奄奄忽忽,朝差暮剧,惊悸,心中憧憧,胸满,不下食饮,阴阳气衰,脾胃不磨,不欲闻人声,定志下气方。

人参　茯苓　龙齿炙　当归　远志去心　甘草炙,各三两　桂心　半夏洗,各五两　生姜六两,切　大枣二十枚,擘　黄芪四两　枳实炙　枳梗　茯神各二两半

上一十四味㕮咀,以水一斗二升先煮粳米五合令熟,去滓内药,煮取四升,每服八合,日三夜二服。

镇心丸　主风虚劳冷,心气不足,喜忘恐怖,神志不定方。

防风五分　甘草二两半,炙　干姜半两　当归五分　泽泻一两　紫菀半两　茯神二分　大黄五分　秦艽一两半　菖蒲三两　白术二两半　桂心三两　白薇一两　远志去心,二两　附子二两,炮,去皮　桔梗三分　大豆卷四两　薯蓣二两　石膏三两,研　茯苓一两　人参五分　大枣五十枚,擘　麦门冬去心,五两

上二十三味末之,炼蜜和为丸,酒服如梧子大十丸,日三服,加至二十丸。

续命汤　治大风,风邪入心,心痛达背,背痛达心,前后痛去来上下,或大腹胀满微痛,一寒一热,心中烦闷,进退无常,面或青或黄,皆是房内太过,虚损劳伤,交会后汗出,汗出未除,或因把扇,或出当风而成劳,五俞大伤,风因外入,下有水,因变成邪,虽病如此,然于饮食无退,坐起无异,至卒不知,是五内受气故也,名曰行尸,宜预备此方。

麻黄六分,去节　大枣十枚,擘　桂心　防风　细辛　芎䓖　甘

草炙　芍药　人参　秦艽　独活　黄芩　防己　附子炮,去皮　白术各三分　生姜五分

上一十六味切,以水一斗三升先煮麻黄一沸,去上沫,内诸药煮取五升,去滓,内枣煎取三升,分为三服,老小久病服五合,取汗。忌生葱、海藻菘菜生菜猪肉冷水桃李雀肉等。

镇心丸　治胃气厥实,风邪入脏,喜怒愁忧,心意不定,恍惚喜忘,夜不得寐,诸邪气病,悉主之方。

秦艽　柏实　当归　干漆熬　白蔹　杏仁去皮尖双仁,熬　芎劳各三分　泽泻一两　干地黄六分　防风　人参各四分　甘草一两,炙　白术　薯蓣　茯苓　干姜各二分　麦门冬去心,二两　前胡四分

上一十八味捣下筛,炼蜜和,为丸如桐子,先食饮服十丸,日三。不知,稍增之。忌海藻菘菜芜荑桃李雀肉酢物等。

定志小丸　主心气不定,五脏不足,忧悲不乐,忽忽遗忘,朝差暮极,狂眩方。

远志去心　菖蒲各二两　茯苓　人参各三两

上四味捣筛为末,炼蜜和,丸如梧子,饮服二丸,日三。加茯神,为**茯神丸**。散服亦佳。

补心,治遗忘方。

菖蒲　远志去心　茯苓　人参　通草　石决明各等分

上六味捣筛为散,食后水服方寸匕,日一服,酒亦佳。

槐实益心智方　以十月上辛日令童子于东方采两斛槐子,去不成者,新瓦盆贮之,以井华水渍之令淹瀮,合头密封七日,去黄皮,更易新盆,仍以水渍之,密封二七日,去其黑肌,择取色黄鲜者,以小盆随药多少,以密布次其黄夏密布,其上以盆合头密封,内暖马粪中三七日,开视结成,捣丸如梧子,日服三丸,大月加三丸,小

月减三丸,先斋二七日乃服。三十日有验,百日日行二百里,目明,视见表里,白发更黑,齿落再生,面皱却展,日记千言,寻本知末,除六十四种风,去九漏,冷癥癖,虫毒魍魅。

开心肥健方

人参五两 大猪肪八枚

上二味,捣人参为散,猪脂煎取凝,每服以人参一分、猪脂十分,以酒半升和服之。一百日骨髓充溢,日记千言,身体润泽,去热风冷风头心风等,月服二升半,即有大效。

孔子枕中散方

龟甲炙 龙骨 菖蒲 远志去心,各等分

上四味为散,食后水服方寸匕,日三,常服不忘。

镇心省睡益智方

远志五十两,去心 益智子 菖蒲各八两

上三味捣筛为散,以淳糯米酒服方寸匕,一百日有效。秘不令人知。

止睡方

龙骨 虎骨炙 龟甲炙

上三味捣筛为散,水服方寸匕,日二,以睡定即止。

治多睡,欲合眼则先服以止睡方

麻黄去节 白术各五两 甘草一两,炙

上三味,以日中时南向捣筛为散,食后以汤服方寸匕,日三服。

风眩第六方二十七首

治风眩屋转,眼不得开,**人参汤方**。

人参 防风 芍药 黄芪各二两 独活 桂心 白术各三两

当归　麦门冬各一两,去心

上九味㕮咀,以水一斗煮取三升五合,分四服。

治风眩倒,屋转吐逆,恶闻人声,**茯神汤方**。

茯神四两　黄芪　生姜切　远志各三两,去心　附子一枚,炮,去皮　防风五两　人参　独活　当归　牡蛎熬　苁蓉　白术　甘草炙,各二两

上一十三味㕮咀,以水一斗二升煮取三升,分六服,每服五合,日三夜三。一方无白术。

防风散　主头面风在眉间,得热如虫蚁行,或头眩,目中泪出。

防风五两　天雄炮,去皮　细辛　干姜　乌头炮,去皮　朱砂研　桂心各三两　莽草　茯苓各一两　附子炮,去皮　人参　当归各二两

上一十二味捣筛为散,酒服方寸匕,日三服。

防风散　主头眩恶风,吐冷水,心闷方。

防风　干姜各二两　桂心一两半　泽兰　附子炮,去皮　茯苓　人参《千金》作天雄　细辛　薯蓣　白术各一两

上一十味捣筛为散,酒服方寸匕。常令有酒气醺醺,则脱巾帽解发,前却梳头一百遍,复投一升酒,便洗手足,须臾头面热,解发,以粉粉之,快卧,便愈。可洗头行步如服寒食散,十日愈。

治头风方。

捣葶苈子末,以汤淋取汁,洗头,良。

治卒中恶风,头痛方。

捣生乌头,去皮,以醋和,涂故布上,薄痛上,须臾痛止,日夜五六薄之。

防风散 主头面身肿方。

防风二两 白芷一两 白术三两

上三味捣筛为散,酒服方寸匕,日二服。

小三五七散 主头面风,目眩耳聋,亦随病所在两攻方。

天雄炮,去皮,三两 山茱萸 薯蓣七两

上三味捣筛为散,以酒服五分匕,日三。不知,稍增,以知为度。

大三五七散 主口㖞目斜,耳聋,面骨疼,风眩痛方。

天雄炮,去皮 细辛各三两 山茱萸 干姜各五两 薯蓣 防风各七两

上六味捣筛为散,以酒服五分匕,日再。不知,稍增,以知为度。

治头面风,眼眴鼻塞,眼暗冷泪方。

杏仁三升捣末,水煮四五沸,洗头,冷汗尽,三度瘥。

又方 熟煮大豆,内饭瓮中作浆水,日日温洗头面发。不净,加少面,勿用水濯,不过十洗。

治头中白屑如麸糠方。

立截楮木作枕,六日一易新者。

沐头,主头风方。

五月五日取盐一升,水一升合煮,并内三匕蛇床,以陈芦烧之三沸,以沐头,讫,急结密巾之,四五日以水沃之,神良。

又方 吴茱萸三升

上一味,以水五升煮取三升,以绵拭发根,良。

入顶散 主三十六种风,偏枯不遂方。

天雄炮,去皮 山茱萸各一两半 麻黄一两,去节 薯蓣二两 细辛 石南 牛膝 莽草各半两 蜀椒去目闭口者,汗 白术 乌头炮,去皮 桔梗 防风 甘草炙,各四两

上一十四味捣筛为散,以酒服方寸匕,日三。《千金》有芎藭、独活、附子、通草、菖蒲,为十九味。

治遍身风方。

石南三两,纯青黑斑者佳

上一味捣筛为散,酒服三大豆,日三。至食时当觉两鬓如虫行状,亦如风吹,从头项向臂脊腰脚至膝下骨中痛,痛遍即齐下顽风尽止。若风愈,即能饮酒,肥健,忌如药法,日一服。

风痹散　主三十年恶风湿痹,发秃落,瘾疹生疮,气脉不通,抓搔不觉痛痒方。

附子炮,去皮　干姜　白术各四两　石斛半两　蜀椒一分,去目及闭口者,汗　天雄炮,去皮　细辛　踯躅　白蔹　乌头炮,去皮　石南

桂心各三分

上一十二味捣筛为散,酒服五分匕,以少羊脯下药,日再。勿大饱食,饥即更服,常令有酒势,先服吐下药后乃服之。以韦袋贮药勿泄。忌冷水房室百日。

卷第十七　中风下

中风第一方三十五首　灸法二首　论四首

小续命汤方

麻黄去节　防己　人参　桂心　黄芩　芍药　芎䓖　杏仁去尖皮两仁　甘草炙,各一两　附子炮,一枚,去皮　防风一两半　生姜五两,切

上一十二味㕮咀,以水一斗先煮麻黄,去上沫,内诸药煮取三升,分三服。有风,预备一十剂。

大续命汤方

麻黄八两,去节　大杏仁四十枚,去皮尖两仁　桂心　芎䓖各二两　石膏四两,碎　黄芩　干姜　当归　甘草炙,各一两　荆沥一升

上一十味㕮咀,以水一斗先煮麻黄,去上沫,下药煮取四升,下荆沥煮取三升,分四服。能言未差,后服小续命汤。

又小续命汤方

麻黄二两,去节　生姜五两,切　防风一两半　芍药　白术　人参　芎䓖一两　附子炮,去皮　黄芩　防己各一两　桂心　甘草炙,各二两

上一十二味㕮咀,以水一斗先煮麻黄,去上沫,内诸药煮取三升,分三服。

西州续命汤方

麻黄六两,去节　石膏四两,碎　桂心二两　杏仁三十枚,去皮尖双

仁　芎䓖　干姜　黄芩　当归　甘草炙,各一两

上九味㕮咀,以水一斗二升先煮麻黄,去上沫,下诸药煮取四升,分四服。

续命汤　主久风卧在床,起死人神方。

麻黄去节　人参　桂心　附子炮,去皮　茯苓各一两　防己　防风　黄芩各一两半　生姜六两,切　半夏五两,洗　枳实二两,炙,上气闷者加之　甘草一两,炙

上一十二味㕮咀,以水一斗先煮麻黄,取九升,去上沫,停冷去滓,内药煮取三升,分三服。若不须半夏,去之,加芍药三两。

大续命散　主八风十二痹,偏枯不仁,手足拘急疼痛,不得伸屈,头眩不能自举,起止颠倒,或卧忽惊,如堕树状,盗汗,临事不兴,妇人带下无子,风入五脏,甚者恐怖鬼来收录,或与鬼神交通,悲啼哭泣,忽忽欲走方。

乌头炮,去皮　防风　麻黄去节　人参　杏仁去皮尖两仁,熬　芍药　石膏研　干姜　芎䓖　茯苓　黄芩　桂心　蜀椒去目闭口者,汗　甘草炙,各一两　当归二两

上一十五味捣筛为散,酒服方寸匕,日二,稍增,以知为度。

排风汤方

白鲜皮　白术　芍药　芎䓖　当归　独活　杏仁去皮尖及双仁,熬　防风　桂心　甘草炙,各二两　茯神一作茯苓　麻黄去节,各三两　生姜四两,切

上一十三味㕮咀,以水一斗先煮麻黄,去上沫,内诸药煮取三升,分三服,取汗,可服两三剂。

大排风汤　主半身不遂,口不能言,及诸偏枯方。

白鲜皮　附子炮,去皮　麻黄去节　杏仁去皮尖,熬　白术　防

风　葛根　独活　防己　当归　人参　茯神　甘草炙,各三两　石膏六两,碎　桂心二两　白芷一两

上一十六味㕮咀,以水一斗七升先煮麻黄,取一升半,去沫澄清,内药煮取四升,分四服,日三夜一服。

又**排风汤**　主诸毒风邪气所中,口噤,闷绝不识人,身体疼烦,面目暴肿,手足肿方。

犀角屑　羚羊角屑　贝子　升麻

上四味各一两,别捣成末,合和,以水二升半内方寸匕,煮取一升,去滓,服五合。杀药者以意加之。若肿,和鸡子敷上,日三。老小以意增减,神良。

大岩蜜汤　主贼风,腹中绞痛,并飞尸遁注,发作无时,发则抢心,腹胀满,胁下如刀锥刺,并主少阴伤寒方。

栀子十五枚,擘　干地黄　干姜　细辛　当归　青羊脂　吴茱萸　茯苓　芍药　桂心　甘草炙,各一两

上一十一味㕮咀,以水八升煮取三升,去滓,内羊脂令消,分温三服。

小岩蜜汤　主恶风,角弓反张,飞尸入腹,绞痛闷绝,往来有时,筋急,少阴伤寒,口噤不利方。

雄黄研　青羊脂各一两　大黄二两　吴茱萸三两　当归　干姜　芍药　细辛　桂心　干地黄　甘草炙,各一两

上一十一味㕮咀,以水二斗煮取六升,分六服。重者加药,用水三斗煮取九升,分十服。

乌头汤　主八风五尸,恶气游走心胸,流出四肢,来往不住,短气欲死方。

乌头炮,去皮　芍药　当归　干姜　桂心　细辛　干地黄　吴

茱萸　甘草炙,各一两

上九味㕮咀,以水七升煮取二升半,分三服。

大八风汤　主毒风顽痹弹曳,或手脚不随,身体偏枯,或毒弱不任,或风入五脏,恍恍惚惚,多语喜忘,有时恐怖,或肢节疼痛,头眩烦闷,或腰脊强直,不得俯仰,腹满不食,咳嗽,或始遇病时卒倒闷绝,即不能语,便失瘖,半身不遂,不仁沉重,皆由体虚悴少,不避风冷所致方。

乌头炮,去皮　黄芩　芍药　远志去心　独活　防风　芎䓖
麻黄去节　秦艽　石斛　人参　茯苓　石膏碎　黄芪　紫菀各二两
当归二两半　升麻一两半　大豆二合　五味子五分　杏仁四十枚,
去皮尖双仁　干姜　桂心　甘草炙,各二两半

上二十三味㕮咀,以水一斗三升、酒二升合煮取四升,强人分四服,少力人分五六服。深师同。

芎䓖汤　主卒中风,四肢不仁,喜笑不息方。

芎䓖一两半　杏仁二十枚,去皮及尖双仁　麻黄去节　黄芩　桂
心　当归　石膏碎　秦艽　干姜　甘草炙,各一两

上一十味㕮咀,以水九升煮取服三升,分三服。

仓公当归汤　主贼风口噤,角弓反张,身体强直方。

当归　细辛　防风各一两半　独活三分　麻黄二两半,去节　附
子一枚,炮,去皮

上六味㕮咀,以酒八升、水四升合煮取四升,分四服。口不开者,挍口下汤,一服当开,二服小汗,三服大汗。

芎䓖汤　主风癫引胁痛,发作则吐,耳中如蝉鸣方。

芎䓖　藁本　菖茹各五两

上三味切,以淳酒五升内药煮取三升,顿服,羸者二服,取大汗。

治风癫狂及百病方。

大麻子四升,上好者

上一味,以水六升猛火煮令牙生,去滓,煎取七升,且空肚顿服。或不发,或多言语,勿怪之,但使人摩手足,须臾即定。凡进三剂,无不愈,令人身轻,众邪皆去。

防己汤　主风历节,四肢痛如锤锻,不可忍者。

防己　茯苓　生姜切　桂心各四两　乌头七枚,去皮　人参三两　白术六两　甘草三两,炙

上八味咬咀,以水一斗煮取二升半,服八合,日三。当熠熠微热痹,勿怪,若不觉复更合之,以觉乃止。凡用乌头,皆去皮,熬令黑,乃堪用无毒。

三黄汤　主中风,手足拘挛,百节疼痛,烦热心乱,恶寒,经日不欲饮食方。

麻黄五分,去节　独活一两　黄芩三分　黄芪半两　细辛半两

上五味咬咀,以水五升煮取二升,去滓,分二服。一服小汗,两服大汗。心中热,加大黄半两;腹满,加枳实一枚;气逆,加人参三分;心悸,加牡蛎三分;渴,加栝楼三分;先有寒,加八角附子一枚。此仲景方,神秘不传。

黄芪汤　主八风十二痹,手脚疼痛,气不和,不能食饮方。

黄芪　当归　桂心　甘草炙,各三两　白术　乌头炮,去皮　芎藭　防风　干地黄各二两　生姜四两,切　前胡一两半

上一十一味咬咀,以水一斗一升煮取三升半,分四服。此汤和而补。有气者,加半夏四两。

白蔹汤　主中风,萎僻拘挛,不可屈伸方。

白蔹　干姜　薏苡仁　酸枣　牛膝　桂心　芍药　车前子

甘草炙,一升　附子三枚,炮,去皮

上一十味㕮咀,以酒二斗渍一复时,煮三沸,服一升,日三服,扶杖而起。不能酒者,服五合。

防己汤　主风湿,四肢疼痹,挛急浮肿方。

木防己三两　茯苓一两　桑白皮切,二升　桂心三两　芎䓖三两

甘草一两半,炙　大枣二十枚,擘　芍药二两　麻黄二两,去节

上九味㕮咀,以水一斗二升煮麻黄,减一升,内药煮取三升,分三服。渐汗出,令遍身以粉粉之,慎风冷。一方茯苓四两,麻黄三两。

治三十年风方。

松叶一斤切,以酒一斗煮取二升,顿服,取汗出佳。

治一切风虚方常患头痛欲破者。

杏仁九升,去皮尖两仁者,曝干

上一味捣作末,以水九升研滤,如作粥法,缓火煎令如麻浮上,匙取,和羹粥酒内,一匙服之,每食即服,不限多少。服七日后大汗出,二十日后汗止。慎风冷猪鱼鸡蒜大醋。一剂后诸风减差。春夏恐醋,少作服之,秋九月后煎之。此法神妙,可深秘之。

治中风发热方。

大戟　苦参等分

上二味捣筛,药半升,以醋浆水一斗煮三沸,洗之,从上至下,立差,寒乃止。小儿三指撮,醋浆水四升煮如上法。

羌活饮　治风方。

羌活三两　茯神　薏苡仁用羌活,去薏苡仁　防风各一两

上三味㕮咀,以水三升煮取一升,内竹沥三合,煮一沸,分再服。

猪苓煮散　主下痢多而小便涩方。

猪苓　茯苓　泽泻　黄连　白术各四两　防己　羌活　黄芩

人参　丹参　防风　牛膝　升麻　犀角屑　杏仁去皮尖双仁,熬

秦艽　榖皮　紫菀　石斛　生姜各三两,切　橘皮二两　附子五两,炮,去皮　桑根白皮六两

上二十三味捣筛为散,以水一升半煮五方寸匕,取一升顿服,日再,不能者一服。十月后二月末以来可服之。

论曰:人不能用心谨慎,遂得风病,半身不随,言语不正,庶事皆废,此为猥退病。得者不出十年,宜用此方,差后仍须将慎,不得用未病之前,当须绝于思虑,省于言语,为于无事,乃可永愈。若还同俗类,名利是务,财色为心者,幸勿苦事医药,徒劳为疗耳。宜于此善,以意推之。凡人忽中生风,皆须依此次第用汤,即得愈也,学者子细寻思,明然可见。

凡初得风,四肢不收,心神昏愦,眼不识人,言不出口。凡中风多由热起,服药当须慎酒面羊肉生菜冷食猪鱼鸡牛马肉蒜,乃可差。得患,即服此竹沥汤方。

竹沥二升　生姜汁三合　生葛汁一升

上三味相和温暖,分三服,平旦日晡夜各一服。服讫,若觉四体有异似好,以次进后方:

麻黄去节　防风各一两半　杏仁四十枚,去皮尖及双仁　羚羊角二两,屑　生姜四两,切　生葛汁五合,一云地黄汁　竹沥一升　石膏六两,绵裹　芎䓖　防己　附子炮,去皮　芍药　黄芩　人参　桂心甘草炙,各一两

上一十六味㕮咀,以水七升煮取一半,乃下沥汁,煮取二升七合,分温三服,五日更服一剂,频进三剂。慎如上法。渐觉稍损,次进后方:

麻黄去节　防风　升麻　桂心　芎䓖　独活　羚羊角屑,各二

两　竹沥二升　防己一两

上九味㕮咀,以水四升并沥煮取三升,分三服,两日进一剂,频进三剂。若手足冷者,加生姜五两,白术二两。若未除,次进后方:

麻黄去节　芍药　防风各一两半　羚羊角屑二两　生姜二两,切　附子炮,三分,去皮　石膏二两,碎　防己　黄芩　芎䓖　白术　人参　独活　升麻　桂心　甘草炙,各一两　竹沥一升

上一十七味㕮咀,以水八升煮减半,下沥煮取二升半,分三服,相去如人行十里再服。有气,加橘皮、牛膝、五加皮各一两。若除退讫,可常将服后煮散方:

防风　独活　秦艽　黄芪　芍药　人参　茯神　白术　芎䓖　山茱萸　薯蓣　桂心　天门冬去心　麦门冬去心　厚朴炙　升麻　丹参　羚羊角屑　五加皮　防己　牛膝　石斛　地骨皮　甘草炙,各四两　麻黄去节　附子炮,去皮　远志去心　橘皮各三两　生姜二两,切　甘菊花　薏苡仁各二升　石膏研　干地黄各六两

上三十三味捣筛为散,每煮以水三升内散三两,煮取一升,绵滤去滓,顿服之,日别一服。若觉心下烦热,以竹沥代水煮之。《千金》有黄芩、槟榔、藁本、杜仲、犀角,无山茱萸、薯蓣、甘菊、麦门冬、附子。

凡患风人多热,宜服**荆沥方**。

荆沥　竹沥　生姜汁各五合

上三味相和,温为一服,每日旦服煮散,午后当服此荆沥,常作此将息。

论曰:夫得风之时,则依此次第疗之,不可违越。若不依此,当失机要,性命必危。

防风汤　主偏风,甄权处治安平公方。

防风　芎䓖　白术　狗脊　萆薢　牛膝　白芷各一两　薏苡

仁 葛根 杏仁_{去皮尖两仁} 人参 羌活_{各二两} 麻黄_{四两,去节}
生姜_{五两,切} 桂心 石膏_{各三两,碎}

上一十六味㕮咀,以水一斗二升煮取三升,分三服。服一剂觉好,更服一剂,一剂一度针之,服九剂汤,九度针之,针风池一穴,肩髃一穴,曲池一穴,支沟一穴,五枢一穴,阳陵泉一穴,巨虚下廉一穴,合七穴,即差。仁寿宫备身患脚,奉敕针环跳、阳陵泉、巨虚下廉、阳辅,即起行。大理赵卿患风,腰脚不遂,不得跪起,针上髎二穴,环跳二穴,阳陵泉二穴,巨虚下廉二穴,即得跪起。

治猥退风方

苍耳子_{五升,苗亦得用} 羊桃_切 蒴藋_切 赤小豆_{各二升半} 盐二升

上五味,以水二石五斗煮取五斗,适寒温,内所患脚渍,深至绝骨,勿过之,一度炊五斗米顷出之。慎风冷,汗从头出。

论曰:圣人以风是百病之长,深为可忧,故避风如避矢。是以防御风邪,以汤药针灸蒸熨,随用一法,皆能愈疾。至于火艾,特有奇能,虽曰针汤散,皆所不及,灸为其最要。昔者华佗为魏武帝针头风,华佗但针即差。华佗死后数年,魏武帝头风再发。佗当时针讫即灸,头风岂可再发?只由不灸,其本不除。所以学者不得专恃于针及汤药等,望病毕差,既不苦灸,安能拔本塞源?是以虽丰药饵,诸疗之要在火艾为良。初得之时,当急下火,火下即定,比煮汤熟,已觉眼明,岂非大要?其灸法,先灸百会,次灸风池,次灸大椎,次灸肩井,次灸曲池,次灸间使,各三壮,次灸三里五壮。其炷如苍耳子大,必须大实作之,其艾又须大熟,从此以后,日别灸之,至随年壮止。凡人稍觉心神不快,即须灸此诸穴各三壮。不得轻之,苟度朝夕,以致殒毙,戒之哉,戒之哉。

又论曰:学者凡将欲疗病,先须灸前诸穴,莫问风与不风,皆先灸之。此之一法,医之大术,宜深体之,要中之要,无过此术。是以常预收三月三日艾,拟救急危。其五月五日亦好,仍不及三月三日者。又有卒死之人及中风不得语者,皆急灸之。夫卒死者,是风入五脏,为生平风发,强忍怕痛不灸,忽然卒死,谓是何病,所以皆必灸之,是大要也。

脚气第二<small>论一首　方二十一首</small>

论曰:治脚气顺四时,若春秋二时,宜兼补泻,夏则疾成,专须汗利,十月以后少用补药,虽小变不越此法。

治脚气初发,从足起至膝胫肿,骨疼者方　取胡麻叶切捣,蒸,薄裹,日二易,即消。若冬月,取蒴藋根切,捣和,糟三分、根一分合蒸令热,裹如前法。

遍身肿,小便涩者,用麻豆汤主之方

大麻<small>二升,熬,研</small>　乌豆<small>一斗,以水四半煮取汁一斗半,去豆</small>　桑白皮<small>切,五升</small>

上三味,以豆汁内药,煮取六升,一服一升,日二服,三日令尽。

又方　乌牛尿,一服一升,日二,肿消止。羸瘦者,二分尿一分牛乳合煮,乳浮结,乃服之。

又方　生猪肝一具细切,以淡蒜齑食尽。不可尽者,分再食之。

治腰脚疼方

胡麻子<small>一斗,新者</small>

上一味熬令香,捣筛,若不数筛,当脂出不下,日服一小升,日三服。尽药汁一斗,即永瘥。酒饮羹汁蜜汤皆可服之。

大下之后而四体虚寒,脚中羸弱,腰挛痛,食饮减少,皮肉虚

疏，**石斛酒方**

生石斛一斤　秦艽　远志各五两，去心　橘皮　白术各三两　丹参　茯神　五加皮各六两　桂心四两　牛膝八两

上一十味㕮咀，以酒三斗渍七日，一服六合，稍加至七八合，以知为度。

调利之后未平复，间为外风伤，脚中痛酸，转为脚气，补虚，**防风汤方**。

防风　石斛　杜仲炙　前胡各四分　薏苡仁半斤　秦艽　丹参　五加皮　附子炮，去皮　橘皮　白术　白前各三分　防己二分　麻仁一升，熬取脂

上一十四味㕮咀，以水一斗二升煮取三升，分三服。

服汤已，脚气仍不止，**防风丸方**。

防风二两　秦艽二两　石斛二两　丹参一两　薏苡仁三合　前胡　橘皮　杜仲炙　附子炮，去皮　白术各一两　桂心一两半　麻仁一升，熬取脂

上一十二味捣筛为末，炼蜜和，丸如梧子，酒服二十丸，日二服。

治脚气常作，穀白皮粥防之，法即不发方。

穀白皮五升，切，勿取斑者，有毒

上一味，以水一斗煮取七升，去滓，煮米粥常食之。

温肾汤　主腰脊膝脚浮肿不随方。

茯苓　干姜　泽泻各二两　桂心三两

上四味㕮咀，以水六升煮取二升，分三服。

竹沥汤　主两脚痹弱，或转筋，或皮肉胀起如肿而按之不陷，心中恶，不欲食，或患冷气方。

甘竹沥五升　葛根　防风各二两　麻黄六两，去节　升麻五分

桂心一两　附子一枚,炮,去皮　秦艽　细辛　木防己　黄芩　干姜

白术　甘草炙,各一两

上一十四味㕮咀,以水七升内甘竹沥五升,合煮取三升,分四服,取汗。《千金》有茯苓、杏仁,无白术。

大竹沥汤　主卒中恶风,口噤不能言,四肢弹缓,偏挛急痛,风经五脏,恍惚,喜怒无常,手足不随,皆悉主之方。

甘竹沥一斗四升　人参　细辛　石膏各一两,碎　生姜五两,切乌头三枚,炮,去皮　防风　独活　芍药　黄芩　茵芋　麻黄去节葛根　木防己　桂心　茯苓　甘草炙,各二两　芎䓖一两

上一十八味㕮咀,以竹沥煮取四升,分三服。一方以水五升。《千金》有白术。

又竹沥汤　主风气入腹,短气,心下烦热不痛,手足烦疼,四肢不举,口噤不能言方。

竹沥一斗　当归　秦艽　防风　葛根各二两　人参　芍药　木防己　附子炮,去皮　细辛　茯苓一作茯神　通草　桂心　白术甘草炙,各一两

上一十五味㕮咀,以竹沥渍半日,煮取四升,分三服,不能者四服。《千金》有芎䓖、生姜、黄芩、升麻、蜀椒、麻黄,无芍药、防己、通草。

大鳖甲汤　主脚弱风毒,挛痹气止,皆主之方。

鳖甲炙　防风　麻黄去节　半夏洗　白术　茯苓　芍药　杏仁去皮尖双仁　麦门冬去心　生姜切　人参　石膏碎　羚羊角屑甘草炙,各一两　犀角一分,屑　雄黄半两,研　青木香二两　吴茱萸半升　大黄一分半　麝香三分　薤白十四枚,切　乌梅　贝齿各七枚大枣二十枚,擘　赤小豆二十四枚

上二十五味㕮咀,以水二斗煮取四升,分四服,日二夜一服。

大投杯汤　主脚弱,举体肿满,气急,日夜不得眠方。

麻黄去节　杏仁去皮尖及双仁　桂心　黄芩　橘皮　石膏各二两,碎　生姜六两,切　半夏洗　厚朴炙　枳实炙,各三两　茯苓四两　秦艽一两半　大戟　细辛各一两　大枣二十枚,擘　甘草二两,炙

上一十六味㕮咀,以水一斗二升煮取四升,分五服,日三夜二。

独活汤　主脚气风,疼痹不仁,脚中沉重,行止不随,气上方。

独活　桂心　半夏洗,各四两　麻黄去节　芎䓖　人参　茯苓各二两　八角附子一枚,炮,去皮　大枣十三枚,擘　防风　芍药　当归　黄芪　干姜　甘草炙,各三两

上一十五味㕮咀,以水一斗五升、酒二升煮取三升半,分为五服。

硫黄煎　主脚弱连屈,虚冷方。

硫黄五两　牛乳五升

上二味,以水五升合煮,及五升,硫黄细筛内之,煎取三升,一服一合。不知,至三合。

硫黄散　主脚弱,大补面热风虚方。

硫黄研　钟乳粉　防风各五两　干姜一两　白术　人参　蜀椒汗,去目及闭口者　细辛　附子炮,去皮　天雄炮,去皮　茯苓　石斛　桂心　山茱萸各三分

上一十四味捣筛为散,旦以热酒服方寸匕,日三,加至二匕。

青丸　主脚风,皮肉身体诸风方。

乌头一两,炮,去皮　附子三两,炮,去皮　麻黄四两,去节

上三味捣筛为末,炼蜜和,丸如梧子大,酒服五丸,日三服。

硫黄丸　主膈痰滞澼,逐脚中风水方。

硫黄五两

上一味细粉,以牛乳三升煮,令可丸如梧子大,暴令干,酒服三

十九,日三。不知,渐加至百丸。

石硫黄丸　主脚风弱,胸腹中冷结方。

石硫黄半两　桂心四两　礜石烧　附子炮,去皮　天雄炮,去皮
乌头各二两,炮,去皮

上六味捣筛为末,炼蜜和,丸如梧子大,空腹酒服五丸,日三服。

瘾疹第三方一十六首　灸法一首

石南汤　主瘾疹方。

石南　干姜　黄芩　细辛　人参各一两　桂心　当归　芎䓖
各一两半　甘草二两　干地黄三分　食茱萸五分　麻黄一两半,去节

上一十二味㕮咀,以酒三升、水六升煮取三升,分三服,取大汗。
慎风冷,佳。

又方　酪和盐热煮,摩之,手下消。

又方　白芷根叶煎汤,洗之。

治风瘙瘾疹,烦心闷乱方。

天雄炮,去皮　牛膝　知母各一两　栝楼五分　白术二两　人参
半两　干姜　细辛　桂心各三分　防风一两半

上一十味捣筛为散,酒服半钱匕,日再夜一,以知为度,稍增至
一钱匕。

治大人小儿风疹方。

白矾二两,末之

上一味,以酒三升渍令消,拭上愈。

又方　吴茱萸一升

上一味,以酒五升煮取一升半,拭上。

治风瘙瘾疹方。

大豆三升　酒六升

上二味煮四五沸，服一杯，日三。

治风瘙瘾疹，洗汤方。

蛇床子二升　防风　生蒺藜各二斤

上三味切，以水一斗煮取五升，以绵拭上，日四五度。

又洗汤方。

黄连　黄芩　白术各二两　戎盐　矾石各半两　细辛二两　芎
劳　茵芋各一两

上八味切，以水一斗煮取三升，洗之，日三度。

又洗汤方。

马兰一作马兰子　蒴藋　茺蔚子　矾石　蒺藜　茵芋　羊桃根
萹蓄各二两

上八味切，以醋酱二斗煮取一斗二升，内矾石，洗之，日三度。

治暴风气在上，表皮作瘾疹疮方。

煮槐枝叶，以洗之。灸疮火疮亦愈。

青羊脂膏　主风热赤疹痒，搔之逐手作疮方。

青羊脂四两　芍药　黄芩　黄芪　白芷　寒水石各一两　竹叶
一升，切　石膏一斤，碎　白蔹　升麻　防风　甘草炙，各三分

上一十二味切，先以水一斗煮石膏、竹叶，取五升，合渍诸药，以不中水猪脂二升合煎，白芷黄膏成，以敷之。

灸法　以一条艾蒿长者，以两手极意寻之着壁，立两手并蒿竿拓着壁，伸十指，当中指头以大艾炷灸蒿竿上，令蒿竿断，即上灸十指，瘥。于后重发，更依法灸，永瘥。

枫香汤　主瘾疹方。

枫香一斤　芎䓖　大黄　黄芩　当归　人参　射干　甘草炙,各三两　升麻四两　蛇床仁二两

上一十味切,以水二斗煮取七升,适冷暖,分以洗病上,日三夜二。

地榆汤　主瘾疹发疮方。

地榆三两　苦参八两　大黄　黄芩各四两　黄连　芎䓖各二两　甘草六两,炙

上七味切,以水六斗煮取三斗,洗浴之,良。

又方　大黄　当归　升麻　防风　芍药　青木香　黄芩　甘草炙,各二两　枫香五两　黄柏　芒硝各三两　地黄汁一升

上一十二味切,以水一斗煮取三升半,去滓,内芒硝令烊,帛搨病上一炊久,日四五,夜二三。主瘾疹痛痒,良。

治瘾疹痛痒,搔之逐手肿方。

当归　芎䓖　大戟　细辛　芍药　附子去皮　芫花　踯躅椒各一两　莽草半两

上一十味切,以苦酒浸药一宿,以猪膏二升半煎,三上三下,膏成去滓,敷病上,日三夜一。

疬疡第四方一十四首　灸法一首

治白癜白驳浸淫,疬疡著颈及胸前方。

大醋于瓯底磨硫黄令如泥,又以八角附子截一头使平,就瓯底重磨硫黄使熟,夜卧先布拭病上令热,乃以药敷之,重者三度。

又方　硫黄　水银　矾石　灶墨

上四味等分,捣下筛,以葱涕和研之,临卧以敷病上。

又方　石硫黄三两　附子去皮　铁精各一两

上三味并研捣,以三年醋和,内瓷器中密封七日,以醋泔净洗上,拭干涂之,干即涂。一两日慎风。

灸法　五月五日午时灸膝外屈脚当文头,随年壮,两处灸一时下火,不得转动。

治头项及面上白胶浸淫渐长,有似于癣,但无疮方。

干鳗鲡鱼炙脂,涂之,先洗拭駮上,外把刮之令小硶痛,拭燥,然后以鱼脂涂之,一涂便愈,难者不过三涂之,佳。

又方　取生木空中水,洗之,食顷止。

又方　桂心末,唾和,敷駮上,日三。

又方　白芨一作白蔹　当归　附子炮,各一两,去皮　天雄炮,去皮　黄芩各一两　干姜四两　踯躅一升

上七味捣筛为散,酒服五分匕,日三服。

凡人身有赤疵方。

常以银揩令热,不久渐渐消,灭瘢痕。

治疣赘疵痣方。

雄黄　硫黄　珍珠　矾石熬　蔄茹　巴豆去皮心　藜芦各一两

上七味捣筛为散,以漆和令如泥,涂贴病上,须成疮。及去面上黑子,点之即去。

治皮中紫赤疵痣,去靥秽方。

干漆熬　雌黄　矾石各三两　雄黄五两　巴豆五十枚,去皮　炭皮一斤

上六味为散,以鸡子白和,涂故帛,贴病上,日二易之,即除。

九江散　主白癜及二百六十种大风方。

当归七分　石南一两半　秦艽　踯躅　菊花　干姜　防风　麝

香　雄黄研　丹砂研　斑蝥各一两　蜀椒去目及闭口者,汗　连翘　知母　鬼箭　石长生各二两　附子炮,去皮　王不留行　人参　鬼臼　莽草　木防己　石斛　乌头炮　天雄炮,去皮　独活各三两　地胆　虻虫各十枚　蜈蚣三枚　水蛭一百枚

上三十味,诸虫皆去足羽,熬炙,合捣为散,酒服方寸匕,日再服。其白癜入头令发白,服之百日,白发还黑也。

芎劳汤　主面上及身体风瘙痒方。

芎劳　白术　山茱萸　防风　羌活　枳实各三两,炙　麻黄二两半,去节　薯蓣四两　蒺藜子　生姜各六两,切　乌喙炮　甘草炙,各二两

上一十二味㕮咀,以水九升煮取二升七合,分三服。

又洗方

蒴藋根　蒺藜子　景天叶各切二升　蛇床子五两　玉屑半两

上五味切,以水一斗半煮取一斗,稍稍洗身面上,日三夜一。慎风。

大黄汤　主风瘙肿痒在头面方。

大黄　芒硝各一两　莽草　黄芩各二两　蒺藜子半升

上五味切,以水七升煮取三升半,去滓,内芒硝令烊,以帛搨肿上数百遍,日五夜三。勿令近眼。一方有黄连。

卷第十八　杂病上

霍乱第一方二十七首

理中丸　主霍乱临时方。

人参　白术　干姜　甘草炙,各一两

上四味捣筛为末,炼蜜和,丸如弹丸,取汤和一丸服之,日十服。吐多痢少者,取枳实三枚炙,四破,水三升煮取一升,和一丸服之;吐少痢多者,加干姜一累;吐痢干呕者,取半夏半两洗去滑,水二升煮取一升,和一丸服之;若体疼痛不可堪者,水三升煮枣三枚,取一升,和一丸服之;若吐痢大极,转筋者,以韭汁洗腹肾,从胸至足踝勿逆,即止;若体冷微汗,腹中寒,取附子一枚炮,去皮四破,以水二升煮一升,和一丸服。吐痢悉止;脉不出,体犹冷者,可服诸汤补之。

厚朴汤　主霍乱面烦方。

厚朴炙　高良姜　桂心各三两

上三味㕮咀,以水六升煮取二升,分再服。

四顺汤　主霍乱吐下,腹痛,手足逆冷方。

大附子一枚,去皮,破八片　干姜三两　人参　甘草炙,各一两

上四味,㕮咀三味,以水五升煮取一升半,分三服。

治霍乱吐痢呕逆,**龙骨汤方**。

龙骨　黄连　干姜　赤石脂　当归各三两　枳实五枚,炙　半夏一升,洗　附子炮,去皮,破　人参　桂心　甘草炙,各二两

上一十一味㕮咀,以水九升煮取三升,分三服。

治霍乱困笃不识人方。

鸡苏一大把

上一味,以水一斗煮取三升,分再服。

治霍乱转筋,两臂及脚胸胁诸转筋,并主之方。

盐一升五合,煮作汤,渍洗转筋上,按灸良。

又方　大麻子一升捣,以水三升煮取一升,尽服之。

又方　香薷一把,水煮令极浓,服二三升,即瘥。青木香亦佳。

治霍乱,止吐方。

丁香十四枚,以酒五合煮取二合,顿服之。用水煮之亦佳。

治霍乱吐痢,心烦不止方。

猪粪如鸡子大一枚,为末,以沸汤一升和之,顿服,良。不瘥,更作。

又方　粱米粉五合,水一升半和之如粥,顿服,须臾即止。

治霍乱转筋入腹方。

鸡屎白末,以水六合煮取汤,服方寸匕。

治大便不通,哕数口,谵语方。

厚朴二两,炙　大黄四两　枳实五枚,炙

上三味㕮咀,以水四升煮取一升二合,分再服,当通。不通,尽服之。

竹茹汤　主哕方。

竹茹一升　橘皮　半夏洗,各三两　生姜四两,切　紫苏一两　甘草一两,炙

上六味㕮咀,以水六升煮取二升半,分三服。

治中风客热哕方。

竹茹四两　生米五合

上二味，以水六升煮米熟，服之。

治呕哕方。

芦根五两

上一味切，以水五升煮取三升，分三服，兼服小儿尿三合，良。

又方　饮大豆汁一升，止。

又方　常服白羊乳一升。

治气厥呕哕，不得息，又主霍乱，**大豉汤方**。

香豉一升　半夏洗　生姜各二两，切　前胡　桂心　人参　甘
草炙，各一两

上七味㕮咀，以水五升煮取二升，分三服。勿使冷。

伤寒哕而满者，宜视其前后，知在何部，不利利之愈，哕而不
利，此汤主之方。

橘皮一升　甘草一尺

上二味㕮咀，以水五升煮取一升，顿服之。

哕，**橘皮汤**主之方。

橘皮　通草　干姜　桂心　甘草炙，各二两　人参一两

上六味㕮咀，以水六升煮取二升，分三服。

小半夏汤　主心下痞坚，不能饮食，胸中喘而呕哕，微寒热方。

生姜八两，切，以水三升煮取一升　半夏五合，洗，以水五升煮取一升

上二味合煎取一升半，稍稍服之，即止。

又方　橘皮四两　生姜八两

上二味切，以水七升煮取二升五合，分三服。下喉即差，方瘥
更合。

又方　羚羊角屑　前胡　人参　橘皮　甘草炙,各一两

上五味㕮咀,以水六升煮取二升,分三服。

卒哕　爪眉头,亦可针。此主实哕。实哕者醉饱得之,虚哕者吐下得之。又失血虚后亦得之方

炭末,蜜和,细细咽少许,即瘥。

又方　男哕,女人丁壮气盛者嘘其肺俞。女子,男子嘘之。

痃疟第二方二首　禳法十二首　针灸法七首

蜀漆丸　主痃疟连年不瘥,服三七日定瘥方。

蜀漆　知母　白薇　地骨皮　麦门冬去心　升麻各五分　恒山一两半　石膏二两,研　香豉一合　葳蕤　乌梅肉　鳖甲各一两,炙　甘草炙,三分

上一十三味捣筛为末,炼蜜和,丸如梧子,空腹饮服十丸,日再,加至二三十丸。

陵鲤汤　主疟疾,江南瘴疟方。

陵鲤甲十四枚,炙　鳖甲一枚,炙　乌贼鱼骨　附子炮,各一两,去皮　恒山三两

上五味㕮咀,以酒三升渍一宿,未发前稍稍啜之勿绝,吐之,并涂五心。一日断食,过时久乃食。

肝疟,令人色苍苍然,太息,其状若死,刺足厥阴见血。

心疟,令人心烦甚,欲得清水,寒多不甚热刺足少阴,是谓神门。

脾疟,令人病寒,腹中痛,热则肠中鸣,鸣已汗出,刺足太阴。

肺疟,令人心寒甚热,间善惊如有见者,刺手太阴阳明。

肾疟,令人悽悽,腰脊痛宛转,大便难,目眴眴然,手足寒,刺足太阳少阴。

胃疟，令人且病寒，善饥而不能食，支满腹大，刺足阳明太阴横脉出血。

黄帝问歧伯曰：疟多方少愈者何？歧伯对曰：疟有十二种。黄帝曰：疟鬼字何？可得闻乎？歧伯对曰：但得疟字便愈，不得其字，百方不愈。黄帝曰：疟鬼十二时愿闻之。歧伯对曰：寅时发者，狱死鬼所为，治之以疟人著窑上，灰火一周，不令火灭，即瘥；卯时发者，鞭死鬼所为，治之以五白衣烧作灰，三指撮著酒中，无酒清水服之；辰时发者，堕木死鬼所为，治之令疟人上木高危处，以棘塞木奇间，即瘥；巳时发者，烧死鬼所为，治之令疟人坐，师以周匝然火，即瘥；午时发者，饿死鬼所为，治之令疟人持脂火，于田中无人处以火烧脂令香，假拾薪去，即瘥；未时发者，溺死鬼所为，治之令疟人临发时三渡东流水，即瘥；申时发者，自刺死鬼所为，治之令疟人欲发时以刀刺冢上，使得姓字，咒曰：若瘥我，与汝拔却。即瘥；酉时发者，奴婢死鬼所为，治之令疟人碓梢上捧上卧，莫令人道姓字，即瘥；戌时发者，自绞死鬼所为，治之令索绳系其手脚腰头，即瘥；亥时发者，盗死鬼所为，治之以刀子一口、箭一只、灰一周，刀安疟人腹上，其箭横著底下，即瘥；子时发者，寡妇死鬼所为，治之令疟人脱衣，东厢床上卧，左手持刀，上手持杖，打令声不绝，瓦盆盛水著路边，即瘥；丑时发者，斩死鬼所为，治之令疟人当户前卧，头东向，血流头下，即瘥。

疟，医并不能救者方。

以绳量病人脚，围绕足跟及五指一匝讫，截断绳，取所量得绳置项上，著反向背上，当绳头处中脊骨上灸三十壮，即定。候看复恶寒，急灸三十壮，即定。比至过发一炊久，候之，虽饥勿与食尽日，此法神验，男左女右。

黄疸第三_{论三首 方二十八首 针灸一十法}

论曰：凡遇时行热病，多必内瘀著黄，但用瓜丁散内鼻中，令黄汁出乃愈，即于后不复病黄矣。常须用心警候，病人四肢身面微似有黄气，须用瓜丁散，不得令散漫失候，必大危矣。特忌酒面，犯者死。

黄疸，目黄不除，**瓜丁散方**。

瓜丁细末如一大豆许，内鼻中，令病人深吸取入，鼻中黄水出，瘥。

凡人无故忽然振寒，便发黄，皮肤黄曲尘出，小便赤少，大便时闭，气力无异，食饮不妨，已服诸汤，余热不除，久黄者，**苦参散**主之方。

苦参　黄连　黄柏　黄芩　大黄　瓜丁　葶苈_{熬，各一两}

上七味捣筛为散，饮服方寸匕，当大吐，吐者日一服，不吐者日再，亦得下。服药五日知，可消息，不知可更服之。

小半夏汤　治黄疸，小便色不异，欲自利，腹满而喘，不可除热，热除必哕，哕者。

半夏_{一升，洗去滑}　生姜_{半斤}

上二味切，以水一斗煮取二升，分再服。_{一法以水七升煮取一升半。}

黄疸，身目皆黄，皮肉曲尘出者方。

茵陈_{一把，切}　栀子仁_{二十四枚}　石膏_{一斤}

上三味，以水五升煮二味，取二升半，去滓，以猛火烧石膏令赤，投汤中，沸定服一升，覆取汗，周身以粉粉之。不汗，更服。

黄疸腹满，小便不利而赤，自汗出，此为表和里实，当下之，宜**大黄汤方**。

大黄　黄柏　硝石_{各四两}　栀子_{十五枚，擘}

上四味㕮咀,以水六升煮取二升,去滓,下硝石煮取一升,先食顿服之。

茵陈汤 主时行黄疸结热,面目四肢通黄,干呕,大便不通,小便赤黄似蘖汁,腹痛心烦方。

茵陈 半夏洗,各二两 生姜四两,切 大黄二两半 芍药 白术各一两半 栀子擘 前胡各三两 枳实炙 厚朴炙 黄芩 甘草炙,各一两

上一十二味㕮咀,以水四斗煮取九升七合,分十服。

又方 黄蒸汁三升,顿服,即瘥。

又方 蔓荆子五升末,服方寸匕,日三,数日验。

又方 黄蒸 麦面 猪矢各一升

上三味,以水五升渍一宿,旦绞去滓,服一升,覆取汗出。

大茵陈汤 主内实热盛发黄,黄如金色,脉浮大滑实紧数者,夫发黄者多是酒客劳热,食少,胃中热,或湿毒内热者,故黄如金色方。

茵陈一两半 大黄 茯苓 前胡 白术各三两 黄柏一两半 栀子仁二十枚 黄芩 栝楼 枳实炙 甘草炙,各二两

上一十一味㕮咀,以水九升煮取三升,分服一升,得快下,三四日愈。

治黄疸病五年以上不瘥,但是汤药服之即瘥,瘥已还发者。

茵陈二斤,净择,去恶草,切之

上一味,以水二斗煮取五升,空腹一服二升,日三夜一,隔日更服之,取瘥止,神验。

黄疸变成黑疸,医所不能治方。

土瓜根捣取汁,一升

上一味,顿服之,病当从小便出。

黄黑等疸方。

当归三两　桂心六两　干枣一十七枚,去核　麦门冬一升,去心
大黄一两　茵陈　黄芩　黄芪一本无　干姜　茯苓　芍药　黄连
石膏碎　人参　甘草炙,各二两

上一十五味㕮咀,以水一斗煮取三升半,分四服。

赤苓散　主黑疸,身皮大便皆黑方。

赤小豆三十枚　茯苓六铢,切　雄黄一铢　瓜丁四铢　女葳六铢
甘草二铢,炙

上六味,以水三升煮豆茯苓,取八合,捣四味为散,和半钱匕服
之,须臾当吐,吐则愈。亦主一切黄。

茵陈丸　主黑疸,身体暗黑,小便涩,体重方。

茵陈一两　甘遂一分　当归　蜀椒汗,各半两,去目闭口　杏仁去
皮尖双仁,熬　大黄　半夏洗,各三分　葶苈熬　茯苓　干姜各一两
枳实㕮咀,熬黄　白术熬黄,各五分

上一十二味捣筛为末,炼蜜和,丸如梧子大,空腹以饮服三丸,
日三。

湿疸之为病,始得之一身尽疼,发热,面色黄黑,七八日后壮
热,热在里,有血当下,去之如豚肝状,其少腹满者急下之,亦一身
尽黄,目黄腹满,小便不利方。

矾石五两,烧　滑石五两,研如粉

上二味捣筛为散,水服方寸匕,日三服,先食服之。便利如血
已,当汗出愈。《千金》以麦粥汁服。

风疸,小便数,或黄或白,洒洒恶寒,壮热,好睡不欲动方。

生艾三月三日取一束,捣取汁,铜器中煎如漆,密封之勿令泄　大黄
黄连　凝水石　苦参　葶苈子　栝楼各等分,熬

上六味捣筛为散,以艾煎和,为丸如梧子,先食饮服五丸,日三,可至二十丸。有热,加苦参;渴,加栝楼;小便涩,加葶苈;小便多,加凝水石;小便黄白,加黄连;大便难,加大黄。

秦椒散 主膏疸,饮少溺多方。

秦椒一分,汗 瓜丁半两

上二味捣筛为散,水服方寸匕,日三。

秦王九疸散方

胃疸,食多喜饮,栀子仁主之。

心疸,烦心,心中热,茜根主之。

肾疸,唇干,葶苈子主之,熬。

脾疸,尿赤出少,惕惕恐,栝楼主之。

膏疸,饮少尿多,秦椒、瓜蒂主之,椒汗膏一作肺。

舌疸,渴而数便,钟乳主之。

肉疸,小便白,凝水石主之,研。

髓疸,目眶深,多嗜卧,牡蛎、泽泻主之。

肝疸,胃热,饮多水激肝,白术主之。

上一十一味等分,随病所在加半两,捣筛为散,饮服五分匕,日三,稍稍加至方寸匕。

论曰:夫酒疸,其脉浮者先吐之,沉弦者先下之。酒疸者,或无热,靖言了了,腹满欲吐者,宜吐之。酒疸,心中热,欲呕者,宜吐之。酒疸,必小便不利,其候当心中热,足下热,是其候也。酒疸下之,久久为黑疸,目青面黑,心中如啖蒜齑,大便正黑,皮革搔之不仁,其脉浮弱,虽黑微黄,故知之也。

寒水石散 主肉疸,饮少,小便多,白如泔色,此病得之从酒方。

寒水石 白石脂 栝楼各五分 知母 菟丝子 桂心各三分

上六味捣筛为散,麦粥服五分匕,日三。五日知,十日瘥。

酒疸,身黄曲尘出,**牛胆煎方**。

牛胆一枚 大黄八两 芫花一升,熬 荛花半升,熬 瓜丁三两

上五味,切四味,以酒一升渍之一宿,煮减半,去滓,内牛胆,微火煎令可丸,丸如大豆,服一丸。日移六七尺不知,更服一丸,膈上吐,膈下利,或不吐利而瘥。

酒疸,心中懊恼,或痛,**栀子汤方**。

栀子十四枚,擘 枳实三枚,炙 大黄二两 豉半升

上四味㕮咀,以水六升煮取二升,服七合,日三。

茵陈汤 主黄疸酒疸,身目悉黄方。

茵陈三两 大黄 黄芩 黄连各二两 人参半两 栀子仁三七枚 甘草一两,炙

上七味㕮咀,以水一斗煮取三升五合,分四服。

半夏汤 主酒癖瘕,胸心胀满,肌肉沉重,逆害饮食,小便赤黄,此根本虚劳风冷,饮食冲心,由脾胃客痰所致方。

半夏一升,洗 生姜十两,切 黄芩一两 前胡 茯苓各三两 当归 茵陈各一两 枳实炙 大戟 白术 甘草炙,各二两

上一十一味㕮咀,以水一斗煮取三升,分三服。

宛转丸 凡患黄疸,足肿,小便赤,食少羸瘦方。

干地黄 石斛 白术各二两 牡蛎熬 芍药 芎䓖 大黄 小草 甘草炙,各三两

上九味捣筛为散,炼蜜和,丸如梧子,饮服四丸,日三。

茯苓丸 主患黄疸,心下纵横结坚,小便赤,是酒疸方。

茯苓 茵陈 干姜各一两 半夏洗 杏仁去皮尖双人,熬,各三分 商陆半两 甘遂一分 枳实五分,炙 蜀椒二合,汗,去目闭口 白术

五分,切,熬令变色

上一十味捣筛为末,炼蜜和,丸如蜱豆,三丸以枣汤下之。夫患黄疸,常须服此。若渴欲饮水,即服五苓散;若妨满,宛转丸治之。五苓散见伤寒中。

治黄疸,小便赤黄方。

前胡 茯苓各一两半 椒目一两,熬 附子半分,炮,去皮 茵陈二两半 菖蒲二两半

上六味捣筛为散,食以前服一钱匕,日三服。此剂更参服上二药。

黄疸之为病,日晡所发热恶寒,少腹急,体黄额黑,大便黑,溏泄,足下热,此为女劳也,腹满者难疗方。

滑石研 石膏研,各五两

上二味为散,麦粥汁服方寸匕,日三。小便极利,瘥。

灸黄法二十六

第十一椎下侠脊两边各一寸半,灸脾俞百壮;

两手小指端,灸手少阴,随年壮;

手心中灸七壮;

胃管,主身体痿黄,灸百壮,治十差,忌针;

耳中,在耳门孔上横梁,主黄疸;

上腭,入口里边在上缝赤白脉上是,针三锃:

舌下侠舌两边,针锃;

颊里,从口吻边入往对颊里去口一寸,锃;

上腭,里正当人中及唇,针三分锃;

巨阙、上管,上二穴并七壮,狂言浪走者灸之瘥;

寅门,从鼻头直入发际度取,通绳分为三,断绳,取一分入发

际,当绳头锃锃字未详,不敢刊正;

　　脊中椎上七壮;

　　屈手大指节理各七壮;

　　中管、大陵、劳宫、三里、然谷、大溪,上八穴皆主黄疸。

　　论曰:黄疸之为病,若不急救,多致于死,所以具述古今汤药灸锃方法,按据此,无不差也。有人患之,皆昏昧不识好恶,与茵陈汤一剂不解,亦有惺惺如常,身形似金色,再服亦然,隔两日一剂,其黄不变,于后与灸诸穴乃差,疮上皆黄水出。然此大慎面肉醋鱼蒜韭热食,犯之即死。

吐血第四论三首　方三十首

　　论曰:凡吐血有三种,有内衄,有肺疽,有伤胃。内衄者,出血如鼻衄,但不从鼻孔出,是近心肺间津液出,还流入胃中,或如豆汁,或如蛴血,凝停胃中,满闷便吐,或去数升乃至一斗,得之于劳倦饮食过常所为也;肺疽者,或饮酒之后闷吐,血从吐出,或一合半升;伤胃者,因饮食大饱之后,胃中冷则不能消化,便烦闷强呕,吐之物与气共上冲蹙,伤裂胃口,血色鲜赤,腹中绞痛,自汗出,其脉紧而数者为难治也。吐之后,体中但奄奄然,心中不闷者,辄自愈。假令烦躁,心中闷乱,纷纷欲吐,颠倒不安,医者又与黄土汤、阿胶散,益使闷乱,卒至不救。如此闷者,当急吐之,吐方:

　　瓜蒂半两　杜蘅　人参各一分

　　上三味捣筛为散,服一钱匕,水浆无在,得下而已,羸者小减之。吐去青黄或血二三升,无苦。

　　生地黄汤　主忧恚呕血,烦满少气,胸中痛方。

　　生地黄二斤　大枣五十枚,擘　阿胶炙　甘草炙,各三两上四味㕮咀,以水六升煮取四升,分为四服,日三夜一。

坚中汤 主虚劳内伤寒热,频连吐血方。

糖三斤 芍药 半夏洗 生姜各三两,切 大枣五十枚,擘 生地黄一斤

上六味㕮咀,以水二斗煮取七升,分七服,日三夜一。《千金》有甘草、桂心,无地黄。

治噫,止唾血方。

石膏四两,碎 生姜切 麻黄去节 五味子各二两 小麦一升 厚朴炙 半夏洗 杏仁去皮尖双仁,各三两

上八味㕮咀,以水一斗煮麻黄,去上沫,内诸药煮取二升五合,分再服。

又方 伏龙肝如鸡子大两枚 干姜 当归 桂心 芍药 白芷 阿胶预渍之 甘草炙,各二两 细辛半两 芎䓖一两 生地黄八两 吴茱萸二升

上一十二味㕮咀,以清酒七升、水三升合煮取三升半,去滓内胶,煎取三升,分三服。亦治衄血。《千金》名黄土汤,主吐血。

当归汤 主吐血方。

当归 黄芩各三两 干姜 芍药 阿胶炙,各二两

上五味㕮咀,以水六升煮取二升,分三服,日二夜一。

伏龙肝汤 主吐血并衄血方。

伏龙肝半升 干地黄 干姜 牛膝各二两 阿胶炙 甘草炙,各三两

上六味㕮咀,以水一斗煮取三升,去滓内胶,分三服。

泽兰汤 主伤中里急,胸胁挛痛,频呕血,时寒时热,小便赤黄,此伤于房中者方。

泽兰　糖各一斤　桑白皮三斤,根者　生姜五两,切　麻仁一升　人参　桂心各三两　远志二两,去心

上八味㕮咀,以淳酒一斗五升煮取七升,去滓内糖,未食服一升,日三夜一。勿劳动。

竹茹汤　主吐血汗血,大小便出血方。

淡竹茹二升　当归　黄芩　芎䓖　甘草炙,各两半　人参　芍药　桂心　白术各一两

上九味㕮咀,以水一斗煮取三升,分四服,日三夜一。

治吐血唾血,或劳发,或因酒发方。

当归　羚羊角屑　干地黄　小蓟根　柏枝炙　阿胶炙　干姜各三两　白芍药　白术各四两　伏龙肝如鸡子,研　乱发如鹅卵,烧　竹茹一升　蒲黄五合　甘草二两,炙

上一十四味㕮咀,以水二斗煮取五升五合,去滓,下胶消尽,下发灰蒲黄,分五服。

吐血,百治不差,疗十十差,神验不传方。

地黄汁半升　大黄生末一方寸匕

上二味,煎地黄汁三沸,内大黄末调和,空腹服之,日三,血即止,神良。

治吐血方　服桂心末方寸匕,日夜可二十服。

治身体暴血,鼻口耳目九孔皮肤中皆漏血方。

取新生犊子未食草者,有屎曝干烧末,水服方寸匕,日四五服,立瘥。

生地黄汤　主衄血方。

生地黄　黄芩各一两　柏叶一把　阿胶炙　甘草炙,各二两

上五味㕮咀,以水七升煮取三升,去滓内胶,煎取二升五合,分

三服。

又方　生地黄三斤,切　阿胶二两,炙　蒲黄六合

上三味,以水五升煮取三升,分三服。

治鼻口沥血三升,气欲绝方。

龙骨细筛一枣核许,微以气吹入鼻中,即断。更出者再吹之,取瘥止。

又方　细切葱白,捣绞取汁,沥鼻中一枣许,即断。慎酒肉五辛热面生冷等。

阿胶散　主衄血不止方。

阿胶炙　龙骨　当归　细辛　桂心各一两　蒲黄五合　乱发三两,烧灰

上七味捣筛为散,先食饮服方寸匕,日三服,三剂瘥。亦可蜜丸,酒服。

伏龙肝汤　主鼻衄,五脏热结,或吐血衄血方。

伏龙肝鸡子大一枚　生地黄一斤,切　生竹茹一升　芍药　当归　黄芩　芎䓖　桂心　甘草炙,各二两

上九味㕮咀,以水一斗三升煮竹茹,减三升,内药煮取三升,分三服。《千金》无桂心。

干地黄丸　主失血虚劳,胸腹烦满痛,血来,藏虚不受谷,呕逆不用食,补中治血方。

干地黄三两　厚朴炙　干漆熬　枳实炙　干姜　防风　大黄　细辛　白术各一两　前胡一两半　人参　茯苓各五分　虻虫去翅足,熬　蟅虫熬,各十五枚　当归　黄芩　麦门冬去心　甘草炙,各二两

上一十八味捣罗为末,炼蜜和,丸如梧子,先食酒服五丸,日三。

论曰:凡下血者,先见血后见便,此为远血,宜服黄土汤;先见

便后见血,此为近血,宜服赤小豆当归散。人病虽一,得病之始不同,血气强弱堪否次第,是以用药制方,随其浅深,取其能堪,为方不一,各取所宜也。

黄土汤方

灶中黄土半升 甘草炙 干地黄 白术 附子炮,去皮 阿胶 黄芩各三两

上七味㕮咀,以水八升煮取二升,分温三服。亦主吐血。

赤小豆当归散方。

赤小豆三升,浸令芽出,暴干 当归三两

上二味捣筛为散,浆服一方寸匕,日三。

续断止血汤 主先便后血,此为近血方。

续断 当归 阿胶炙 桔梗 桂心各三两 芎䓖 干姜 干地黄各四两 蒲黄一升 甘草一两,炙

上一十味㕮咀,以水一斗煮取五升五合,去滓,下胶消尽,入蒲黄,分为三服。

伏龙肝汤 主先见血,后便转,此为远血方。

伏龙肝五合,研 干地黄五两 发烧屑二合 阿胶三两,炙 黄芩 干姜 牛膝 槲脉炙 甘草各二两,炙

上九味㕮咀,以水一斗煮取三升,去滓,下胶及发屑消尽,分三服。

下血方。

牛角䚡炙 当归 龙骨 干姜 熟艾各三两 蜀椒一两,去目闭口者,汗 黄连五合 升麻一两半 大枣二十枚,擘 附子炮,去皮,一枚 黄柏 芎䓖 阿胶炙 厚朴炙 赤石脂 芍药 石榴皮 甘草炙,各二两

上一十八味㕮咀,以水一斗五升煮取四升,去滓,内牛角鰓末、阿胶消,以绵绞去滓,分七服,日四夜三。《千金》有橘皮。

治小便出血方。

龙骨细粉末之,温汤服方寸匕,日五六服。

又方 以酒三升煮当归四两,取一升,顿服之。

治尿血方。

车前叶切五升,水一斗煮百沸,去滓,内米煮为粥,服之。

凡忧恚绝伤,吐血胸痛,虚劳,地黄煎方。

生地黄五斤,捣绞取汁

上一味,微火煎三沸,内白蜜一升,又煎三沸,服之,日三。

治亡血脱血,鼻头白色,唇白,去血无力者方。

生地黄十斤

上一味捣,以酒一斗绞取汁令极尽,去滓,微火煎减半,内白蜜五升、枣膏一升以搅之勿止,令可丸下之,酒服如鸡子一丸,日三。久服不已,老而更少,万病除愈。

论曰:凡亡血吐血衄血愈后,必须用此二方补,服三四剂,乃可平复,不尔恐有大虚。及妇人崩中血,亦同此方。

胸中热第五方二十七首

寒水石汤 主身中大热,胸心烦满,毒热方。

寒水石五两 泽泻 茯苓 前胡 黄芩各三两 柴胡 牛膝 白术 甘草炙,各二两 杏仁二十粒,去皮尖双仁

上一十味㕮咀,以水一斗煮取二升,分三服。

治热气上冲,不得息,欲死不得眠方。

白薇 槟榔 白石英研 枳实炙 白鲜皮 麦门冬去心 郁

李仁去皮　贝母各二两　天门冬去心　桃仁五分,去皮尖双仁,熬　车前子　茯神各二两　人参　前胡　杏仁去皮尖双仁,熬　橘皮各一两半　桂心半两

上一十七味捣筛为末,炼蜜和,丸如梧子大,竹叶饮下十丸,日二服,加至三十丸。

竹叶饮子方。

竹叶切　紫苏各一升　紫菀　白前　甘草炙,各二两　百部二两　生姜三两,切

上七味㕮咀,以水一斗煮取三升,温以下丸,尽更合。

龙胆丸　主身体有热,羸瘦,不能食方。

龙胆　苦参　黄连　黄芩各二两　大黄三两　黄柏　李子仁去皮　栝楼　青葙子各一两

上九味捣筛为末,炼蜜和,丸如梧子大,先食饮服七丸,日二。不知,增之。

升麻汤　主强壮身体有大热,热毒流四肢,骨节急痛不可忍,腹中烦满,大便秘涩,无聊赖方。

升麻　枳实炙　栀子仁　黄芩各三两　香豉一升　大黄四两　杏仁一升,去皮尖双仁　生姜四两,切　生地黄十两　人参　甘草炙,各二两

上一十一味㕮咀,以水一斗二升煮豉三沸,去豉内药,煮取三升半,分四服,日三夜一。又主历节肿。

又方　升麻　大黄各四两　前胡　栀子各三两,擘

上四味㕮咀,以水九升煮取三升,分三服。

含消丸　主胸中热,口干方。

茯苓　五味子　甘草炙,各一两　乌梅去核　大枣去核,各二七枚

上五味捣筛为散,别捣梅、枣令熟,乃合余药,更和捣五百杵,丸如弹子大,含之咽汁,日三夜二。任性分作小丸。

半夏汤 主胸中客热,心下烦满,气上,大小便难方。

半夏洗 生姜各八两,切 前胡 茯苓各四两 白术五两 黄芩一两 杏仁去皮尖双仁,熬 枳实炙,各三两 人参 甘草炙,各二两

上一十味㕮咀,以水一斗煮取三升,旦服。若胸中大烦热者,冷服;大便难涩者,加大黄三两。

前胡汤 主胸中逆气,痛彻背,少气不食方。

前胡 半夏洗 芍药 甘草炙,各二两 桂心各一两 生姜三两,切 黄芩 人参 当归各一两 大枣三十枚,去核 竹叶一升,切

上一十一味㕮咀,以水一斗煮取三升,分三服。

又方 前胡 人参 生姜切 麦门冬去心 饧各三两 桂心 黄芩 当归各一两 大枣三十枚,去核 半夏洗 茯苓 芍药 甘草炙,各二两

上一十三味㕮咀,以水一斗四升煮取三升,分三服。

前胡汤 主寒热呕逆,少气,心下坚,彭亨满,不得食,寒热消渴,补不足方。

前胡 朴硝 大黄 黄芩 甘草炙,各二两 茯苓 当归 半夏洗 芍药 滑石 石膏碎 栝楼 附子炮,去皮 麦门冬去心 人参各一两 生姜二两,切

上一十六味㕮咀,以水一斗二升煮取六升,分六服。

前胡建中汤 主大劳虚劣,寒热呕逆,下焦虚热,小便赤痛,客热上熏,头痛目赤,骨内痛及口干,皆悉主之方。

前胡三两 芍药 当归 茯苓 桂心各四两 人参 生姜切 白糖 半夏洗 黄芪各六两 甘草一两,炙

上一十一味㕮咀,以水一斗二升煮取四升,去滓内糖,分为四服。

厚朴汤　主腹满发热数十日方。

厚朴八两,炙　枳实五枚,炙　大黄四两

上三味㕮咀,以水一斗二升煮取五升,内大黄煮取三升,分三服。主腹中热,大便不利。

五石汤　主骨间热,热痛间不除,烦闷,口中干渴方。

寒水石　滑石　龙骨　牡蛎熬　栝楼　赤石脂　黄芩　甘草炙,各五分　知母　桂心　石膏　大黄各三分

上一十二味捣,粗筛之,以水七升煮取三升,分四服,日三夜一。

竹叶汤　主五心热,手足烦疼,口干唇干,胸中热方。

竹叶切　小麦各一升　人参一两半　石膏三两,碎　生姜五两,切　知母　黄芩　茯苓　麦门冬各二两,去心　栝楼　半夏洗　甘草炙,各一两

上一十二味㕮咀,以水一斗二升煮竹叶小麦,取八升,去滓,内诸药煮取三升,分三服。

犀角汤　主热毒流入四肢,历节肿痛方。

犀角二两,屑　羚羊角一两,屑　豉一升　前胡　栀子擘　黄芩　射干各三两　大黄　升麻各四两

上九味㕮咀,以水一斗煮取三升,分三服。

承气汤　主气结胸中,热在胃管,饮食呕逆方。

前胡　栀子炙　桂心　寒水石　大黄　知母　甘草炙,各一两　硝石　石膏　栝楼各二两

上一十味捣筛为散,以水二升煮药五方寸匕,取一升五合,分二服。

半夏汤　主逆气,心烦满,呕吐气方。

半夏洗 生姜各一斤,切 茯苓 桂心各五两

上四味㕮咀,以水一升煮取三升,分三服,日三服。若少气,加甘草二两。一名小茯苓汤。

疗热,骨蒸羸瘦,烦闷,短气喘息,两鼻孔张,日西即发方。

龙胆 黄连 栝楼各一两 栀子二十枚 青葙子 苦参 大黄 黄芩 芍药 芒硝各半两

上一十味捣筛为末,炼蜜和,丸如梧子大,饮服十丸,日二,以知为度。

疗积年久患热风方。

地骨皮 葳蕤 丹参 黄芪 泽泻 麦门冬各三两,去心 清蜜 姜汁各一合 生地黄汁二升

上九味㕮咀,以水六升煮药,减一升,内蜜、姜汁煮两沸,一服三合,日再,大验。

又方 羚羊角五两,屑 生葛 栀子各六两 豉一升,绵裹 黄芩 干姜 芍药各三两 鼠尾草二两

上八味㕮咀,以水七升煮取二升半,分三服。

又方 枳实三两,炙 黄连二两 黄芩 芒硝各三两

上四味捣筛为末,炼蜜和,丸如梧子,饮服三十丸,日三,稍加至四十丸。

生地黄煎 主热方。

生地黄汁四升 生地骨皮 生天门冬去心 生麦门冬汁 白蜜各一升 竹叶切 生姜汁各三合 石膏八两,碎 栝楼五两 茯神 葳蕤 知母各四两

上一十二味㕮咀,以水一斗二升先煮药,取三升,去滓,内地黄、麦门冬汁,微火煎五沸,次内蜜、姜汁,煎取六升,下之,服四合,日

二夜一,稍加至五六合。

治膈上热方。

茯苓 麦门冬去心 甘草各一斤,炙 生地黄六十斤,切

上四味,捣三味为散,内地黄合捣,曝干,捣筛为散,酒服方寸
匕,日三,候食了服之。久服补益明目。

治腹中虚热,舌本强直,颈两边痛,舌上有疮,不得咽食方。

柴胡 升麻 栀子仁 芍药 通草各四两 黄芩 大青 杏
仁各三两 生姜切 石膏各八两,碎

上一十味㕮咀,以水一斗二升煮取六升,分六服。

头痛身热及热风方。

竹沥 升麻各三升 防风 生姜切 杏仁去皮尖双仁,各三两
芍药 柴胡各四两 石膏碎 生葛各八两

上九味㕮咀,以水一斗煮取四升,分四服,日三夜一服,以瘥
为度。

治膈上热方。

苦参十两 玄参三两 麦门冬去心 车前子各三两

上四味捣筛为末,炼蜜和,丸如梧子,以饮服十五丸,日二,食
后服。

压热第六方一十三首 论一首

金石凌 主服金石热发,医所不制,服之立愈方。

上朴硝一斤 上芒硝一斤 石膏四两 凝水石二两

上四味,熟沸水五升渍朴硝芒硝令消,澄一宿,旦取澄消,安铜
器中,粗捣寒水石膏,内其中,仍内金五两,微火煎之,频以箸头柱
看,著箸成凌云,泻置铜器中,留著水盆中凝一宿,皆成凌,停三日

以上皆干也,若热病及石发,皆以蜜水和服半鸡子大。

七水凌 主大热及金石发动,金石凌不制者,服之方。

朴硝五斤　芒硝三斤,如雪者佳　滑石一斤半　玉泉石一斤　石膏一斤　卤咸五斤,如凌者　凝水石一斤,如雪者

上七味各别捣,粗筛。

冻凌水五升　霜水一升　雪水一升　露水五升半　寒泉水五升　雨水一升　东流水五升半

上七味澄令清,铜器中内上件七味散,极微火煎取七升,一宿澄清,内瓷坩中,净处贮之,以重帛系口,一百二十日皆如冻凌,状成如白石英,有八棱成就,或大如箸,有长一尺者,名曰七水凌。有人服金石发热者,以井华水和五分匕服之,一服极热即定;伤寒发热,服一刀圭;小儿发热,与麻子许。不可多用,神验。买药不得争价,皆上好者。合药以腊月腊日为上,合时以清净处先斋七日,不履秽污丧孝产妇之家,及不得令鸡犬六畜生妇六根不完具及多口饶言人见之,不信敬人勿与服之。服药得热退之后,七日乃慎酒肉五辛等物,勿复喜恶口刑罚,仍七日斋戒,持心清净。

紫雪 主脚气,毒遍内外,烦热,口生疮,狂叫走,及解诸石草热药毒发,卒热黄等瘴疫毒最良方。

金一斤　寒水石　石膏　磁石各三斤,并碎

上四味,以水一石煮取四斗,去滓,内后药:

升麻一升　玄参一斤　羚羊角屑　青木香　犀角屑　沉香各五两　丁香四两　甘草八两,炙

上八味㕮咀,于汁中煮取一斗,去滓,内硝石四升、朴硝精者四升于汁中,煎取七升,投木器中,朱砂粉三两、麝香粉半两搅令相得,寒之二日,成于霜雪紫色,强人服三分匕,服之当利热毒,老小

以意增减用之，一剂可十年用之。

玄霜　主诸热，风热气热，瘴热癞，恶疮毒内入，攻心热闷，服诸石药发动，天行时气温疫，热入腑藏，变成黄疸，蛇螫虎啮，狐狼毒所咬，毒气入腹，内攻心热，须利病出，用水三四合和一小两，搅令消服之，两炊久当快利两行，即差，小儿热病，服枣许大即瘥方。

金五十两　寒水石六斤，研如粉　磁石三斤，碎　石膏五斤，碎

上四味，以两斛水煮取六斗，澄清。

升麻　玄参各一斤　羚羊角八两　犀角四两　青木香四两　沉香五两

上六味切，内上件汁中，煮取二斗，澄清。

朴硝末　芒硝各六升　麝香当门子一两，后入

上三味，内汁中渍一宿，澄取清，铜器中微微火煎取一斗二升，以匙抄看，凝即成，下，经一宿当凝为雪，色黑耳。若犹湿者，安布上日干之，其下水更煎，水凝即可停之如初，毕，密器贮之。此药无毒，又主毒风脚气，热闷，赤热肿，身上热疮，水渍少许，绵贴取，点上即差，频与两服，病膈上热食后服，膈下热空腹服之。卒热淋，大小便不通，服一两。原有患热者，皆宜服之。

论曰：凡诸霜雪等方，皆据曾服金石大药，药发猛热，非诸草药所能制者则用之。若非金石发者，则用草药等汤散方制之。不得雷同用霜雪方，若用之则伤于太冷，于后腰脚疼痛，乃更后为所患，宜消息之。

虚烦心闷方。

竹叶汤　主胃虚，阳气外蒸，泄津液，口干，体吸吸，苦渴，气喘呕逆，涎沫相连方。

竹叶切，五升　小麦一升　麦门冬一升，去心　知母　茯苓各三两

石膏四两,碎　芍药　栝楼　泽泻　人参　甘草炙,各二两

上一十一味㕮咀,以水二斗煮竹叶、小麦,取一斗,去滓内药,煮取四升,分四服。

厚朴汤　主久积痰冷,胸胁痞满,不受食饮,浑浑欲吐,血室空虚,客阳通之,令脉紧数,重热水蒸,汗漏如珠,四肢烦痛,唇口干燥,渴,升水浆方。

厚朴炙　半夏洗　茯苓　白术各四两　枳实四枚,炙　芍药　黄芪各二两　生姜八两,切　麦门冬一升,去心　桂心五合　人参　甘草炙,各二两

上一十二味㕮咀,以水一斗五升煮取五升,分四服。

竹叶汤　主下气,胸中烦闷,闷乱气逆,补不足方。

竹叶一把　粳米　麦门冬去心　半夏洗,各一升　人参　当归各二两　生姜一斤,切

上七味㕮咀,以水一斗五升煮竹叶生姜,取一斗,内诸药煮取八升,分十服,日三夜一。一云水八升煮取二升半,服八合。

乌梅汤　主下气,消渴,止闷方。

乌梅二七枚,大者　香豉一升

上二味,以水一斗煮乌梅,取五升,去滓内豉,煮取三升,分三服,可常用之。

大酸枣汤　主虚劳烦悸,奔气在胸中,不得眠方。

酸枣仁五升　人参　茯苓　生姜切　芎䓖　桂心各二两　甘草炙,一两半

上七味㕮咀,以水一斗二升煮枣仁,取七升,去滓,内诸药煮取三升,分三服。

大枣汤　主虚烦,短气气逆,上热下冷,胸满方。

大枣三十枚,擘　石膏三两,碎　白薇　前胡　人参　防风各二
两　桂心　甘草各一尺,炙

上八味㕮咀,以水七升煮取三升,分三服。

竹根汤　主短气欲绝,不足以息,烦挠,益气止烦方。

竹根一斤　小麦　粳米　麦门冬各一升,去心　大枣十枚,擘
甘草二两,炙

上六味㕮咀,以水一斗煮米麦令熟,去之,内诸药煮取二升七
合,分三服,日三。不能服者,以绵沥口中。

酸枣汤　主伤寒及吐下后心烦乏气,不得眠方。

酸枣仁四升　麦门冬一升,去心　干姜　芎䓖　茯苓　知母
甘草各二两,炙

上七味㕮咀,以水一斗二升煮枣仁,取一斗,去之,内诸药煮取
三升,分三服。

白薇散　主虚烦方。

白薇　干姜　甘草各一两　栝楼二两　硝石三两

上五味各别捣,先内甘草臼中,次内白薇,次内干姜,次内栝
楼,次内硝石,捣三千杵,筛和,冷水服方寸匕,日三。

卷第十九　杂病中

消渴第一方二十二首

葵根汤　主一年渴,饮一石以上,小便利,若饮酒渴,伤寒渴,皆悉主之方。

霜下葵根皮一握,长四寸

上一味,以水一斗煮取三升,分三服,取瘥止。

又方　栝楼根　甘草炙,各二两　黄连一升

上三味㕮咀,以水五升煮取二升五合,分三服。

茯苓汤　主胃反,吐而渴方。

茯苓八两　泽泻四两　生姜切　桂心　白术各三两　甘草一两,炙

上六味㕮咀,以水一斗煮小麦三升,减三升,去麦,内诸药煮取二升五合,服八合,日再。

消渴,师所不能治之方。

生栝楼九斤,去皮,细切捣,绞汁令尽　上好黄连九两,捣,绢罗为末

上二味,以上件汁溲黄连如硬面,细擘,日暴令干,捣之绢筛,更溲如前,日暴捣,一依前法,往反汁尽,曝干捣筛,炼蜜和,饮服如梧子十丸,日三,加至三十丸,病愈止。百日慎生冷醋滑酒五辛肉面油腻,永瘥。无生者,干者九斤切,以水二斗煎取一斗,和之如生者法。

桑根汤　主日饮一石水方。

桑根白皮切,五升,入地三尺者良,炙令黄黑

上一味,以水与根,亦不限多少,煮以味浓为度,适寒温,饮之,任性多少。切慎盐。

猪肚丸　治消渴方。

猪肚一枚,治如食法　黄连五两　栝楼四两　麦门冬四两,去心　知母四两,无,以茯神代

上五味为散,内猪肚中,线缝,安置甑中,蒸之极烂熟,接热木臼中捣可丸,若硬加少蜜和,丸如梧子,饮服三十丸,日再,渐加至四十五十丸,渴即服之。

葛根丸　主消渴方。

葛根　栝楼各三两　铅丹二两　附子一两,去皮

上四味捣筛为末,炼蜜和,丸如梧子,饮服十丸,日三服。治日饮一石水者。春夏减附子。

大黄丸　主消渴,小便多,大便秘方。

大黄一斤　栝楼　土瓜根各八两　杏仁五合,去皮尖双仁,熬

上四味,破大黄如棋子,冷水渍一宿,蒸,曝干,捣筛为末,炼蜜和,丸如梧子大,以饮服五丸,日三,以知为度。

酥蜜煎　主消渴方。

酥一升　白蜜三升　芒硝二两

上三味合煎,欲渴即啜之,日六七,益气力,神效。

羊髓煎　主消渴口干,濡咽方。

羊髓二合,无,即以酥代之　白蜜二合　甘草一两,炙,切

上三味,以水三升煮甘草,取一升,去滓,内蜜髓煎令如饴,含之,尽复含。

酥蜜煎　主诸渴方。

酥一升　蜜一升

上二味合煎令调和，一服二升，当令下利药出，明日更服一升，后日更服一升，即瘥。慎酒及诸咸等。

茯苓煎 主诸消渴方。

茯苓二斤 白蜜四升

上二味，于铜器中重釜煎，以两茎薤白为候，黄即煎熟，先食服如鸡子大，日三。

防己散 主消渴，肌肤羸瘦，或乃转筋不能自止，小便不禁，悉主之方。

木防己一两 栝楼 铅丹 黄连各二两

上四味捣筛为散，先食以苦酒一升以水二升合为浆，服方寸匕，日三。服讫当强饮，极令盈溢，一日再服则憎水，当不欲饮也。

大渴，百方疗之不瘥方。

铅丹 胡粉各半两 栝楼 甘草炙，各二两半 泽泻 石膏 赤石脂 白石脂各五分

上八味捣筛为散，水服方寸匕，日三，壮人一匕半。一年病一日愈，二年病二日愈。渴甚者夜两服，腹痛者减之。丸服亦佳，一服十丸，伤多则腹痛也。

治口干燥方。

酸枣一升半，去核 酸石榴子五合，末 乌梅五十枚，去核 麦门冬四两，去心 茯苓三两半 覆盆子 葛根各三两 石蜜四两 桂心一两六铢 栝楼三两

上一十味捣筛为末，炼蜜和，丸如酸枣大，含之，不限时节，以口有津液为度。忌如药治。

三黄丸 主男子五劳七伤，消渴，不生肌肉，妇人带下，手足寒热方。巴郡太守奏。

春三月:黄芩四两　大黄三两　黄连四两

夏三月:黄芩六两　大黄一两　黄连七两

秋三月:黄芩六两　大黄二两　黄连三两

冬三月:黄芩三两　大黄五两　黄连二两

上三味,随时合捣为末,炼蜜和,丸如大豆,饮服五丸,日三。不知,稍增至七丸。服一月病愈,久服行及奔马,尝试有验。

铅丹散　主消渴方。

铅丹二两　栝楼八两　茯苓　甘草炙,各一两半　麦门冬八两,去心

上五味捣筛为散,旦以浆服方寸匕,日二。

膀胱冷,小便数多,每至夜偏甚方。

鸡肠五具,治如食法　羊肾一具,去脂,并干为末　赤石脂六两　龙骨三两　苁蓉四两　黄连五两　桂心二两

上七味捣筛为散,酒服方寸匕,半日再服。五日中可作羊汤炙一剂,十日外可作羊肉臛,香味如常,食饱与之。

尿煮牡蛎,主内消,小便数方。

牡蛎五两,熬

上一味,以患人尿三升煮取二升,分再服。

治渴利方。

豆一升,醋拌蒸,曝干,三拌三暴,三蒸熬　黄连一斤,如金色者

上二味捣筛为末,炼蜜和,丸如梧子,饮服三十丸,日二,稍加至四十丸,神验。

大病后虚羸不足,成渴方。

取七岁以上五岁以下黄牛新者乳一升,以水四升煎取一升,适寒温,稍稍饮之。不得过多,十日服之不住,佳。一云渴即饮,不限多少。

又方　取自死鸡大者一枚,以三升半白汤捉脚到细细淋之三七遍,拔毛,置于汤中,毛尽,去毛取汁,澄清汤,即任性饮之,饮尽即愈。其鸡故杀作药,不过七日其病倍发,以后百药不可瘥,慎之慎之。

栝楼散　主消渴,延年益寿方。

栝楼　枸杞根　赤石脂　茯苓各一两半　天门冬二两半,去心

牛膝　干地黄各三两　桂心　菊花　麦门冬去心　菖蒲　云母粉

泽泻　卷柏　山茱萸　远志去心　五加皮　杜仲炙　瞿麦　续断

石斛　黄连　柏仁　石韦去毛　忍冬各一两　菟丝　车前子　蛇床子　巴戟天　钟乳研　薯蓣　甘草炙,各五分

上三十二味捣筛为散,酒服方寸匕,日三四。亦可丸,服十丸,日三。

淋病第二方二十首

治血淋热淋方。

以韭七茎烧令热,以手熟挼,热掩尿处,冷即易之,可六七度,瘥。

治热淋方。

白茅根四斤

上一味切,以水一斗五升煮取五升,每服一升,日三夜二。

治石淋方。

车前子二升,绢袋贮,以水八升煮取三升,顿服之,须臾当下石子。宿勿食服之,良。

又方　常煮冬葵根作饮,服之,石出。

关格不通方。

芒硝五两　芍药四两　杏仁四两,去皮尖双仁　麻子仁三两　枳

实一两,炙 大黄半斤 干地黄二两

上七味㕮咀,以水七升煮取三升,分三服。一方用乌梅、榆白皮各五两,无枳实、地黄。

治淋方。

车前子一把 榆白皮一握 乱发如鸡子大,烧之取灰

上三味,以水六升煮取三升,分再服。

又方 黄芩四两

上一味㕮咀,以水五升煮取二升,分三服。亦主下血。

治淋方。

榆白皮切,一升 车前子切,五升 葵子一升 滑石八两 通草八两 赤蜜一升

上六味㕮咀,以水三斗煮取七升,去滓下蜜,更煎取三升,分三服。

治尿白稠方。

露蜂房烧灰,服方寸匕。煮汁服亦佳。

治小便不通方。

滑石二两 葵子一两 榆白皮一两

上三味为散,浓煮麻子汁一升半,取一升,以二方寸匕和服,两服即通。

治小便不通方。

内姜黄末如豆许大小便孔中,即通。

又方 通草 猪苓去皮 桑白皮各二两

上三味㕮咀,以水六升煮取二升,分二服。

治丈夫女人胞转,不得小便八九日方。

滑石一斤 寒水石一两,碎 葵子一升

上三味,以水一斗煮取五升,尽服,即利。

久房散 主小便多,或不禁方。

菟丝子二两　蒲黄三两　黄连三两　硝石一两　肉苁蓉二两

上五味,并鸡肶胵中黄皮三两为散,服方寸匕,日三,行三四里又服。一方用五味子三两。

治小便不利,膀胱胀,水气流肿方。

水上浮萍干末,服方寸匕,日三。

治小便不禁,多日便一二斗,或如血方。

麦门冬八两,去心　蒺藜子二两　甘草一两,炙　干姜四两　桂心二两　干地黄八两　续断二两

上七味㕮咀,以水一斗煮取二升五合,分三服。

又方 鹿茸长三寸,炙　蹢躅一升　桂心一尺　韭子一升　附子三枚,炮,去皮　泽泻三两

上六味为散,服五分匕,日三,稍加至一寸匕,浆水服之,瘥。

治大小便不通。

当归三斤　大戟一斤　牛膝三斤

上三味切,以水五升煮取二升,以大豆五升煎令汁尽,豆干,初服三枚,以通为度。

濡藏汤 主大小便不通六七日,腹中有燥屎,寒热,烦迫短气,汗出腹满方。

生葛根二斤　猪膏二升　大黄一两

上三味㕮咀,以水七升煮取五升,去滓内膏,煎取三升,澄,强人顿服,羸人再服。

霹雳煎方

好浓酒一盏　盐一大钱

上二味和于铛内,文火煎,搅勿住手,可丸得,就铛丸如小茧大,内肛肠中,不过三必通。如不通者,数尽也,神效。酒当作蜜。

水肿第三方二十六首 并五不治证

凡水肿有五不治:一面肿苍黑,是肝败不治;二掌肿无文理,是心败不治;三腹肿无文理,是肺败不治;四阴肿不起,是肾败不治;五脐满肿反者,是脾败不治。

猪苓散 主虚满,通身肿,利三焦,通水道方。

猪苓去皮 茯苓 葶苈熬 人参 五味子 防风 泽泻 狼毒 玄参 干姜 白术 桂心 椒目 大戟 远志去心 甘草炙,各半两 女曲三合,熬 小豆二合 苁蓉二分半

上一十九味捣筛为散,酒服方寸匕,日三夜一,老小服一钱匕,日三,以小便利为度。

治百病,诸荒邪狂走,气癖冷病,历年黄黑,大腹水肿,小儿丁奚,疟疾经年,霍乱,中恶蜚尸及暴疾,皆悉主之方。

芫青 巴豆去心皮,熬 斑蝥各三十枚,去翅足,熬 天雄炮,去皮 干姜各半两 乌头炮,去皮 细辛 蜀椒汗,去目闭口者 附子炮,去皮 踯躅 黄芩 桂心各一两

上一十二味细切,以绢袋中盛,酒一斗渍十日,去滓,服半合,日三,以知为度。暴淬作散,酒服半钱匕,日三,强人一钱。伤寒中温湿冷,头痛拘急,寒热疟发,头风,皆须服一钱匕,厚覆取汗,初服当吐清汁三四升许。又主心疝,妇人无子。服之烦闷不堪者,饮冷水一升,即解。

蒲黄酒 主通身肿,此风虚水气,亦主暴肿方。

蒲黄 小豆 大豆各一升

上三味,以酒一斗煮取三升,分三服。

商陆酒 主风水肿方。取商陆切一升,以酒二升渍三宿,服一升,当下,下者减之,从半升起,日三,尽更合服。

又方 取大豆一升,以水四升煮取二升,去滓,内上酒一升,合煎取一升,随能杯饮之,日三服,常令有酒势。

茯苓丸 主水胀大,甄主簿与康公处得效方。

茯苓 白术 椒目各一两 葶苈子一两半,熬 桂心三分 芒硝 泽泻 木防己各五分 甘遂三分 赤小豆 前胡 莞花各半两,熬

《千金》作芫花。

上一十二味捣筛为末,炼蜜和,丸如梧子,蜜汤服五丸,日一,稍加,以知为度。

汉防己煮散 主水肿上气方。褚澄秘之。

汉防己 泽漆叶 石韦去毛 桑白皮 泽泻 丹参 茯苓 橘皮 白术各三两 生姜十两,切 郁李仁五两 通草一两

上一十二味捣筛为散,以水一升七合内四方寸匕,煮取八合,顿服,日二,小便利为度。

第一之水先从面目,肿遍一身,名曰青水,其根在肝,大戟主之;第二之水先从心肿,名曰赤水,其根在心,葶苈主之;第三之水先从腹肿,名曰黄水,其根在脾,甘遂主之;第四之水先从脚肿,上气而咳,名曰白水,其根在肺,藁本主之;第五之水先从足跗肿,名曰赤水,其根在肾,连翘主之;第六之水先从面至足肿,名曰玄水,其根在胆,芫花主之;第七之水先从四肢起,腹满大,身尽肿,名曰风水,其根在胃,泽漆主之;第八之水先四肢小,其腹肿独大,名曰石水,其根在膀胱,桑根白皮主之;第九之水先从小肠满,名曰果水,其根在小肠,巴豆主之;第十之水乍盛乍虚,乍来乍去,名曰气

水,其根在大肠,赤小豆主之。

上十病,皆药等分,与病状同者则倍之,白蜜和,先食服一丸如小豆,日三。欲下病者服三丸,弱者当以意节之。

治宿食流饮,寒热温病,水肿。

郁李仁十枚,熟研　粳米三合,研令中断

上二味,以水四升合煮取二升,顿服。此粥日三度作服之,人强用十五枚,赢者五六枚,不知者稍加之,以知为度。

炙鲤鱼,主肿满方　取鲤鱼长一尺五寸,以尿渍令没一宿,平旦以木从口贯之至尾,炙令黄熟,去皮,宿勿食,顿服之。不能者,再服令尽,神方。

男女新久肿,得恶暴风入腹,妇人新产上漏,清风入藏,腹中如马鞭者,嘘吸短气,咳嗽,**一味大豆煎方**。

大豆一斗,择令净

上以水五斗煮之,得一斗三升,澄清,去下浊者,内釜中,以一斗半美酒内汁中,煎取九升,宿勿食,旦服三升,温覆取汗两食顷,当下去风气,肿减,慎风冷,十日平复如故。除日服之,若急不可待除日,逐急令服。合时于清净无人处,令童子一人视之,不用六畜妇人见之。自度身中肿未尽,更服三升,瘥了了者勿服也。神验,千金不传。

又方　楮皮叶一大束

上一味切,以水一斗煮取五升,去滓,服之,不过三四日,面肿乃减。虽得瘥,常可服之。《千金》楮枝皮叶一大束切,煮取汁,随多少酿酒,旦服,醉为佳。后同。

莨菪丸　治水气肿,膨胀,小便不利。

莨菪子一升　羖羊肺一具,青羊亦佳

　　上二味汤微煤,肺即薄切之,曝干捣末,以三年大醋浸莨菪子,一伏时出之,熬令变色,熟捣如泥,和肺末蜜和捣作丸,食后一食久服如梧子四丸,麦门冬饮服之,以喉中干口黏为候,数日小便大利,即瘥。

麦门冬饮法

麦门冬二十五枚,去心　粳米二十五粒

　　上二味,以大合三合半水煮之,米大熟去滓,以下丸药,每服常作。

　　有人虚肌积年,气上似水病,眼似肿而脚不肿方。

穀楮叶八两

　　上一味,以水一斗煮取六升,去滓,内米煮粥,亦以当水煮羹等皆用之。秋时多收,以拟经冬用。其水多少浓淡,任人勿拘。此方慎蒜面猪鸡鱼油腻。重者三年服之永瘥,轻者一年瘥。

　　治水肿方。

葶苈子六两,生用　桂心二两

　　上二味捣筛为末,炼蜜和,丸如梧子,饮服十丸,日二。慎如前法,忌口味。

麻豆煎　主大腹水肿方。

大麻一石,未入窖不郁悒者　赤小豆一石,不得一粒杂

　　上二味取新精者,仍净拣择,以水淘,曝令干,蒸麻子使熟,曝令干,贮净器中,欲服取五升麻子,熬之令黄香,惟须缓火,勿令焦,细捣取末,以水五升研,取汁令尽,净器密贮之,明旦欲服,今夜以小豆一升净淘渍之,至晓干漉去水,以新水煮,未及好熟即漉出令干,内麻子汁中煮令大烂熟为佳,空腹恣意食,日三。其陈郁麻子,益增其病,慎勿用之。一切水肿皆忌饱食,常须少饥。后有灸三

里、绝骨，作鱼羹法，见《千金》中。

苦瓠丸 主大水，头面遍身大肿满方。

苦瓠白瓤实，捻如大豆粒。

上一味以面裹，煮一沸，空腹吞七枚，午后出水一升，三四日水自出不止，大瘦，即瘥。三年慎口味。苦瓠须好无臛䖬者，不尔有毒，不堪用。

槟榔丸 主水肿方。

槟榔 桂心 栝楼 麻黄去节 杏仁去皮尖双仁,熬 茯苓 椒目 白术各三两 附子炮,去皮 吴茱萸五合 厚朴炙 干姜 黄芪 海藻一本无 木防己 葶苈熬 甘草炙,各二两

上一十七味捣筛为末，炼白蜜和，丸如梧子，饮服二丸，日三，加至四丸。不知，又加二丸，可至十二丸。此主老小水肿，虚肿大病，客肿作喘者，用之佳。一云忌海藻，必恐无此一味。

风水，通身肿欲裂，利小便方。

防风 猪苓去皮 泽泻去节 茯苓各四两 黄芪三两 泽漆 白术各五两 杏仁去皮尖双仁 大戟各一升 独活八两 酒一斗 大豆二升,以水七升煮一升

上一十三味㕮咀，以豆汁及酒合煮取七升，分六七服，一日一夜令尽，当小便极利为度。

泽漆根汤 主水，通身洪肿，四肢无堪，或从消渴，或从黄疸，支饮，内虚不足，荣卫不通，血气不化，气实皮肤中，喘息不安，腹中响响胀满，眼不得视方。

泽漆根十两 赤小豆二升 茯苓三两 鲤鱼一枚,重五斤者,净去肠胃 生姜八两,切 人参 麦门冬去心 甘草炙,各二两

上八味，以水一斗七升煮鲤鱼豆，减七升，去之，内药煮取四升

五合,去滓,一服三合,日三,弱人二合,日再服。气下喘止,可至四合,晬时小便利,肿气减,或小溏下;若小便大利,还从一合始,大利止。若无鲤鱼,鲖鱼亦可。若水甚不得卧,卧不得转侧,加泽漆一斤;渴,加栝楼二两;咳,加紫菀二两,细辛一两,款冬一两,桂心三两,增鱼汁二升。

大豆汤 主风水,通身大肿,眼不得开,短气欲绝,或咳嗽方。

大豆一斗 乌头炮,去皮 黄芪 泽泻各三两 杏仁一升,去皮尖双仁 半夏六两,洗 茯苓 白术各五两 生姜七两,切 麻黄去节 猪苓去皮 防风 木防己各四两 甘遂 甘草炙,各二两 酒一升

上一十六味,以水四斗先煮豆,取一斗,去豆,内药及酒合煮取七升,日四夜三,得快利小便为度。肿减便住,不必尽剂。若不得利小便者,加生大戟一升,葶苈二两半,无不快也,万不失一。

麻黄汤 主风湿水疾,身体面目肿,不仁而重方。

麻黄四两,去节 甘草二两,炙

上二味㕮咀,以水五升煮取三升,分三服。重覆日移二丈,汗出,不出更合服之,慎护风寒。皮水用之良。

治水肿方。

以苦瓠穰一枚,以水一石煮一炊久,去滓,煎令可丸,服如大豆,小便利后作小豆羹,乃饮食之。

又方 葶苈五两,熬 牵牛子 泽泻 昆布洗 海藻洗 猪苓去皮,各三两

上六味末之,炼蜜和,丸如梧子大,饮服十五丸,日三。

石胆丸 主足胫肿,小便黄,胸痛烦,车骨筋解开痛方。

石胆研 吴茱萸 天雄炮去皮 芫花熬 柏仁各一分 防风 莞花熬 杜仲炙,各三分 菖蒲 葶苈熬,各一两 菟丝子三合

上一十一味捣筛为末,炼蜜和,为丸如蜱豆,以饮服三丸,日二。

淡饮第四_{方一十四首}

治淡饮头痛,往来寒热方。

常山一两　云母粉二两

上二味捣筛为散,热汤服一方寸匕。吐之止,吐不尽更服。

杜蘅汤　主吐百病方。

杜蘅　松萝各三两　瓜蒂二七枚

上三味切,以水酒各一升二合渍二宿,去滓,分再服。若服已即吐者止,不吐者更服之,每服相去如人行十里。欲令药力尽,饮一升稀粥便定,老小用之亦佳。《千金》云酒一升二合渍二宿。

蜜煎　主寒热方。

赤蜜五合　常山四两　甘草半两,炙,一法二两

上三味㕮咀,以水一斗煮取二升,去滓内蜜,温服七合。吐则止,不吐更服七合。勿饮冷水。

又方　蜜二合　醋八合

上二味调和,旦顿服,须臾猥猥然欲吐,摘之。若意中不尽,明旦更服。无毒,不大呕吐,其药安稳。

葱白汤　主冷热膈淡,发时头痛闷乱,欲吐不得方。

葱白二七茎,切　桃叶一把　乌头炮,去皮　珍珠　常山　甘草炙,各半两

上六味㕮咀,以酒四升、水四升合煮取三升,去滓,内珍珠,服一升,得吐止。

松萝汤　主胸中淡积热,皆除之方。

松萝二两　乌梅二七枚　常山三两　栀子二七枚,擘　甘草五两,

炙，一云一两

上五味㕮咀，以酒三升渍一宿，旦以水三升合煮取二升五合，分再服。得快吐便止，不要顿尽，二服也。

又方　松萝一两　乌梅三七枚　常山　甘草各二两，炙

上四味㕮咀，以酒三升渍一宿，煮取二升，服一升，取吐止。

大五饮丸　主五种饮，一曰留饮，停水在心下；二曰澼饮，水澼在两胁下；三曰淡饮，水在胃中；四曰溢饮，水溢在膈上五脏间；五曰流饮，水在肠间，动摇有声。夫五饮者，皆由饮后伤寒，饮冷水过多所致方。

远志去心　苦参　藜芦　白术　乌贼骨　甘遂　大黄　石膏　半夏洗　紫菀　桔梗　前胡　芒硝　栝楼　五味子　苁蓉　贝母　桂心　芫花熬　当归　人参　茯苓　芍药　大戟　葶苈熬　黄芩各一两　附子炮，去皮　常山　厚朴炙　细辛　薯蓣　甘草炙，各三分　巴豆三十枚，去心皮，熬

上三十三味捣筛为末，炼蜜和，丸如梧桐子大，酒服三丸，日三，稍加之。

前胡汤　主胸中久寒，澼实宿淡，膈塞胸痛，气不通利，三焦冷热不调，食饮减少无味，或寒热体重，卧不欲起方。

前胡　人参　大黄　当归　甘草炙，各二两　黄芩　防风　麦门冬去心　吴茱萸各一两　半夏三两，洗　生姜四两，切　杏仁三十枚，去皮尖两仁

上一十二味㕮咀，以水一斗煮取三升，分三服，日三。

白术茯苓汤　主胸中结，淡饮澼结，脐下弦满，呕逆不得食，亦主风水方。

白术　茯苓　橘皮　当归各三两　附子炮，去皮，二两　半夏洗

生姜切　桂心各四两

上八味㕮咀，以水一斗二升煮取三升，分为三服，日三，服三剂佳。《深师方》有细辛一味，一作人参。

姜椒汤　主胸中积聚淡饮，饮食减少，胃气不足，咳逆呕吐方。

生姜汁七合　蜀椒三合，汗，去目闭口者　半夏三两，洗　橘皮二两
茯苓　桔梗　桂心　附子炮，去皮　甘草炙，各一两

上九味㕮咀，以水七升煮取二升五合，去滓，内姜汁煎取二斗，分三服，服两剂佳。若欲服大散诸五石丸，必先服此方，乃进黄芪丸辈，必佳。

半夏汤　主淡饮澼气，吞酸方。

半夏三两，洗　生姜六两，切　附子一枚，炮，去皮　吴茱萸三两，熬

上四味㕮咀，以水五升煮取一升五合，分三服，日三，老小服半合。

姜附汤　主淡澼气方。

生姜八两，切　附子四两，生，去皮，四破

上二味，以水八升煮取二升，分四服，日二。亦主卒风，大良。

论曰：凡淡饮盛，吐水无时节，其源为冷饮过度，遂令癖冷，脾胃气羸，不能消于食饮，食饮入胃，皆变成冷水，反吐不停者，**赤石脂散**主之方

赤石脂三斤

上一味捣筛为散，服方寸匕，日三，酒饮并可下之，稍稍渐加至三匕。服尽三斤，则终身不吐水，又不下利，补五脏，令肥健。有人淡饮，服诸药不瘥，惟服此一斤，即愈。

癖积第五方一十四首

大五明狼毒丸 主坚癖,或在人胸,或在心腹方。

狼毒 干地黄熬,各四两 杏仁三十枚,去皮尖双仁 巴豆二十枚,去皮心,熬 干姜 桂心各一两半 旋复花 芫花熬 莽草各半两 细辛 五味子 蜀椒汗,去目闭口者 漆头茴茹各一两 人参 附子炮,去皮 大黄 厚朴炙 木防己 苁蓉 当归 半夏洗,各二两

上二十一味捣筛为末,炼蜜和,丸如梧子大,以饮服二丸,日二夜一,以知为度。

小狼毒丸 主病与前方同。

狼毒三两 附子炮,去皮 半夏洗 白附子各一两 漆头茴茹 旋复花各二两

上六味捣为末,炼蜜和,更杵五千杵,丸如梧子,饮服三丸,日二,稍加至十丸。

礜石丸 主积聚癥坚,不能食方。

礜石五两,炼 雄黄研 人参各一两 杜蘅 桂心各一两半 前胡 藜芦各三分 大黄二两 干姜二两 皂荚半两,炙,去皮子 丹参各二两 半夏洗 附子炮,去皮 巴豆去皮 乌头炮,去皮,各六铢

上一十五味捣筛为末,炼蜜和,丸如小豆,服二丸,日二,可至四丸。

治癥癖乃至鼓胀方。

取乌牛尿一升,微火煎如稠糖,空腹服大枣许一枚,当鸣转病出,隔日更服。忌口味。

又方 人尿三升,煎取一升,空腹服如牛尿法。

芒硝汤 主暴癥坚结方。

　　木防己　白术　鬼臼各一两半　芒硝　芍药　当归各二两　大黄三两　蜈蚣炙　蛴螬炙,各二枚　甘草一两,炙

　　上一十一味㕮咀,以水七升煮取二升,去滓,下芒硝,分为三服,日三。

　　治卒暴癥方。

　　蒜十片,去皮,五月五日户上者　桂心一尺二寸　伏龙肝鸭卵大一枚

　　上三味合捣,以淳苦酒和之如泥,涂著布上,掩病处,三日消。
《千金》云:凡蒜或无蒜,亦得用也。

　　又方　取商陆根捣,蒸之,以新布藉腹上,以药铺布上,以衣覆上,冷即易,取差止,数日之中晨夕勿息为之,妙。

三棱草煎　主癥癖方。

　　三棱草切,取一石

　　上一味,以水五石煮取一石,去滓,更煎取三斗,于铜器中重釜煎如稠糖,出,内密器中,旦以酒一盏服一匕,日二服,每服常令酒气相续。

　　疗十年疹癖方。

　　桃仁去皮尖双仁,熬　豉干暴,去皮,熬,捣筛,各六升　蜀椒去目闭口者,生捣筛　干姜捣筛,各三两

　　上四味,先捣桃仁如膏,合捣千杵,如干可入少蜜和捣,令可丸如酸枣大,空腹酒服三丸,日三。仍用熨法:取新盆一口受一斗者,钻底上作三十余孔,孔上布椒三合,椒上布盐,盐上安纸两重,上布冷灰一升,冷灰上安热灰一升,热灰上安熟炭火如鸡子大,常令盆大口热,底安薄毡,其口以板盖上,以手捉勿令落,仰卧,安盆于腹上,逐病上及痛处自捉遣移熨之,冷气及癥结皆从下部中作气出,七日一易椒盐,满三七日百病皆瘥,乃止。

江宁衍法师破癖方。

白术　枳实炙　柴胡各三两

上三味㕮咀,以水五升煮取二升,分三服,日三,可至三十剂,永瘥。

陷胸汤　主胸中心下结坚,食饮不消方。

大黄一两　栝楼二两　甘草二两　甘遂一两　黄连六两

上五味㕮咀,以水五升煮取二升五合,分三服。

三台丸　主五脏寒热积聚,胪胀,肠鸣而噫,食不作肌肤,甚者呕逆,若伤寒寒疟已愈,令不复发,食后服五丸,饮多者吞十丸,长服令人大小便调和,长肌肉方。

大黄二两,熬　熟硝石　葶苈各一升,熬　茯苓半两　厚朴炙前胡　附子炮,去皮　半夏洗　细辛各一两　杏仁一升,去皮尖双仁,熬

上一十味捣筛为末,别捣杏仁如脂,次内药末,炼蜜相和令得所,更捣五千杵,丸如梧子大,酒服五丸,稍加,以知为度。

大桂汤　主虚羸,胸膈满方。

桂心一斤　半夏一升,洗　黄芪四两　生姜一两,切

上四味㕮咀,以水一斗四升煮取五升,分五服,日三夜二。

寒冷第六方九首

鹿骨汤　主虚劳风冷,补诸不足,乏惙少气方。

鹿骨一具,剉　苁蓉一两　防风　橘皮　芍药　人参　当归龙骨　黄芪各二两　桂心　厚朴炙　干姜　独活　甘草炙,各三两

上一十四味㕮咀,以水三斗先煮骨,取一斗,澄取清,内药煮取三升五合,分四服,日再。

大桂皮汤　主气逆叉胸,寒热往来,吸吸短气,恶闻人声,诸烦

酸疼,咳逆,不能饮食,饮食不生肌肉,溺黄,里急绞痛,气上冲发咳,胃管有热,雷鸣相逐,寒冷厥逆,伤损五脏,语言难,喜直视,大便难方。

桂心六两　当归　细辛　黄芩各二两　人参五两　厚朴炙　枳实炙　芍药　芎䓖各三两　黄芪四两　麦门冬去心　吴茱萸　半夏洗,各一升　蜜五合　附子一枚,炮,去皮　生姜二斤　五味子　饴各半斤　甘草六两,炙

上一十九味㕮咀,捣生姜取汁三升,以水二斗煮药,取六升,去滓,微火上煎,内姜汁蜜饴搅相得,煮取六升,一服一升,日二。

大半夏汤　主胸中虚冷满塞,下气方。

半夏一升,洗　生姜八两,切　桂心五两　蜀椒三百粒,去目闭口,汗　茯苓　枳实炙,各二两　大枣二十枚,擘　附子炮,去皮,破　当归　人参　厚朴炙　甘草炙,各一两

上一十二味㕮咀,以水一斗煮取三升,分三服。

茱萸汤　主风冷气,腹中虚冷急痛,饮食不消,心满,少腹里急引痛,手足逆冷,胃中向向,干噫欲吐,吐逆短气方。

吴茱萸二升　小麦　半夏洗,各一升　生姜十五两　大枣五十枚,擘　桂心三两　人参　黄芩　甘草炙,各二两

上九味㕮咀,以水一斗二升煮取四升,分为四服,一服一升,日再。

茱萸汤　主男子虚热寒冷,妇人寒劳气逆,及胸腹苦满而急,绕脐痛,寒心吞酸,手足逆冷,脐四边坚,悸气踊起,胃中虚冷,口中多唾,或自口干,手足烦,苦渴,湿痹风气动作,顽痹不仁,骨节尽痛,腰背如折,恶寒,大呼即惊,多梦,梦见鬼神,此皆五脏虚方。

吴茱萸二升　半夏一升,洗　生姜一斤,切　芍药　桂心各三两

大枣十二枚,擘　人参　黄芩　甘草炙,各二两

上九味咬咀,以水一斗二升先煮枣极沸,乃内诸药,煮取四升,服八合,日三。

乌头当归汤　主虚劳损,胸满痛,挛急短气,面黄失色,头眩心烦,梦寤失精,寒气支节疼,又两腋不得喘息,喘息辄牵痛,逆害饮食,悉主之方。

乌头炮,去皮　独活　芍药　蜀椒去目闭口者,汗　白术　人参各二两　厚朴四两,炙　桂心五两　麦门冬去心　细辛各一两　吴茱萸一升　当归　生姜切　甘草炙,各二两

上一十四味咬咀,以水一斗三升煮取四升,一服七合,日三。乌头炮令黄乃用之。

泽兰子汤　主伤中里急,两胁挛痛,久致咳嗽,四肢寒热,小便赤黄,饮酒困卧,长风百脉开张,血痹不仁,梦寤失精,唇口干燥,奄然短气方。

泽兰子　半夏洗　麻仁各一升　大枣二十枚,擘　糖一斤　人参茯苓　细辛各二两　远志去心　桂心　龙骨　甘草炙,各一两

上一十二味咬咀,以水一斗二升煮取四升,分四服,日三夜一。

泻膈汤　主胸心逆满,牵引腰背疼痛,食饮减少方。

桂心　干姜　枳实炙　甘草炙,各四两　芫花一分,熬　茯苓二两　大黄半两　半夏洗　人参　桔梗　麦门冬各五分,去心

上一十一味咬咀,以水一斗煮取三升,分三服。

人参汤　主养神补益,长肌肉,能食,安利五脏,通血脉,调气方。

人参　干姜　黄芪　芍药　细辛　甘草炙,各一两

上六味咬咀,以水四升煮取一升八合,一服三合。

饮食不消第七方一十七首　论一首

太一白丸　主八痞,两胁积聚,有若盘盂,胸痛彻背,奄奄恻恻,里急,气满噫,项强痛,极者耳聋,消渴泄痢,手足烦,或有流肿,小便苦数,淋沥不尽,不能饮食,少气流饮,时复闷寒,少腹寒,大肠热,恍惚喜忘,意有不定,五缓六急,食不生肌肉,面目黧黑方。

狼毒　桂心各半两　乌头炮,去皮　附子炮,去皮　芍药各一两

上五味捣筛为末,炼蜜和,更捣三千杵,丸如梧子大,旦以酒服二丸,暮三丸。知热止,令人消谷,长肌强中,久服大佳。

淮南五柔丸　主补虚寒,调五脏,和荣卫,通饮食,消谷,长肌肉,缓中利窍方。

茯苓　细辛　芍药　半夏洗　当归各一两　苁蓉　葶苈熬,各二两　柴胡三两　大黄一斤,蒸

上九味捣筛为末,炼蜜和,更捣万杵,丸如梧子大,以饮服五丸,稍渐加至十五丸,以调为度。有忧气者,加松子仁一两。《千金》用前胡。

凡身重,不能食,心下虚满,时时欲下,喜卧者,皆先针胃管太仓,服建中汤,及服此平胃丸,必瘥方。

杏仁五十枚,去皮尖双仁者,熬　大黄四两　葶苈熬　麦门冬去心　玄参　苦参　丹参各二两　沙参一两半　人参　当归　芎䓖　五味子　桂心各一两

上一十三味捣筛为末,炼蜜和,丸如梧子,空腹酒服五丸,日二,以知为度。

崔文行平胃丸　主百病,消谷,五劳七伤,平胃气,令人能食,小儿亦患冷者减大黄,倍干姜,小便利者生用葶苈方。

菖蒲　大黄　葶苈熬　小草　芍药　当归　桂心　干姜　茯苓　麦门冬去心　芎䓖　细辛各二两　甘草二两半,炙

上一十三味捣筛为末,炼蜜和,丸如梧子,空腹以酒服五丸,日再。《千金》一方七味。

调中五参丸　主十年呕,手足烦,羸瘦面黄,食不生肌肤,伤饱,食不消化方。

人参　丹参　沙参　苦参　玄参　防风　蜀椒去目闭口者,各一两,汗　附子炮,去皮　干姜各半两　葶苈一合,熬　大黄四两　巴豆去心皮,熬　䗪虫熬,各五十枚

上一十三味捣筛为末,炼蜜和,丸如小豆大,空腹饮服二丸,日三服。蒸大黄于五升米下,及热切之,日曝干。

消谷丸　主数年不能饮食方。

小麦蘖　七月七日曲各一升　干姜　乌梅各四两

上四味捣筛为末,炼蜜和,丸如梧子大,空腹酒服十丸,日再,稍加至三十丸。其寒在胸中及反胃翻心,皆瘥。

三部茯苓丸　主三焦,上中下焦合为三部,三焦道闭塞不通,留水在膈上不消化,名曰淡水,积年不去,虽服药下之,不能便去,虽得小去,随复如故,其病面目黧黑,手足逆冷,身体枯燥,肌肤甲错,身无润泽,吸吸羸瘦,或已呕吐,或大便燥,或复重下,起止甚难,久或绞痛雷鸣,时时下痢者,悉主之方。

茯苓七分　大黄　白术各一两半　芎䓖　桔梗各五分　前胡　干地黄　神曲各二两半　干姜　桂心各一两　人参　芍药　黄芩　菖蒲各三分

上一十四味捣筛为末,炼蜜和,丸如梧子,食后饮服十丸,日再。

大桂枝丸　主三焦受寒,寒在中焦即满,噫气吞酸,或咽中不

下,中冷,胃不可下食,食已或满不消,痛上抢心,结食拘痛,时时泄痢不食,温温如醉方。

桂心 附子炮,去皮,各二两半 芍药七分 当归 蜀椒去目闭口者,各一两半,汗 人参一两 干姜 前胡各二分 特生礜石一分,炼

上九味捣筛为末,炼蜜和,丸如梧子大,空腹饮服十丸,日二。

小桂枝丸 主胃中冷,虚满醋咽,妇人产后寒中,腹内雷鸣,吞醋,饮食不消方。

桂心二两半 干姜九分 蜀椒去目闭口者,二两,汗 乌头去皮,七分,炮 附子一两半,炮,去皮 前胡五分 芎䓖 白薇各一两 防葵半两 吴茱萸一两半

上一十味捣筛为末,炼蜜和,丸如梧子,酒饮任性服三丸,日三。

大黄甘草丸 主久寒,胸胁支满,忧思伤损,奔气膈气,肠中虚冷,呼吸短气,不得饮食,淡气肿聚,辄转上下,眩冒厥绝,颜色恍惚,梦寤不定,羸瘦萎黄,经年不起方。

大黄 甘草炙 桂心 桔梗各二两 白蔹 茯苓各半两 附子炮,去皮 芎䓖 阿胶炙 泽泻 防风 薯蓣 石斛 芍药 干姜 紫菀 黄芩 蜀椒汗,去目闭口者 白术各一两 当归 人参 苁蓉 干地黄 山茱萸 麦门冬去心,各一两半

上二十五味捣筛为末,炼蜜和丸,空腹酒下如梧子大十丸,日三,稍加至三十丸。

附子丸 主胸膈中寒温不和,心下宛宛痛,逆害饮食,气满噫吸,干噫吞酸,胸背中冷,两胁急痛,腹中有冷水,抑抑作声,绕脐痛,头眩满闷,身体羸瘦方。

附子炮,去皮 人参各二两 芎䓖半两 干姜二两半 礜石一两,炼 皂荚炙,去皮子 半夏洗 桂心 矾石各五分,烧 吴茱萸 茯

苓　黄芩各三分　当归　细辛　蜀椒汗,去目闭口者　芍药各一两
麦门冬去心　甘草炙,各一两半

上一十八味捣筛为末,炼蜜和,丸如梧子,未食酒服二丸,日三。

人参丸　主百病,三虫痎瘕,成鱼鳖虾蟆,令人面目枯无润泽,
精寒劳瘦方。

人参　龙胆　杏仁去皮尖及双仁,熬　礜石各二两,炼　曾青三分
黄石脂一两

上六味捣筛为末,饧和,为丸如梧子,饮服二丸,日三。亦可作
散,服一刀圭。服药二日白虫下,十日长虫下,有虫皆相随下,耐药
者二十日乃下。

干姜丸　主胃中冷,不能食,或食已不消方。

干姜十两　赤石脂六两

上二味捣筛为末,炼蜜和,丸如梧子,服十丸,日三,稍加至三
十丸,服不限食前食后。

八等散　主消谷下气,神验方。

白术　厚朴炙　人参　茯苓　吴茱萸　陈曲　麦蘖　芎䓖各
三两

上八味捣筛为散,食后酒服方寸匕,日三。

治虚劳冷,饮食不消,劳倦,噫气胀满,忧患不解,**人参散方**。

人参　茯苓　陈曲　厚朴炙　麦蘖　白术　吴茱萸各二两
槟榔八枚

上八味捣筛为散,食后酒服方寸匕,日二服。

麻豆散　主脾气僻弱,不下食,服此以当食方。

大麻子三升,熬香,末　大豆黄末,一升

上二味和,饮服一合,日四五,任性多少。

干姜散 主不食,心意冥然,不忆食方。

干姜 干豉 神曲 蜀椒汗,去目闭口者 大麦糵

上五味各一升,捣筛为散,食后酒服方寸匕,日三,以食为度。

论曰:凡人食生冷杂物,或寒时衣薄当风,食不消化,或夜食冷卧,心腹胀满烦急,或连日不差者,烧地令热,以席布上,厚覆取汗,便愈。其地沃水去大热,又坐卧于上一月日,永瘥。凡食过饱烦闷,但欲卧,腹胀,熬曲末令香,酒服一方寸匕,日五六服。大麦糵益佳。

杂疗第八方法一百二十首

铁屑 炒使极热,投酒中,饮之,疗贼风痉。又裹以熨腋,疗胡臭,有验。

石灰 疗金疮,止血,大效。若五月五日采蘩蒌、葛叶、鹿活草、槲叶、芍药、地黄叶、苍耳、青蒿叶,合捣石灰,为团如鸡卵,曝干,末,以疗疮生肌,大神验。

桑薪灰 疗黑子疣赘。用煮小豆,大下水肿。

青蒿灰 烧蒿作之,柃灰烧木叶作之,并堪蚀恶肉。

东壁土 摩干湿癣,极有效。

芫蔚茎 捣敷丁肿,服汁使丁肿毒内消。又下子死腹中,主产后血胀闷,诸毒肿丹油等肿。取汁如豆,滴耳中,主聤耳。中虺蛇毒,敷之良。

莎草根 名香附子。大下气,除胸腹中热。

艾 主下血衄血,脓血痢,水煮及丸散任用。

草蒿 生捩,敷金疮,大止血,生肉,止疼痛,良。

羊桃 取根煮,以洗风痒及诸疮肿。

羊蹄 主赤白杂痢,又疗蛊毒。

蚤休　醋磨,疗痈肿蛇毒。

苎根　安胎,贴热丹毒肿。沤苎汁,主消渴。

蓖麻叶　油涂炙热,熨囟上,止衄尤验。

甘焦根　捣汁服,主产后血胀闷。敷肿,去热毒。

松花　名松黄。拂取酒服,轻身疗病,胜皮叶及脂。松取枝烧其上下,主牛马疮疥。

柏枝节　煮以酿酒,主风痹历节。烧取淆,疗疬疥及癞疮良。

牡荆叶　主久痢,霍乱转筋,血淋,下部疮,湿蜃。薄脚,主脚气肿满。其根水煮服,主心风头风,肢体诸风,解肌发汗。

槐　八月断大枝,使生嫩蘖,煮汁酿酒,疗大风痿痹。

槐耳　主五痔心痛,妇人阴中疮痛。枝炮熨,止蝎毒。

槟榔仁　主腹胀。生捣末服,利水谷道,敷疮,生肌肉,止痛。烧为灰,主口吻白疮。

桑椹　主消渴。叶,水煎取浓汁,除脚气水肿,利大小肠。

鼠李木皮　主诸疮,寒热毒痹。子,采取日干,丸蒸酒渍,服二合,日再,能下血及碎肉,除疝瘕积冷气,大良。

杉材　水煮汁,浸捋脚气满,服之疗心腹胀痛,出恶气。

榉皮　煮汁,以疗水及断痢。取嫩叶挼,贴火烂疮,有效。

莢蒾　煮枝汁和作粥,甚美,以饲小儿,杀蛔虫药。子主破血,止痢消肿,除蛊疰蛇毒。

柳木枝及木中虫屑枝皮　主痰热,淋,可为吐汤,煮洗风肿痒,煮含主齿痛。木中虫屑可为浴汤,主风瘙痒,瘾胗,大效。

梓白皮　主吐逆胃反,去三虫,小儿热疮,身头热烦,蚀疮,汤洗之并封敷。嫩叶主烂疮。

枳椇苗藤　切,以酒浸服,或以酿酒,去风冷癥癖。

乱发灰　疗转胞,小便不通,赤白痢,哽噎鼻衄,痈肿,狐尿刺,尸疰下肿,骨疽杂疮。

人乳　取首生男乳,疗目赤痛多泪,解独肝牛肉毒,合豉浓汁服之,神效。又和雀屎,去目赤努肉。

人屎　主诸毒,卒恶热黄闷欲死者,新者最效,须与水和服之,其干者烧之烟绝,水渍饮汁。伤寒热毒,水渍饮弥善。破丁肿开,以新者封之,一日根烂。

尿　主卒血攻心,被打内有瘀血,煎服一升。又主癥积满腹,诸药不瘥者,服之皆下血片块,二十日即出也。亦主久嗽上气,失声。

溺垽白　烧研末,主紧唇疮。

溺坑中竹木　主小儿齿不生,正旦刮涂之,即生。

熊胆　疗时气热盛,变为黄疸,暑月久痢,疳蜃,心痛疰忤。脑,疗诸聋。血疗小儿客忤。脂长发令黑,悦泽人面,酒炼服之,差风痹。

羊胆　疗疳湿,时行热,㻮疽疮,和醋服之良。

羊肺　疗渴,止小便数,并小豆叶煮食之。

羊肾　合脂为羹,疗劳利甚效。蒜齑食脂一升,疗癥瘕。

羊屎　煮汤下灌,疗大人小儿腹中诸疾,疳湿,大小便不通。烧之熏鼻,主中恶,心腹刺痛,熏疮疗诸疮中毒痔瘘等,骨蒸弥良。

羊肝　疗肝风虚热,目赤暗无所见,生子肝七枚,神效。疗头风眩,瘦疾,小儿惊痫。骨,疗同。血,主女人中风,血虚闷,产后血运闷欲绝者,生饮一升,即活。

牛鼻中木卷　疗小儿痫。草卷,烧之为屑,主小儿鼻下疮。耳中垢主蛇伤,恶或毒。脐中毛主小儿久不行。

白牛悬蹄　主妇人崩中,漏下赤白。屎主霍乱。屎中豆主小儿痫,妇人产难。

特牛茎　主妇人漏下赤白,无子。

乌牛胆　主明目及甘湿,以酿槐子服之。脑主消渴风眩。齿主小儿惊痫。尿主消渴黄疸,水肿脚气,小便不通。

马毛　主小儿惊痫。

白马眼　主小儿魃,母带之。屎中粟主金疮,小儿客忤寒热,不能食。绊绳主小儿痫,并煮洗之。

狗骨灰　主下痢,生肌,敷马疮。

乌狗血　主产难横生,血上抢心。下颌骨主小儿诸痫。阴卵主妇人十二疾,为灰服之。毛主产难。

白狗屎　主丁疮,水绞汁服,主诸毒不可入口者。

鹿头　主消渴。筋主劳损续绝。骨主虚劳,可为酒,主风补虚。髓脂主痈肿死肌,温中,四肢不随,风头,通腠理。角主猫鬼中恶,心腹疰痛。血主狂犬伤,鼻衄折伤,阴痿,补虚,止腰痛。齿主留血气,鼠瘘,心腹痛。

虎屎　主恶疮。眼睛主癫。屎中骨为屑,主火疮。牙主丈夫阴疮及疽瘘。鼻主癫疾,小儿惊痫。

狸屎灰　主寒热鬼疟,发无期度者,极验。家狸亦好,一名猫也。

兔皮毛　合烧为灰,酒服,主产难后衣不出,及余血抢心欲死者。头皮主鬼疰毒气,在皮中如针刺者,又主鼠瘘。膏主耳聋。

骆驼毛蹄甲　主妇人赤白带下,最善。

猪耳中垢　主蛇伤。

猪脑　主风眩脑鸣及冻疮。血主奔豚暴气,中风头眩,淋沥。乳汁主小儿惊痫病。乳头亦同,发汗。十二月上亥日取肪脂,内新瓦器中,埋亥地百日,主痈疽,名膃脂,一升著鸡子十四枚,更良。

獭四足皮　主手足肿瘃。

狐肉及肠 作臛食之,主疥疮久不差者。肠主牛疫,烧灰,和水灌之。

白鸡距及脑 主产难,烧灰,酒服之。脑主小儿惊痫。

鹅毛 主小儿惊痫极者,又烧灰主噎。

鸭肪 主水肿。血主解诸毒。肉主小儿惊痫。头主水肿,通利小便。

雁喉下白毛 疗小儿痫,有效。

鹰屎灰 酒服方寸匕,主恶酒,勿使饮人知。

雀屎 以蜜和为丸,饮服,主癥癖,久痼冷病,或和少干姜服之,大肥悦人。

胡燕卵 主水浮肿。肉出痔虫。

越燕屎 亦疗痔杀虫,去目翳。

蝙蝠屎 灰酒服方寸匕,主子死腹中。脑主女子面皰,服之令人不忘也。

龟 取以酿酒,主大风缓急,四肢拘挛,或久瘫缓不收摄,皆瘥。

鲤鱼骨 主阴蚀,哽不出。血主小儿丹肿及疮。皮主丹瘾疹。脑主诸痫。肠主小儿肌疮。

蠡鱼肠及肝 主久败疮中虫。诸鱼灰并主哽噎。

干鳝头 主消渴,食不消,去冷气,除痞疹。其穿鱼绳,主竹木屑入目不出。穿鲍鱼绳亦主眯目,去刺,煮汁洗之。

露蜂房 乱发蛇皮三味合烧灰,酒服方寸匕,日二,主诸恶疽附骨痈,根在脏腑,历节肿出,疔肿恶脉诸毒,皆瘥。又水煮露蜂房,一服五合汁,下乳石热毒壅闷,服之小便中即下石末,大效。水煮,洗狐刺疮,服之疗上气,赤白痢,尿失禁。

蝉壳 主小儿痫,女人生子不出。灰服之,主久痢。

蚱蝉 主小儿痫绝不能言。

白僵蚕 末之,封疔肿,根当自出,极效。

鳖头 烧灰,主小儿诸疾,又主产后阴脱下坠,尸疰,心腹痛。

鳗鲡鱼膏 疗耳中有虫痛者。

虾蟆脑 主明目,疗青盲。

蛇屎 疗痔瘘,器中养取之。皮灰疗疔肿恶疮骨疽。蜕皮主身痒痫疥癣等。

蜘蛛 疗小儿大腹疔奚,三年不能行者,又主蛇毒,温疟霍乱,止呕逆。

蚯蚓 盐沾为汁,疗耳聋。屎封狂犬伤毒,出犬毛,神效。

蜣螂 捣为丸,塞下部,引痔虫出尽,永瘥。

蚬壳 陈久者疗反胃及失精。

田中螺壳 疗尸疰,心腹痛,又主失精,水渍饮汁,止渴。

枣叶 揩热痱疮,良。

藕 主热渴,散血生肌,久服令人心欢。

栗 嚼生者涂疮上,疗筋骨断碎,疼痛肿瘀血。其皮名扶,捣为散,蜜和,涂肉令急缩。毛壳疗火丹毒肿。实饲孩儿,令齿不生。木白皮水煮汁,主溪毒。

樱桃叶 捣敷蛇毒,绞取汁服,防蛇毒内攻。

梅根 疗风痹。出土者杀人。

梅实 利筋脉,去痹。

枇杷叶 主咳逆,不下食。

火柿 主杀毒,疗金疮火疮,生肉止痛。软柿熟柿解酒热毒,止口干,压胸间热。

乌芋 一名茨菰。主百毒,产后血闷,攻心欲死,产难,衣不出,捣汁服一升。

桃胶　主下石淋,破血,中恶疰忤。花主下恶气,消肿满,利大小肠。

梨　削贴汤火疮,不烂止痛,易差,又主热嗽,止渴。叶主霍乱,吐痢不止,煮汁服之。

赤苋　主赤痢,又主射工沙虱。

马苋　一名马齿草。主诸肿瘘疣目,捣揩之。饮汁,主反胃诸淋,金疮血流,破血癥癖,小儿尤良。用汁洗紧唇面皰,马汗射工毒,涂之瘥。

蔓荆子　疗黄疸,利小便,水煮五升,取浓汁服,主癥瘕积聚,少饮汁主霍乱心腹胀,末服主目暗。

白芥子　主射工及疰气,发无常处,丸服之,或捣为末,醋和涂之,随手有验。

苜蓿　茎叶平,根寒,主热病烦满,目黄赤,小便黄,酒疸,捣取汁,服一升,令吐利即愈。

水蓼　主被蛇伤,捣敷之,绞取汁服,止蛇毒入腹心闷者。又水煮渍脚捋之,消脚气肿。

胡葱　主诸恶蚑狐尿刺毒,山溪中沙虱射工等毒,煮汁浸或捣敷,大效。

白蘘荷根　主诸恶疮,杀蛊毒。根心三稻麦芒入目中不出者,以汁注目中,即出。

鸡苏　主吐血衄血,下气消谷,大效。

苦瓠瓢　主水肿石淋,吐呀嗽囊结,疰蛊痰饮。或服之过分,令人吐利不止,宜以黍穰灰汁解之。又煮汁渍阴,疗小便不通。

胡麻　生嚼,涂小儿头疮及浸淫恶疮,大效。

小豆叶 名藿。止小便数,去烦热。

大麦面 平胃止渴,消食疗胀。

小麦曲 止痢平胃,主小儿痫,消食痔。又有女曲黄蒸,女曲、完小麦为之,一名䴷子,黄蒸磨小麦为之,一名黄衣,并消食,止泄痢,下胎,破冷血。

粟米泔汁 主霍乱卒热,心烦渴,饮数升,立瘥。臭泔,止消渴良。

米麦籹 主寒中,除热渴,解烦,硝石气。蒸米麦熬磨作之,一名糗也。

白英 鬼目草也。蔓生,叶似王瓜,小长而五桠,实圆若龙葵子,生青,熟紫黑。煮汁饮,解劳。

地肤子 捣绞取汁,主赤白痢,洗眼去热暗,雀盲涩痛。其苗灰主痢亦善。

防风 叉头者令人发狂,叉尾者发痼疾。子似胡荽子而大。调食用之香,而疗风更佳。

石龙刍 主疗蛔虫及不消食。

络石 生阴湿处,蔓延绕木石侧,冬夏常青,十一月子黑而圆,名石龙藤。疗产后血结,又主蝮蛇疮,绞汁洗之,服汁亦去蛇毒心闷,金疮封之,立差。

千岁藁 茎大如碗,汁味甘,子味甘酸,苗似葡萄。其茎主哕逆大善,伤寒后呕哕更良。

天名精 鹿活草也。主破血生肌,止渴,利小便,杀三虫,除诸毒,丁疮瘘痔,金疮内射,身痒瘾疹不止者,揩之立已。

葛根 末,主狂犬伤人,并饮其汁。蔓烧灰,水服方寸匕,止喉痹。

苦参　十月采子,服如槐子法,久服轻身不老,明目有效。

苍耳　三月以后七月以前刈取,日干为散,夏月水服,冬酒服,主大风癫痫,头风湿痹,毒在骨髓,日二服,丸服二三十丸,散服一二匕,服满百日病当出,如痖疥或痒汁出,或斑驳甲错皮起,后乃皮落,肌如凝脂,令人省睡,除诸毒螫,杀甘湿䘌,久服益气,耳目聪明,轻身强志,主腰膝中风毒尤良,亦主猘狗毒。

菅花　主衄血吐血,灸疮。

王荪　主金疮,破血,生肌肉,止痛,赤白痢,补虚益气,除脚气。

爵床　疗血胀,下气,又主杖疮,汁涂立瘥。

蜀羊泉　俗名漆姑。叶主小儿惊。

恶实根　主牙齿疼痛,劳疟,脚缓弱,风毒痈疽,咳嗽伤肺,肺壅,疝瘕积血,又主诸风癥瘕冷气。子吞一枚,出痈疽头。

榆仁酱　利大小便。

芜荑酱　杀三虫。

凡山中石上草中多有蛭,食人血,入肉中浸淫起方　用灸断其道,即瘥。

又方　常以腊月猪脂和盐,涂脚及足指间足跗上并鞋上,则不著人。

用术法　姜黄生蜀中者真。土蕃诈中国人云疗万病,一个一段价,买之不可得,后人知是姜黄,更不敢将入来。凡姜黄不得嚼,嚼之损齿。疗一切肿,初觉,刮取末,和水涂之,数度瘥。难产,刮取一个作末,和水服之,即生,酒亦得。产后腹中不净,刮取末,水和服之,愈。马胞转,剖取末,筒吹半大豆许耳鼻中,即通。此药未满月孕妇勿令见,好落娠,慎之。

贮姜黄法　以袋盛,置白米大小麦中,袋中著少许米,悬干燥处,勿令鸡犬女人见之。

造麋鹿二角胶法　二月、九月为上时,取新角连台骨者上,细剉大盆中,浸一宿,即淘汰使极净,待澄去下恶浊汁,取上清水,还浸一宿,又淘汰如前,澄去下恶浊,取汁浸三宿,澄取清水,并所渍骨角微微火煮,大率角屑一石、水三石,去角,澄取清汁,煎,水尽至五升许,出,贮铜器中,汤上煎之三日三夜,如糖,出置盘上待凝,以竹刀割为薄片,于净布上曝干,成也。其煮角者更细剉之,加水一倍,煮成至三四升,内铜器中,重汤煎如前法。服法:

炙胶使极黄沸,捣筛为散,每胶一斤,末,以大附子二两炮。又一法取惟大者去皮细切,炙令黄,胜炮,且空腹酒服方寸匕,日再,稍稍加至二匕,不可过二匕。补五脏六腑虚羸瘦极,陈者为上。

杀乌头三建法　乌头二月采,天雄附子侧子并八月采,春宜早,秋宜晚。采得,净去须毛,其茎留二分,先以大木桶内醋泔三斛、酒糟七升搅之,经三日后用次法,一如次第,遂至法毕。上以粟米一升净淘,捣作粉,以乌头安桶中,厚三寸,布令平,即掺米粉令遍,复加乌头如前法,又加米粉如次第,遂至满桶去口三寸即止,然后取糟汁去桶中一畔下,又没乌头二寸,以物盖之,九月即八九日,若十月即经十日,候桶中汁上头衣作紫色遍,即出乌头,以刀刮截,看里许白黄脉断即熟,但看衣紫色即熟,不须致疑。即取白茅暴一日,得蔫即得,不得太干,于厂屋底干地上布茅厚五寸,漉出乌头令干,以布茅上,勿令相重,其上令布茅厚五寸,四边闭塞,以茅令密,经再宿三日,从一边却茅看之,若衣匀斑斑然即好。若著白斑,又更覆一宿,以衣足为限,即徐徐去上茅,更经一宿,安徐取于厂下,薄上布,勿令相重,经二十一日后捻出,日中暴之,三日即成也。

又法　乌头四月收　天雄　附子　侧子八月收

上先煎水作生熟汤,治附子如前方法,内著汤中,密封勿泄,经半日出,取自灰裹,数易灰使干,日暴之。其米粥及糟曲等法并不及此法。

服盐药法无药州土则须服之,大益　成州盐官第一,次绵州封井,次盐州富因井,次益州贵平井。上四井盐可服之。上法服先以大豆许盐置口中,勿咽之,须臾津液满口,令近齿,以方寸匕盐内口中,和津液一时咽之,日一服。凡疟新患者,一服得快利,即愈,百日以上者五服瘥,若一月服之,终身不发。诸下痢初患者,一两服即瘥,赤白久痢经年者一七二七服瘥。诸心腹痛,癥结宿澼,积聚吐逆,食不化者,一年以上二三十年,不过三月服之。其痢及诸病初服时痢益极者,勿怪之也。诸气满喘,逆不能食者,一服即散,日服之则根本皆除。天气热疾,头痛目眩,四肢烦热者,一服得吐利,瘥。

诸头面皮肤百节皆风,一月服之差,若初服十日内眉间益闷,勿怪。诸淡饮咳逆,不能食息者,一服瘥。诸虚劳伤损,骨节疼痛,起止失声者,二七日服之。少气乏力,面无颜色,十日服之,能三十日服,佳也。常以平旦空腹服之,率以三匕为节,须得吐利者,须一度多服三匕以上,令人大吐利,终不伤人。若觉烦热,数数饮冷水。若至他方异域,不伏水土,到即服之得一升,百事不惧。盐能补虚,去冷热,若有宿食不消,变成霍乱,一服即瘥。

卷第二十　杂病下

备急第一方二十七首　论一首

阿魏药　主一切尸疰恶气，疗人有亲近死，尸恶气入腹，终身不愈，遂至死亡，医所不疗，亦主一切疰，神效方。

阿魏药三两，碎之如麻子大

上一味，以馄饨面裹半两，熟煮吞之，日三服之，服满二七日永差。忌五辛油面生冷醋滑。以酒服之，即瘥。

玉壶丸　主万病皆用之。

雄黄二两　八角附子二两，炮　藜芦二两　丹砂二两　礜石二两，烧　巴豆仁二两，去皮

上六味，以王相日童子斋戒，天晴明时合，先捣巴豆三千杵，次内礜石，又三千杵，次内藜芦，又三千杵，次内雄黄，又三千杵，次内丹砂，又三千杵，次内附子，又三千杵，次内白蜜，又三千杵，讫，更治万杵佳，无丹砂，用珍珠四两代之，每内药即下少蜜，恐药飞扬，盛蜜器中封之，勿泄气，安清净处，大人丸如小豆许。服药下病者，宿勿食，旦服二丸，不知者暖粥饮发之，在膈上者吐，膈下者利，或但噫气而已，即愈。一切万病，量之不过一丸二丸，莫不悉愈。必以王相天晴明日合之，大有神验，若非此日合之，极不中用，徒事苦耳。

仓公散　主万病方。

矾石烧　皂荚炙，去皮子　雄黄研　藜芦熬

上四味等分为散,主卒鬼打鬼排鬼刺,心腹痛,吐下血便,死不知人,及卧魇啮脚踵不觉者,诸恶毒气病,取药如大豆,内竹管中吹鼻,得嚏则气通便活。未嚏,更吹之,以嚏为度。

备急丸　主暴病胀满方。

大黄　干姜　巴豆去皮心,熬

上三味等分,先捣大黄干姜下筛,研巴豆如脂,内散中合捣一千杵,即用之,蜜和为丸亦佳,密器贮之勿令歇气。主心腹暴病,若中恶客忤,心腹胀满刺痛,口噤气急,停尸卒死者,以水若酒服大豆许三四枚,捧头起令得下喉。须臾不瘥,更服三枚,腹中转鸣得吐利,即瘥。

千金丸　主百鬼病风注,梦与神交通,邪病腹胀,恶肿气,卒中忤方。

礜石二两,烧　附子二两,炮,去皮　雄黄二两　真朱二两　巴豆仁二两　藜芦二两　蜈蚣二枚,炙　麝香半两　犀角三分

上九味捣三千杵,每一服二丸如小豆,不知至三丸,五更一点服,至日中解,解乃食白米粥。忌热食酒肉五辛,一切皆忌之。

珍珠附著散　主诸风,鬼疰毒气,猫鬼所著方。

珍珠　雄黄　丹砂各半两　干姜一两　蜈蚣一枚,炙　桂心一两　天雄半两,炮　莽草半两　细辛一两　蜀椒半两,汗,去目闭口者

上一十味为散,酒服方寸匕,日再。

大附著散　主一切蛊尸鬼疰,风痹,百处痛如针刀刺痛,呕逆澼饮,五劳七伤,万病方。

附子七分,炮,去皮　乌头七分,炮,去皮　蜈蚣二枚,炙　芫青八分　雄黄七分　朱砂七分　干姜七分　细辛七分　蜥蜴二枚　人参七分　莽草七分　鬼臼七分

上一十二味捣散,酒服半钱匕,日再。

太一神明陷冰丸 主诸病,破积聚,心下胀满,寒热鬼疰,长病咳逆唾噫,辟除众恶,杀鬼,逐邪气鬼击,客忤中恶,胸中结气,咽中闭塞,有进有退,绕脐绞痛恻恻随上下,按之挑手,心中愠愠如有虫状,毒疰相染灭门方。

雄黄二两 芫青五枚 桂心二两 珍珠一两半 麝香一两 附子一两半,炮,去皮 乌头八枚,炮,去皮 犀角一两 鬼臼一两 巴豆仁一分 蜈蚣一枚,炙 人参一两 杏仁三十枚,去尖皮两仁,熬 射罔一两 丹砂二两 蜥蜴一枚 斑蝥七枚,去翅足,熬 当归二两 藜芦一两 大黄二两 礜石二两,烧 樗鸡七枚 地胆七枚 牛黄一两

上二十四味捣末,蜜为丸,捣三万杵,丸如小豆。先食服二丸,日再服。不知,稍稍加。以药二丸著门上,令众恶不近;伤寒服之,无不即愈;若至病家及视病人,夜行独宿,服二丸,众邪不近,亦可佩之。

蜥蜴丸 主癥坚水肿,蜚尸遁尸,寒尸丧尸,尸疰,骨血相注,恶气鬼忤,蛊毒,邪气往来,梦寤存亡,流饮结积,虎狼所啮,猘犬所咬,鸩毒入人五脏,服药杀其毒,即消,妇人邪鬼忤之,亦能遣之方。

蜥蜴二枚 蜈蚣二枚,炙 地胆五十枚 䗪虫三十枚,熬 杏仁三十枚,去尖皮双仁 蜣蜋十四枚,炙 虻虫三十枚,去翅足,熬 朴硝七分 泽泻半两 芍药五分 虎骨一两半,炙 甘草一两,炙 桃奴半两 犀角半两 巴豆仁七分 鬼督邮半两 赤桑鸡半两 干姜一两 款冬花三分 甘遂五分

上二十味,治巴豆杏仁如膏,内药末研调,下蜜,捣二万杵,丸如麻子,未食服三丸,日一,不下加之,不取吐下者一丸,日一。有人风冷疰癖坚二十年,亦得愈。

金牙散　主鬼疰风邪,鬼语尸注,或在腰脊胸胁,流无常处,不喜见人,意志不定,面目脱色,目赤鼻张,唇干甲黄等,并治之方。

蜈蚣一枚,炙　人参一两　蛞蝓七枚,炙　雄黄一分　徐长卿十四枚　蜥蜴一枚　桔梗三分　铁精三分　桂心一两　鬼臼半两　金牙一分,烧　野葛一分　附子一枚,炮,去皮　毒公三枚　芎劳半两　石长生半两　椒目半两　大黄一分　甘草一分,炙　芫菁十四枚　鬼督邮半两　蜂房一分,熬　曾青一分　珍珠一分　蛇脱皮一分,熬　丹砂一分　乌头半两,炮,去皮　狼毒半两　斑蝥四枚,熬　石膏五分　菌茹一分　芫荑半两　鬼箭半两　藜芦半两　狸骨一分　雷丸半两　狼牙一两　干漆一分,熬　亭长　贝母一分　凝水石五分　牛黄一两　胡燕屎一两　鳖甲半两,炙　滑石半两

上四十五味为散,酒服一刀圭,日再,稍加。如有虫,皆随大小便出矣。

大金牙散　主南方百毒,瘴气疫毒,脚弱肿痛,湿痹,风邪鬼疰。

金牙烧　雄黄　丹砂　龙胆　防风　玉支　大黄　曾青　茯苓　桂心　松脂　干姜　乌头炮,去皮　斑蝥去翅足,熬　亭长　细辛　硝石　野葛　大戟　商陆　蛇脱熬　芫青　鹳骨　芫花　附子炮,去皮　寒水石　人参　贯众　龙骨　蜀椒汗,去目闭口者　露蜂房熬　巴豆去皮心　蜥蜴　蜈蚣炙　礜石烧　天雄　狸骨炙　石胆　莽草

上三十九味各等分,为散,以绛囊佩带之,男左女右,未食以浆水或酒随意服一刀圭,以知为度。

小金牙散　主南方瘴气疫毒,脚弱,风邪鬼注方。

金牙五分,烧　女葳三分　莽草三分　干姜　桂心　天雄炮,去皮　细辛　草薢各三分　犀角屑　乌头炮,去皮　麝香　虎杖　黄

芩　雄黄　朱砂　蜀椒半两,汗,去目闭口者　黄连一两　牛黄一分
蜈蚣一枚,七寸者,炙

上一十九味为散讫,内牛黄麝香,更捣三千杵,温酒服一钱匕,
日三夜二,以知为度。带之辟不祥,吊丧问病皆塞鼻,良。一方用由
跋,无虎杖。

又大金牙散方　所主与前方同,传尸骨蒸,病家合,佳。

金牙二两,烧　大黄一两　鳖甲一两,炙　栀子仁一两　鬼督邮一
两　鼍甲一两,炙。一作龟甲　桃白皮一两　铜镜鼻一两　干漆一两,
熬　桂心半两　芍药半两　射干半两　升麻半两　徐长卿三分　鸢
尾半两　由跋三分　蜂房半两,熬　细辛半两　干姜半两　芒硝半两
莽草半两　龙胆　狼牙　雄黄　珍珠各三分　白术一两半　射罔
一分　羚羊角半两,屑　马目毒公半两　犀角半两,屑　甘草半两,炙
狼毒半两　蜣螂七枚,炙　地胆七枚　樗鸡七枚　芫青七枚　雷丸
七分　龙牙一两半　杏仁一两半,去尖皮双仁,熬　巴豆十四枚,去皮心
桃奴十四枚　铁精一合　赤小豆一合　乌梅七枚　胡燕屎一两半
鹳骨二两　石膏二两　蛇脱一尺,熬　斑蝥七分　活草子一两半

上五十味为散,酒服一刀圭,加至两刀圭,日三夜一,以知为
度。绛囊盛带之,男左女右,一方寸匕,省病问孝夜行,途中晨昏雾
露亦如此,密封勿泄气。清斋七日合之,一一如法,童子沐浴,寂静
无人处合,勿令人知之,买药勿争价。

太一神明丸　主腹中癥瘕,积聚支满,寒热鬼疰,长病咳逆吐
血,杀鬼邪气,蛊注,胸中结气,咽中如有物,宿食久寒方。

雄黄四两　珍珠二两　丹砂二两　藜芦一两半　附子一两半,去
皮,炮　斑蝥二十枚,熬　杏仁八十枚,去尖皮双仁,熬　地胆二七枚　矾
石一两,烧　赤足蜈蚣二枚,炙　巴豆七十枚,去皮心　鬼臼三两　特生

礜石五两,烧

上一十三味下筛,哎咀礜石令如麦大,桑白皮如钱大十四枚,令于铁器中熬桑白皮焦黑止,捣二千杵,内丹砂、雄黄诸药,合捣四千杵,白蜜和为丸,服如小豆大。纵不知病进退,绕脐相逐,上下不定,按之挑手,心中温温如有虫者,病走皮中,相次即取一丸摩病上,急按手下皮青,不青当白黑,若有赤,病死皮中也。上为蜂蛇所中,中恶,服一丸,一丸著疮中,若不知,更加至三丸;卒得飞尸,腹中切痛,服三丸,破一丸敷疮上,即愈;夜梦寤惊恐,问病临丧,服一丸,渍一丸涂之,止恶邪气,不敢近人;卒中鬼魅,狂言妄语,一丸涂其脉上,一丸涂人中,即愈;鬼魅逐人,以一丸涂门户上,鬼不敢前;蛊毒病,一宿勿食,明旦服一丸,不知,增至二丸至三丸,以知为度;癥结宿物,勿食服四丸,但欲癥消服一丸,日三,病下如鸡子白,或下蛇虫,下后以肥肉精作羹补之。狐鸣,以一丸向掷之,狐即于其处死。神秘,不妄传。

桔梗丸 主诸注万病,毒注鬼注,食注冷注,淡饮,宿食不消,并酒澼方。

藜芦二两,熬　皂荚二两,炙,去皮子　巴豆仁二两,熬　桔梗二两　附子二两,炮,去皮

上五味末之,蜜和,捣万杵,欲服宿勿食,旦服两丸如梧子。仰卧勿眠,至食时,若膈上吐,膈下利,去恶物如蝌蚪虾蟆子,或长一尺二尺,下后大虚,作羹补之,三四日将养。病不尽,更服如初。

十疰丸 主十种注,气注劳注,鬼注冷注,生人注死注,尸注水注,食注土注等方。

雄黄一两　人参一两　甘草一两,炙　藁本一两　巴豆一两,去皮心,熬　桔梗一两　附子一两,炮,去皮　皂荚一两,炙,去皮子　蜀椒一

两,汗　麦门冬一两,去心

上一十味末之,蜜和,空腹服一丸如小豆大,日二,稍加,以知为度,极效。

大麝香丸　主鬼注飞尸,万病方。

生麝香半两　牛黄半两　蜈蚣一枚,炙　丹砂半两　雄黄一两　巴豆仁五十枚,去心,熬　杏仁五十枚,去尖皮双仁,熬　桂心半两　地胆七枚　芫青七枚　亭长七枚　蜥蜴一枚　獭肝半两,炙　大黄半两　犀角半两,屑　礜石半两,烧　细辛半两　藜芦半两　斑蝥七枚,去翅足,熬　鬼臼　矾石烧　附子炮,去皮　珍珠各半两

上二十三味捣为末,蜜和,捣三千杵,饮服如小豆一丸,日二。蛇蜂蝎所中,以摩之,愈。一方地胆作蚖蛇胆。

蜈蚣汤　主恶注邪气往来,心痛彻胸背,或走入皮肤,移动不定,苦热,四肢烦疼,羸乏短气方。

蜈蚣一枚,炙　牛黄一分　大黄三分　丹砂三分　细辛一两　鬼臼一两　黄芩半两　当归一两　桂心一两　人参三分　麝香一分　附子一两,炮,去皮　干姜一两

上一十三味吹咀,以水一斗煮十一味,取三升,去滓,下牛黄、麝香末,搅令均,分三服。

鹳骨丸　主遁尸飞尸,积聚,胁下痛连背,走无常处,或在藏,或在腹中,或奄然而痛方。

鹳胫骨三分　雄黄一两　藜芦半两　野葛半两　莽草一两　芫青十四枚　斑蝥十四枚,熬　巴豆四十枚,去皮心,熬　丹砂二分　牡蛎一两,熬　桂心半两　蜈蚣一枚,炙

上一十二味捣筛,蜜丸,服如小豆大二丸。一方丹砂作丹参。

江南度世丸　主万病,癥坚积聚,伏尸,长病寒热,注气流行皮

中,久病著床,肌肉枯尽,四肢烦热,呕逆不食,伤寒时气,恶注忤,口噤不开,心痛方。

麝香一两　细辛二两　大黄一两　甘草二两,炙　蜀椒三两,汗,去目闭口者　紫菀一两半　人参二两　干姜一两　茯苓二两　附子一两半,炮,去皮　珍珠一两　丹砂一两　乌头半两,炮,去皮　野葛一两　牛黄半两　桂心一两　蜈蚣二枚,炙　雄黄一两　鬼臼一两　巴豆六十枚,去皮心,熬

上二十味捣末,蜜丸,饮服如小豆大二丸,稍加至四丸,日二。加獭肝一两,大良。

大度世丸　主万病,与前同方。

牛黄一两　大黄一两　雄黄一两　细辛一两　附子一两,炮,去皮　珍珠一两　甘草一两,炙　人参一两　射罔一两　丹砂一两　鬼臼一两　莽草一两　鬼箭二两　桂心二两　蜀椒一两,汗,去目闭口者　紫菀二两　巴豆仁八十枚,去心,熬　干姜二两　野葛一尺　蜥蜴一枚　蜈蚣一枚,炙　地胆十五枚　芫青二十枚　樗鸡三十枚　茯苓一两　麝香二两

上二十六味捣末,蜜丸,饮服二丸如小豆,日二丸,先食后服之。

细辛散　主风入五脏,闷绝,常自燥痛,或风注入身,冷注鬼注,飞尸,恶气肿起,或左或右,或前或后,或内或外,针灸流移,无有常处,惊悸腹胀,气满,叉心头痛,或恍惚悲惧,不能饮食,或进或退,阴下湿痒,或大便有血,小便赤黄,房中劳极方。

附子二分,炮,去皮　秦艽三分　人参三分　牡蛎三分,熬　蜀椒三分,汗,去目闭口者　干姜五分　桂心五分　茯苓一两　桔梗一两　防风一两半　白术一两　当归一两　独活一两　柴胡五分　黄芩三分　乌头半两,炮,去皮　甘草三分,炙　麻黄三分,去节　芎䓖三分　石

南半两　莽草半两　牛膝半两　天雄半两,炮,去皮　栝楼半两　杜仲半两,炙　细辛二分

上二十六味捣筛为散,仍别秤之,合和也,且以清酒服五分匕,讫,如行十里,势欲歇,更饮酒五合,佳。

芥子薄　主遁尸飞尸,又主暴风毒肿,流入四肢头面,诸风方。

芥子一升,蒸熟

上一味捣下筛,以黄丹二两搅之,分作两处,疏布袋盛之,更蒸使热,以薄痛处,当更迭蒸袋,常使热薄之,如此三五度即定。

太一备急散　主卒中恶客忤,五尸入腹,鬼刺鬼排,及中蛊毒注,吐血下血,及心腹卒痛,腹满寒热,毒病六七日方。

雄黄二两　丹砂一两　桂心一分　藜芦七铢　附子五分,炮,去皮　蜀椒半两,汗,去目闭口者　野葛二十一铢　芫花十铢　巴豆仁三十五个,去心,熬

上九味,惟巴豆别治如脂,余下筛,以巴豆合和,更捣之令和调,瓷器中贮之,密封勿泄气,有急疾,水服钱五匕,可加至半钱匕,老小半之。病在头当鼻衄,在膈上吐,在膈下利,在四肢当汗出,此所谓如汤沃雪,手下皆验,秘之千金,非贤勿传也。

治暴心痛,面无色,欲死方。

以布裹盐如弹子,烧令赤,置酒中消,服之,即愈。

还魂汤　主卒忤鬼击飞尸,诸奄忽气无复觉,或已死口噤,拗口不开,去齿下汤,汤入口活,不下者分病人发,左右捉,踏肩引之药下,复增取尽一升,须臾立苏方。

麻黄四两,去节　桂心二两　甘草一两,炙　杏仁七十枚,去尖皮双仁

上四味哎咀,以水八升煮取三升,分三服。

治卒中鬼击,及刀兵所伤,血漏腹中不出,烦满欲绝方。

雄黄粉以酒服一刀圭,日三,血化为水。

论曰:凡诸大备急丸散等药,合和时日天晴明,四时王相日合之。又须清净,不得污秽,于清净处,不令一切杂人猫犬六畜及诸不完具人女人等见,则药无灵验,不可具言。若不能如法,则必不须合之,徒弃财力,用之与朽木不殊。余以武德中合玉壶丸,时值天阴,其药成讫,后卒不中用,终弃之。此等多是上古仙圣愍苦厄人,遂造此方以救之,皆云买药不可争价,当知其深意云尔。

蛊毒第二_{论一首　方七首　灸法一首}

论曰:亦有以蛊涎合作蛊药,著食饮中与人者,惟此一种令人积年乃死。

治人中蛊,人有行蛊毒以病人者,若服药知蛊主姓名,当使呼唤将去方凡中蛊之状,令人心腹切痛如物啮,或吐血下血,不急治,食人五脏尽则死,验之法,唾至水中沉者是也,取败鼓皮,烧作末,水服方寸匕,须臾自呼蛊主姓名,可语令知,则愈矣。

治人有中蛊毒,腹内坚如石,面目青黄,小便淋沥,变状无常方。

牡羊皮_{方广五寸}　犀角_{一两,屑}　芍药_{一两}　黄连_{一两}　栀子_{七枚,擘}　蘘荷_{四两半}　牡丹皮_{一两}

上七味㕮咀,以水五升煮取一升半,分三服。

治蛊毒方。

槲木北阴白皮一大握,长五寸,以水三升煮取一升,空腹服之,即吐出。

又方　烧猬皮灰,以水服方寸匕,瘥。

又方　槲木北阴白皮　桃根　猬皮灰　乱发灰　生麻子汁

上五味,先以水浓煮槲皮桃根,取汁一升,和麻子汁,著灰等一方寸匕,令病人少食讫,服一大升,行百步,须臾著盆,吐出水中,以鸡翎搅吐水盆中,当有如牛涎犊胎及诸蛊形并出,即愈。

治猫鬼方。

烧腊月死猫儿头作灰,末,以井花水服一钱,匕,日一,立瘥,大验。

治猫鬼方

相思子一枚　巴豆一枚,去皮　蓖麻子一枚　朱砂半两　硝粉三分

上五味捣作末,以蜜蜡和为丸,带之即不著人,先著者酒服麻子大一枚,良。

又方　多灸所痛处千壮,自然走去,甚妙。

药毒第三方一十二首

野葛毒方　鸡子一枚打破,并吞之,须臾吐野葛。

又方　煮甘草汁,冷饮之。

又方　服鸡屎汁。

解诸药毒,鸡肠散方。

鸡肠草三分　荠苨　升麻各一两　蓝子一合　垩土一分　芍药　当归　甘草各二分,炙

上八味捣筛为散,水服方寸匕,多饮水为佳。若蜂蛇等众毒虫所螫上血出,著药如小豆许于疮中;药箭所中,削竹如钗股,长一尺五寸,以绵缠绕,水沾令湿,取药内疮中,趁疮深浅令至底止,有好血出即休也;若服药有毒,水服方寸匕,毒解病愈。

野葛毒,口噤方。

取青竹去两节,注脐上,内冷水注中,暖即易之,立活。忌酒。数易水。

一切诸毒方。

甘草三两　梁米粉一合　蜜半两

上一味,以水五升煮取二升,内粉一合更煎,又内蜜半两,服七合,须臾更服之。

钓吻众毒,困欲死,面青口噤,逆冷身痹方。

荠苨八两

上一味,以水六升煮取三升,冷如人肌,服五合,日三服,夜五服。

又方　煮桂汁,饮之。

又方　煮蓝汁,饮之。

凡六畜五脏著草自动摇,得诸醋盐不变色,及堕地不污,又与犬不食者,皆有毒,杀人。凡食饮有毒者,浇地地坟起者,杀人。凡肉汁在器中盖密,气不泄者,皆杀人。凡脯肉熟肉,皆不用深藏,密不泄气,杀人。若中此毒者,皆大粪灰水服方寸匕,良。

治恶毒药方。

狗舌草一把,去两头

上一味,以水五升铜器中煮取汁,搜面作粥,食之。

药毒不止,解烦方。

甘草二两　梁米粉一升　蜜四两

上三味,以水三升煮甘草,取二升,去滓,歇大热,内粉汤中搅令调,内白蜜,煎令熟如薄粥,适寒温,饮一升。

从高堕下第四方一十一首

胶艾汤 主男子绝伤,或从高堕下,伤损五脏,微者唾血,甚者吐血,及金疮伤经内绝者方。

阿胶炙 艾叶熬 芍药 干地黄各三两 当归 干姜 芎䓖 甘草炙,各二两

上八味㕮咀,以水八升,煮取三升,去滓,内胶令烊,分再服,羸人三服。此汤正主妇人产后及崩中伤下血多,虚喘欲死,腹痛,下血不止者,服之良。《千金》一方只四味。

坠马及树,崩血,腹满短气方。

大豆五升

上一味,以水一斗煮取二升半,一服令尽,剧者不过三作之。《千金》云:治人坠落车马,心腹积血,唾吐血无数。

治落马堕车,及诸踠折,臂脚痛不止方。

芎䓖一两半,熬 泽兰一分 蜀椒去目及闭口者,汗 当归 桂心 附子炮,去皮,各半两 甘草三两,炙

上七味微熬令香,捣筛为散,酒服方寸匕,日三。凡是伤至骨皆服之,十日愈,小儿伤损亦同。

又方 黄芪 芍药各三两 蜀椒一合,去目及闭口者,汗 乌头半两,去皮,炮 大黄一两 当归 附子炮,去皮 干姜 桂心 续断 干地黄 通草各二两

上一十二味捣筛为散,先食讫,温酒服一方寸匕,日三。

生地黄汤 主因损小便血出方。

生地黄八两 柏叶一把 黄芩 阿胶炙 甘草炙,各一两

上五味㕮咀,以水七升煮取三升,去滓内胶,取二升五合,分三服。

治瘀血腹中,奥瘀不出,满痛短气,大小便不通方。

荆芥半两　大黄　芎䓖各三两　䗪虫三十枚,熬　桂心　当归　甘草炙,各二两　蒲黄五两　桃仁四十枚,去皮尖及双仁者

上九味㕮咀,以水一斗煮取三升,分三服。

治折跌瘀血,**蒲黄散方**。

蒲黄一升　当归二两

上二味捣筛为散,酒服方寸匕,日三,先食讫服之。

又方　虻虫去足翅,熬　牡丹皮等分

上二味捣筛为散,酒服方寸匕,血化为水。

又方　菴䕡草汁服之,亦可散服之,日三。

又方　大麻根若叶

上一味,捣取汁数升,饮之,即下气通苏息。无青者、干者煮汁亦得。《千金》云:治跌折骨痛不可忍,并主瘀血,心腹胀满,短气。

又方　茅根切捣,绞取汁,温,和酒服一升,日三,良。

金疮第五方六十二首

金疮止血散方

钓樟根三两　当归　芎䓖　干地黄　续断各一两　鹿茸半两,炙　龙骨二两

上七味捣筛为散,以敷,血即止,酒服一钱匕,日五夜三。

治金疮,箭在肉中不出方。

白蔹　半夏洗去滑,各三两

上二味捣筛为散,水服方寸匕,日三。浅者十日出,深者二十日出,终不住肉中,效。

金疮肠出,令入方。

磁石烧　滑石各三两

上二味捣,细筛为散,白饮服方寸匕,日五夜二,三日当入。

治刀斧所伤,及冷疮牛领马鞍疮方。

续断　松脂各一两　鹿角　牛骨腐者　乱发烧,各二两

上五味捣,筛细为散,以猪脂半斤并松脂合煎令和,下铛于地,内药搅令冷凝,用之,疮有汁,散敷之。

金疮烦闷方

白芷　芎䓖　甘草炙,各二两

上三味熬令变色,捣筛为散,水服方寸匕,日五夜二。

硝石散　主金疮,先有石发,烦闷欲死,大小便不通方。

硝石　寒水石　栝楼　泽泻　白蔹　芍药各一两

上六味捣筛为散,水服方寸匕,日三夜一,稍加之,以通为度。

琥珀散　主弓弩所中,闷绝无所识方。

琥珀

上一味随多少,捣筛为散,以童男小便服之,不过三服,瘥。

弩筋散　主弓弩所中,筋急不得屈伸方。

故败弩筋五分,烧作灰　秦艽五分　杜仲半两,炙　大枣三枚　干地黄二两半　附子炮,去皮　当归各一两

上七味捣筛为散,以温酒服一方寸匕,日三,稍加至二匕,以知为度。

续断散　主金疮中筋骨,续绝方。

续断三两半　芎䓖　苁蓉　当归各一两半　细辛半两　附子炮,去皮　干姜　蜀椒汗,去目闭口者　桂心各三分　蛇衔草　干地黄各二两　芍药　人参　甘草炙,各一两

上一十四味捣筛为散,酒服方寸匕,日三夜一。《千金》有地榆。

《古今录验》又有杜蘅。

蓝子散　主金疮,中药箭,解毒方。

蓝子五合　升麻八两　甘草炙　王不留行各四两

上四味捣筛为散,水服二方寸匕,日三夜二。水和方寸匕如泥,涂疮上,干易,毒即解。

泽兰散　主金疮内塞方。

泽兰　防风　石膏　干姜　蜀椒去目闭口者,汗　附子炮,去皮　细辛　辛夷　芎䓖　当归各半两　甘草一两,炙

上一十一味捣筛为散,酒服方寸匕,日三夜一。脓多,倍甘草;渴,加栝楼半两;烦热,加黄芩半两;腹满短气,加厚朴三分;疮中瘀血,更加辛夷半两。

蒲黄散　主被打腹中有瘀血方。

蒲黄一升　当归　桂心各二两

上三味捣筛为散,酒服方寸匕,日三夜一。

甘菊膏　主金疮痈疽,止痛生肉方。

甘菊花　防风　大戟　黄芩　芎䓖　甘草各一两　芍药　细辛　黄芪　蜀椒去目闭口者,汗　大黄　杜仲各半两,炙　生地黄四两

上一十三味捣筛,以腊月猪膏四升煎,五上五下,芍药色黄膏成,绵布绞去滓,敷疮上,日三。

桃仁汤　主金疮瘀血方。

桃仁五十枚,去皮尖及双仁　虻虫去翅足,熬　水蛭熬,各三十枚　大黄五两　桂心半两

上五味切,以酒水各五升煮取二升,服一合,日三服,明日五更一服。

马蹄散　主被打腹中瘀血方。

白马蹄_{烧令烟尽}

上一味捣筛为散,酒服方寸匕,日三夜一。亦主女人病血,消之为水。

金疮内漏方。

还自取疮中血著杯中,水和尽服,愈。

金疮,腹中有瘀血,**二物汤方**

大麻仁_{三升}　葱白_{二七枚}

上药使数人各捣令熟,著九升水中煮取半,顿服之。若血去不尽,腹中有脓血,更令服之,当吐脓血耳。

金疮内漏,血不出方。

牡丹

上一味为散,服三指撮,五日尿出血。

治金疮因房惊疮方。

烧妇人裈裆作灰,敷之。

金疮方。

取马鞭草捣筛,薄疮一宿,都差。冬用干叶末。

麦门冬散　主金疮乳痈,诸肿烦满方。

麦门冬_{去心}　石膏_研　柏子仁　甘草_{炙,各半两}　桂心_{一分}

上五味捣筛为散,酸浆和服方寸匕,日三夜一。烦满,气上胀逆,长服之佳。

治金疮出血多,虚竭,**内补散方**。

苁蓉　芍药　当归　芎䓖　干姜　人参　黄芩　厚朴_炙　桑白皮　吴茱萸　黄芪　桂心　甘草_{炙,各一两}　蜀椒_{三分,去目及闭口汗者}

上一十四味捣筛为散,饮服方寸匕,日三。

治金疮烦满方。

赤小豆一升,以苦酒浸之,熬燥,复渍之,满三度色黑,治服方寸匕,日三。

治金疮苦不瘥方。

白杨木白皮熬令燥,末,服方寸匕,日三服,又以末敷疮中,即愈。

治金疮,刺痛不可忍,百方不瘥方

葱一把,水三升煮数沸,渍疮,即止。

治金疮烦痛,大便不利方。

大黄　黄芩等分

上二味捣筛为末,炼蜜和丸,先食饮服如梧子七丸,日三。

金疮　以桑白皮裹,令汁入疮中,或石灰封,并妙。

凡金疮出血必渴,当忍唉燥食,不得饮粥及浆,犯即血出杀人。

凡出血不止,粉龙骨末于疮上,立止。

又方　割取人见著鞋上有断乳十枚,布疮上,立止。

又方　末雄黄,敷疮,当沸汁出,即瘥。

又方　刮贝子末,服一钱匕。

又方　煮葛根,食之如食法,务令多。

兵疮方。

捣车前汁,敷之,血即止。

又方　以人精涂之,差。

又方　以柳絮裹敷之,血便止。

又方　以熟艾急裹,数日乃解。

又方　以人尿屎相和,绞取汁,饮三升,顿服令尽。

金疮惊而坚肿,剧者杀人方。

捣生地黄蛴螬虫,敷之。烧瓦,熨其外令温,地黄燥则易,瓦冷则易。

凡刺在肉中不出方。

牛膝根茎捣,敷之,即出,虽已合犹出也。

正观中,有功臣远征,被流矢中其背胛上,矢入四寸,举天下名手出之不得,遂留在肉中,不妨行坐,而常有脓出不止。永徽元年秋,令余诊看,余为处之**瞿麦丸方**。

瞿麦二两　雄黄一两半,研　干地黄　王不留行各五分　麻黄去节　茅根　败酱　防风　雀李根皮　牛膝　大黄　蓝实　石龙芮　蔷薇根皮各两

上一十四味捣筛为末,炼蜜和,丸如梧子,酒服十丸,日二,稍稍加至二十丸,以知为度。忌猪鱼生冷等,可直断口味。凡箭镞及折刺入身中,四体皆急,当合此药服之,令四体皆缓,缓则其镞必自跳出。余常教服此药与断肉,遂日日渐瘦,其镞遂跳出一寸,戴衣不得行,因即错却,乃得行动,已觉四体大缓,不比寻常,终冬至春,其镞不拔自然而落,取而量之,犹得三寸半。是以身必须断口味令瘦,肉缓刺则自出矣,故以记之。

又方　磁石末,敷之,止痛断血。

凡金疮深,不用早合,若合则以滑石朱粉,则不合。治凡竹木刺在肉中方。

以羊屎和猪脂,涂之,出矣。

又方　鹿角末,水和涂之,即出。

治因风水肿方。

卒刺涉水成肿。取韭并盐捣,置上,以火炙药上,热彻即愈。

火烧疮方。

取新牛屎,承热涂之。

又方　烧桃叶,盐和煮作汤,洗之。

又方　以酱汁涂,立愈。

又方　桑灰水敷,干则易。

又方　井底青泥涂之,佳。

又方　青羊髓涂之,佳。无青羊,白黑羊亦得。

治灸疮,及汤火所损,昼夜啼呼不止,兼灭瘢方。

羊脂半两　猪脂一分　松脂半两　蜡一分

上四味,于松明上以小铫火烧猪脂等皆消,以杯承取汁,敷之。松明是肥松木节也。

治灸疮脓坏不瘥方。

腊月猪脂一斤　薤白十枚　胡粉一两

上三味,先煎薤令黄,去之,绵裹石灰一两煎,去之,入胡粉膏中令调,涂故帛上,贴之,日三度。

又方　白蜜一两　乌贼鱼骨

上二味捣末,相和涂上,三五度瘥。

治火疮方。

柏白皮半两　竹叶一两　甘草二两

上三味,以猪膏一斤煎三沸,三上三下,药成去滓,待冷涂之。《集验》有地黄四两。

治漆疮方。

汤渍芒硝五两令浓,涂,干即为勿住。

又方　取市上磨刀石槽中泥津,涂之。

又方　取矾石内汤中,洗之。

又方　羊乳汁涂之。

又方　漆姑草挼,敷之。

又方　末贯众,涂之。

沙虱第六方三十一首

治沙虱毒方　以麝香大蒜合捣,以羊脂和,著小筒中,带之。

又方　雄黄　朱砂　常山等分

上三味,五月五日午时童子合之。

治水毒方　凡水毒中人,似射工,初得之恶寒,头微痛,目眶疼,心中烦懊,四肢振焮,腰背百节皆强,筋急,两膝疼,或吸吸而热,但欲睡,旦醒暮剧,手足逆冷,二三日则腹中生虫,食人下部,肚中有疮,不痛不痒,令人不觉,急治之,过六七日下部出脓溃,虫上食五脏,热盛烦毒,下痢不禁,八九日名工不能医救矣。觉得之当早视,若疮正赤如截者为阳毒,若疮如鳢鱼齿者为阴毒,犹小缓,不过二十日杀人。欲知是中水毒,当作五六斗汤,以小蒜五升㕮咀,投汤中,消息勿令大热,去滓以浴,若身体发赤斑文者,则非他病也。

水毒方　捣苍耳取汁,服一升,以绵沾汁渟,导下部中,日三。

又方　取蓼一把,捣取汁,服一升,不过三服。

又方　取蓝一把捣,水解以洗面目身令遍。

又方　取大莓根末,饮之,并导下部。生虫者用汁。夏月常多赍此药屑入水浴,以方寸匕投水上流,无所畏,又辟射工,凡洗浴以少许投水盆中,即无复毒也。

螲蟷尿疮方　取茱萸东引根土,以醋和,涂。

又方　烧鹿角末,和醋,敷上。已有疮汁出者,烧道边故蒲席,敷之。疮表里相当,一名浸淫,取猪牙车骨年久者槌破,烧令脂出,热涂之。

螲蟷疮方　取小豆末,醋和,涂之,干即易。小儿以水和。

又方　取楝木枝若皮烧灰,敷上,干者膏和。亦治小儿秃及诸恶疮。

又方　取槐白皮半斤切,醋浸半日,去痂洗之,日五六。

狐尿刺方　凡诸螳螂之类,盛暑之时多有孕育,著诸物上必有精汁,其汁干久则有毒,人手触之,不王相之间则成其疾,名曰狐尿刺,日夜碜痛,不识眠睡,百方治之不瘥,但取蒲公英茎叶根,中断之,取白汁涂之,令厚一分,涂即瘥,神验。

凡热伤疮及狐尿刺,肿痛不可忍,并风寒者。

皆马屎若生桑木趣得烟多,熏之汁出,即愈。

恶刺方　五月蔓菁子捣末,和乌牛乳,封之。无,即凡牛乳亦得。

又方　取野狐屎烧灰,腊月猪膏和,封孔上。

又方　取桑灰汁热渍,冷即易。

又方　以针砂和胶清,涂之。

又方　取故鞋网如枣大,妇人中衣有血者如手掌大,到勾棘针二七枚,三味合烧作灰,以腊月猪膏和,涂之,虫出。

又方　蔓青子五升

上一味微熬末研,小儿尿一升合,内疮口中,周回厚一寸,以糖火烧一升,投内疮于中渍之,立愈。

又方　煮槐白皮,取汤渍之。

又方　以苦瓠煮作汤,渍之。

又方　取五月五日蛇皮烧灰,腊月猪膏和,敷之。

又方　取故鞍鞴旃烧灰,腊月猪膏和,封之,虫出。

又方　取樗根白皮切一升,泔渍,煮三沸,内孔中,亦可渍之。

肉刺方　割头令血出,内铅丹如米许,曝之。

又方　以刀割却,以好墨涂遍,瘥。

狗咬方 即以冷水洗疮,任血出勿止之,水下血断,以帛裹,即愈。

蛇啮方 以人屎厚涂,以帛裹缚,登时毒消。

蛇毒方 重台末唾和,封,瘥,大验。

蛇蜂毒方 取瓦子摩其上,唾二七讫,然后抛瓦子,却安旧处。

瘿病第七方九首

治五瘿方 取鹿厌酒渍令没,火炙干,内于酒中,更炙令香,含咽汁,味尽更易,尽十具即愈。

又方 小麦面一斤 特生礜石十两,烧 海藻一斤

上三味,取三年醋一升渍小麦面,曝干,更浸令醋尽,各捣为散,每服两方寸匕,日四五服,药含乃咽之。忌姜辛猪鱼生菜辛菜吹火读诵及大语用气。

又方 昆布三两 海蛤二两 松萝二两 海藻三两 白蔹二两 通草二两 桂心二两

上七味捣为散,每以酒服方寸匕,日三服。

又方 小麦一升 醋一升,夜浸昼暴 昆布洗,各二两 海藻洗

上三味捣为散,食后饮服方寸匕,日三,以瘥为度。

又方 昆布一两 海藻一两 海蛤二两 半夏一两,洗 细辛一两 土瓜一两 松萝一两 通草二两 白蔹二两 龙胆二两

上一十味捣筛,酒服方寸匕,日再。不得作生活劳动也。

又方 昆布二两

上一味切如指大,醋渍,含咽汁尽,愈。

又方 海藻一斤 小麦面一升

上二味,以三年醋一升以溲面末,曝干,往反令醋尽,合捣散,酒服方寸匕,日三。忌怒。

陷脉散　主二十三十年瘿瘤,及骨瘤石瘤,肉瘤脓瘤,血瘤,或大如杯盂,十年不瘥,致有漏溃,令人骨消肉尽,或坚或软或溃,令人惊惕,寐卧不安,体中挛缩,愈而复发,治之方。《千金》云陷肿散。

乌贼鱼骨一分　白石英半两　石硫黄一分　紫石英半两　钟乳半两,粉　干姜一两　丹参三分　琥珀一两　大黄一两　蜀附子一两,炮,去皮

上一十味捣为散,贮以韦囊,勿令泄气,若疮湿即敷,无汁者以猪膏和,敷之,日三四,以干为度。若汁不尽者,至五剂十剂止,勿惜意不作也。著药令人不疼痛。若不消,加芒硝二两,益佳。《千金》有胡燕屎一两。

治瘿方

菖蒲二两　海蛤一两　白蔹一两　续断一两　海藻一两　松萝一两　桂心一两　蜀椒一两,汗,去目闭口者　羊靥二百枚,炙　神曲三两　半夏一两,洗　倒挂草一两

上一十二味各捣下筛,以酱清、牛羊髓脂丸之,一服三丸如梧子,日一服。

阴病第八方一十四首

治丈夫阴下痒湿方　以甘草一尺,水五升煮,洗之。生用。

又方　以蒲黄粉之,不过三。

治丈夫阴肿大如斗,核中痛方。

雄黄一两,研粉　礜石二两,研　甘草一尺,生用

上三味,以水一斗煮取二升,洗之,神良。

治丈夫阴头痛肿,师所不能医方。

鳖甲一枚

上一味烧焦,末之,以鸡子白和,敷之。

治丈夫阴头生疮,如石坚大者方。

刀刮虎牙及猪牙末,猪脂煎令变色,去滓,日三涂之。

又方　乌贼鱼骨末,粉之,良。

治妒精疮方　丈夫在阴头节下,女人在玉门内,似甘疮,作白䘌蚀之大痛,其甘即不痛。以银钗绵缠腊月猪脂熏黄,火上暖,以钗烙疮上令熟,取干槐枝湆涂之,以麝香敷疮上令香,黄矾、青矾末敷之,小便后即敷之,不过三度。

治男女卒阴中生疮痒湿方。

黄连　栀子各二两　甘草一两　蛇床子二分　黄柏一两

上五味下筛,粉之,干者以猪脂和涂上,深者绵裹内中,日三。

治下部痛痒生疮,**槐皮膏方**。

槐白皮五两　赤小豆一小合　白芷二两　楝实五十枚　桃仁五十枚,去皮尖双仁　甘草二两,生　当归二两

上七味切,以苦酒渍一宿,旦以猪膏一升微火煎,白芷黄即成,去滓,摩上,日再,并内下部中三寸,瘥。

治阴茎头疮方。

当归三分　黄连半两　桃仁二两,去皮双仁　小豆一分　槐子半两

上五味作末,粉疮上,日三。

治阴头生疮方　蜜煎甘草,涂之,即瘥,大良效。

治阴疮黄汁出方　煮黄柏汁,冷渍,敷蛇床黄连末,极效。

又方　桃仁二七枚熬令黄,去皮尖双仁,末之,酒服,良。

又方　生地黄一把并叶捣,取汁饮之,良。

卷第二十一　万病

总疗万病第一

论曰:后生志学者少,但知爱富,不知爱学,临事之日,方知学为可贵,自恨孤陋寡闻。所以愍其如此,忘寝与食,讨幽探微,缉缀成部,以贻未悟。有能善斯一卷,足为大医。凡膈上冷,少腹满,肠鸣,膀胱有气,冷利者,当加利药,服讫当利出泔淀青黄水青泥,轻者一两度加利药,去病即止,重者五六度加利药,得日三频大利,方得尽其根源,病乃永愈。其利法至巳时以来两行三行即定,亦自如旧,终不成利病也。凡病在上膈,久冷痰癖积聚,疝瘕癥结,宿食坚块,咳逆上气等固病,终日吐唾,逆气上冲胸胁及咽喉者,此皆胃口积冷所致,当吐尽乃瘥,轻者一二度,重者五六度方愈。其吐状:初唾冷沫酸水,次黄汁,重者出赤紫汁。若先患注人,当出黑血,下吐药大吐,吐时令人大闷,须臾自定,不令人虚惕,得冷饮食已,耳不虚聋,手足不痹。亦有人当吐时,咽中有一块物塞喉,不能得出者,饮一二合药酒,须臾即吐出一物如拳许大,似段鸡子中黄,重者十块,轻者五六枚。上件等疾状,病之根本。若今日不出此根本之疾,虽得名医与一二剂汤药押定,于后食触,其病还发。善医者当服此药,一出根本,即终身无疾矣。

吐利出疾法。

凡长病人,虚赢人,老人贵人,此等人当少服,积日不已,病当内消也,不须加吐利药。凡加吐利药,伤多。吐利若不止者,水服大豆屑方寸匕,即定。卒无豆屑,嚼蓝叶及乌豆叶亦得定。丈夫五劳七伤,阳气衰损,羸瘦骨立者,服之即瘥,旬月之间,肌肤充悦,脑满精溢,仍加补药,加法在后章中。

疗风方 用药多少法。

历节风二十两,酒五斗;贼风热风大风,用药与历节同;偏风猥退,摊缓风,十二两,酒三斗。

上以上风皆带热,须加冷药,仍须利药,得利佳也。

贼风掣纵,八两,酒二斗;湿风周痹,八两,酒二斗;脚腰挛痛,十二两,酒三斗;筋节拘急,八两,酒二斗;食热如针刺,八两,酒二斗;热病后汗不出,初觉三服,一服一盏,年久服一升;口喎面戾,一目不合,四两,酒一斗,年久十二两,酒三斗;起即头旋,四两,酒一斗;头面风似虫行,八两,酒二斗;心闷欲呕吐,项强,欲阴雨即发者,八两,酒二斗;因疮得风口噤,脊背反张如角弓,五服,一服一盏。

疗冷病方。

积冷淡癖,瘦者四两,酒一斗,强者六两,酒一斗半;淡饮疝瘕,六两,酒一斗半;宿食吐逆,四两,酒一斗;癥癖肠鸣,噫,八两,酒二斗;癞痔癖块,咳嗽上气,二十两,酒五斗;奔豚冷气,六两,酒一斗半;噎哕呕痢,六两,酒一斗半;久疰,八两,酒二斗;卒中恶忤,心腹胀满,气急垂死,三服,一服一盏,当大吐,吐出血;瘴气,三服;蛊毒,五服;温疟,五服;痎疟,五服;冷痢,六两,酒二斗半;久劳,八两,酒一斗。

疗妇人方。

其风冷等准前。带下,十二两,酒三斗;崩中,六两,酒一斗半;月水不通,六两,酒一斗半;冷病绝产,六两,酒一斗半;断绪,八两,酒二斗;产后诸疾,八两,酒二斗;月水不调,月前月后,乍多乍少,四两,酒一斗;落身后病,六两,酒一斗半;重者子宫下垂,十二两,酒三斗。

大排风散　主一切风冷等万病方。

芫花　狼毒　栾荆　天雄去皮　五加皮　麻花　白芷　紫菀　乌头去皮　附子去皮　莽草　茵芌　栝楼　荆芥　踯躅　莞花　大戟　王不留行　赤车使者　麻黄各二十分　石斛　半夏　石南　薯蓣　长生各十四分　藜芦七分　狗脊　人参　牛膝　苁蓉　蛇床子　菟丝子　草薢　车前子　秦艽各七分　薏苡　五味子　独活　藁本　柴胡　牡丹　柏子仁　芎䓖　芍药　吴茱萸　桔梗　杜仲　桂心　橘皮　续断　茯苓　细辛　干姜　厚朴　茯神　山茱萸　防己　黄芪　蜀椒　巴戟天　高良姜　紫葳　黄芩　当归　菖蒲　干地黄　通草各四分

上六十七味勿熬炼,直置,振去尘土,即捣,粗筛下,药三两,黍米三升,曲末二升,上酒一斗五升,净洮米,以水五升煮米极熟,停如人肌,下曲末熟搦,次下散搦如前,次下酒搅之百遍,贮不津器中,以布片盖之一宿,旦以一净杖子搅三十匝,空腹五更温一盏服之,以四肢头面习习为度。勿辄加减,非理造次,必大吐利。欲服散者,以绢筛下之,一服方寸匕,只一服,勿再也,水饮浆酒皆得服之。丸服者,蜜和,服如梧子七丸。惟不得汤服也。须补者,药少服,令内消,即是补也。《千金方》有白术、食茱萸,无麻花、半夏、赤车使者、高良姜、紫葳,止六十四味,名芫花散,一名登仙酒,又名三建散。按后加减法中有远志,而此方中无,疑此脱远志也。凡服此药,法先多服,令人大吐下利三五度后,乃少服,方可得益也。其加增药法如下:

麻花　乌头　王不留行　赤车使者　麻黄　踯躅　茵芌　芫

花　五加皮　白芷　莽草　附子　栝楼　荆芥　天雄　芎䓖　藁
本　薯蓣　巴戟天　细辛　独活　当归　黄芪　干姜　厚朴　防
己　山茱萸　大戟　萆薢　桔梗　牡丹　柏子仁　狗脊　薏苡
秦艽　菖蒲

上三十六味并主风多者,患之者准冷热加减之。

苁蓉　芎䓖　续断　蛇床子　王不留行　桔梗　芫花　天雄
附子　踯躅　茵芋　当归　秦艽　芍药　干姜　狗脊　萆薢
石南　蜀椒　干地黄　菖蒲　薯蓣　石斛　牛膝　细辛　柴胡
车前子　桂心　柏子仁　五加皮　杜仲　薏苡

上三十二味主湿痹腰脊,患之者准冷热加减之。

秦艽　藁本　狗脊　萆薢　通草　石南　芎䓖　续断　牛膝
干地黄　石斛　薏苡　菟丝子　杜仲　天雄去皮　附子去皮

上十六味主挛急弹曳,患之者准冷热加减之。

莽草　防己　藜芦

上三味主身痒疥瘙,患之者准冷热加减之。

紫菀　牡丹　茯苓　茯神　柏子仁　莽花　人参　远志
细辛

上九味主惊痫,患之者准冷热加减之。

蜀椒　长生　踯躅

上三味主鬼魅,患之者准冷热加减之。

紫菀　芫花　藜芦

上三味主蛊毒,患之者准冷热加减之。

高良姜　桔梗　芫花　山茱萸　茯苓　人参　柴胡　牡丹
莽花　苁蓉　巴戟天　芍药　干姜　附子　乌头去皮　麻黄
莽草

上一十七味主痼冷积聚,腹痛坚实,患之者准冷热加减之。

厚朴　橘皮　桔梗　大戟　藜芦　半夏　干姜　藁本　人参
吴茱萸

上一十味主腹痛胀满吐逆,患之者准冷热加减之。

茯苓　厚朴　芫花　半夏　细辛　乌头　黄芩　柴胡　山
茱萸

上九味主淡实,患之者准冷热加减之。

厚朴　干姜　紫菀　茯苓　桔梗　芫花　乌头　人参　细辛
柴胡

上一十味主胸满痛,患之者准冷热加减之。

紫菀　薯蓣　石斛　细辛　巴戟天　牡丹　当归　人参　菖
蒲　五味子　桔梗　柏子仁　吴茱萸　山茱萸　干地黄

上一十五味主补五脏虚损,患之者准冷热加减之。

柏子　续断　黄芪　薯蓣　芍药　巴戟天　五味子

上七味主益气,患之者准冷热加减之。

肉苁蓉　蛇床子　五味子　附子　天雄　萆薢　栝楼　薯蓣
远志　巴戟天　菟丝子　牛膝　柴胡　车前子　细辛　茯苓
杜仲　五加皮　石斛

上一十九味主益精髓,患之者准冷热加减之。

干地黄　菟丝子　天雄　附子

上四味主补骨髓,患之者准冷热加减之。

当归　藁本　白芷　干地黄　五加皮　石斛　菟丝子　薯蓣
五味子　厚朴

上一十味主长肌肉,患之者准冷热加减之。

五加皮　杜仲　续断

上三味主阴下湿痒,患之者准冷热加减之。

茯苓　人参　栝楼

上三味主消渴,患之者准冷热加减之。

栝楼　茯苓　芍药　橘皮　秦艽　山茱萸　车前子

上七味主利小便,患之者准冷热加减之。

菖蒲　栝楼　山茱萸

上三味止小便利,患之者准冷热加减之。

人参　细辛　菟丝子　狗脊

上四味主明目,患之者准冷热加减之。

芎䓖　白芷

上二味主止泪,患之者准冷热加减之。

细辛益肝气　远志　人参补心气

上三味补益气,患之者准冷热加减之。

石南　草薢　狗脊　车前子　石斛

上五味补养肾气,患之者准冷热加减之。

蜀椒　当归　麻黄　桂心　吴茱萸　紫菀　莞花　藜芦　附子　半夏　乌头　菖蒲　远志　细辛　芫花　五味子

上一十六味主咳嗽上气,患之者准冷热加减之。

蛇床子　石斛　细辛　薯蓣　橘皮

上五味主下气,患之者准冷热加减之。

附子　干姜　人参　桂心　橘皮　厚朴

上六味主霍乱,患之者准冷热加减之。

黄芪　通草主漏　厚朴　山茱萸　莽草主三虫　紫菀　当归　白芷主崩中带下　黄芩　蛇床子主寒热漏　芎䓖　牛膝　栝楼　紫葳

上一十四味主月闭,患之者准冷热加减之。

麻黄　栝楼　柴胡　桂心　芍药主伤寒　通草　菖蒲　远志
人参主健忘　附子　黄芩　干姜　蜀椒主下利　紫菀　茯苓
芎䓖

上一十六味主唾稠如胶,患之者准冷热加减之。

论曰:所加之药非但此方所须,普通诸方,学者详而用之。

阿伽陀丸主万病第二

阿伽陀药　主诸种病及将息服法,久服益人神色,无诸病方。

紫檀　小蘗　茜根　郁金　胡椒各五两

上五味捣筛为末,水和,内臼中更捣一万杵,丸如小麦大,阴
干,用时以水磨而用之。诸咽喉口中热疮者,以水煮升麻,取汁半
合,研一丸如梧子大,旦服之,二服止,禁酒肉五辛,宜冷将息;诸下
部及隐处有肿,以水煮牛膝干姜等,取汁半合,研一丸如梧子大,旦
服之,四服止,禁酒肉五辛生冷酢滑;诸面肿心闷因风起者,以水煮
防风,取汁半合,研一丸如梧子,旦服之,二服止,不须隔日,禁酒五
辛醋肉;诸四体酸疼,或寒或热,以水煮麻黄,取汁半合,研一丸如
梧子,旦服止,禁酒肉及面五辛。诸䗪下部有疮,吞一丸如梧子大,
又煮艾、槐白皮,取汁半合,研一丸,灌下部二度,禁酒肉;诸卒死,
服者多活,看其人手脚头面腹肿,观颜色无定,若有此色而加痢者,
并不堪治,以冷水弱半合研二丸如小豆,灌口,一服不瘥,更与一
服,若损,惟得食白粥盐酱,禁酒肉五辛;诸被魇祷,当心常带一丸,
又以水一酸枣许研一丸如小豆,服之,三服止,无所禁忌;诸被蛇及
恶兽等毒,若未被其毒,直须辟除,随身带行,便即远离入草,已被
毒者,以麝香一相思子大,又以水一酸枣许,共药一丸如小豆,于水

内研,服,并以紫檀以水研取汁,用研药涂其疮毒处,禁酒肉五辛;诸被一切鬼神及龙毒气者,其人饥渴寒热,时来时去,不知痛处,或恍惚,龙毒者其人昏昏似醉,肤体斑駮或青,取药一丸如梧子,以水酸枣许共药研,灌鼻,及服二服止,无所禁;诸被鬼绕纠,失心癫狂,莫问年月远近,以艾汁一酸枣许研药二丸如小豆,服之,若无青艾,取干艾水浸搦取汁用亦得,四服止,并带一丸,常可随身,口味无所禁忌;诸传尸复连,梦想颠倒,身体瘦损,不知病所,乍起乍卧,先以水研雄黄一梧子大,取汁酸枣许,研二丸如小豆大,服之,二服止,并挂一丸著病者房门上,及带一丸随身,口味无忌;诸消渴者,以朴硝少许,以水搅消取汁半合许,研二丸如小豆,服之,七服止,禁五辛酒肉面;诸患淋,不问远近,以芒硝少许,以水搅取一酸枣许汁,研药二丸如小豆大,服之便止,禁酒肉;诸患丁肿,以水一升煮玄参,取汁研药,服三服止,又以水半合研玄参根,取汁和药,涂上三遍,不须隔日,惟食白粥饭,自外盐以上皆不食;诸卒胸膈热,眼暗口臭,以水煮苦竹叶,取汁半合,研药一丸如梧子,二服止,禁酒肉;诸难产,以荪蒋二匕水煮,取汁半合,研药一丸,服之,若无荪蒋,研姜黄取汁研药,吞一丸,空吞亦得,将息如产时;诸热疮,无问远近,以水煮大黄,取汁半合,研药一丸如梧子,服之,二服止,又水研大黄取汁,以药一丸研,涂疮上,日三遍,禁房面五辛,宜令将息;诸吐血,若因热吐者,不问远近,服之并瘥,冷吐者不治,以葛蒲汁一酸枣许研药二丸如小豆,服之,四服止,须微暖将息,忌酒肉五辛;诸鼻中血不止,以刺蓟汁一酸枣许研二丸如小豆,服之,并研灌鼻,二服灌止,若无刺蓟之时,取干者水煮取汁,依前法服,禁酒肉五辛;诸噎病,以水研栝楼,取汁一鸡子大,研药一丸如小豆,服之,四服止,忌生冷;诸赤白带下,以牡丹皮、刺蓟根各二分,以水二升煮取一升,分五服,研药一丸如梧子,服之,五服止,禁生冷五辛酒肉;后补法:地榆二分,桑螵蛸二分一云桑耳,上二味水二升煮取汁一合,分作二服,取汁一合,研药一丸服之;诸得药毒,以冷水半合研药一丸如梧子,服之,二服止,禁酒肉五辛,宜五日冷将息;诸卒得恶忤,以人乳汁半合研药一丸如梧子大,灌鼻,以水半合研药一丸如梧子,灌口,三日禁食;诸寒疟,以水一升煮恒山一两,取汁半合,研药一丸如梧子大,服之,二服止,先取药如麻子大,以冷水研,灌鼻中三四嚏,病者垂头卧,便得痛痒,又更灌一边令相续,然后服药,七日少食,禁如前;诸蜃甘湿,以生犀角、白檀香,以水煮取汁一鸡子壳许,研药二丸如小豆,并蚺蛇胆一丸共研,服之,三服止,若甘湿,药及蚺蛇胆各丸之,以绵裹,内于下部中,三度止;诸益神色,除诸病,辟恶气,每日以白蜜如枣核大研药一丸如小豆,服,长带少许,亦禁如前;诸草药毒迷闷,以泥裹冬瓜烧,绞取汁半合,研一丸如梧子,服之,若无冬瓜,用水服之,三日慎食;诸眠惊恐,常带药一丸如梧子,夜卧安头边,不得著身,每夜欲卧服一丸如梧子,以水一升煮牡蒙二分,取汁半升,分三服,七日慎食;诸心劳虚弱,以水煮茯神、人参,取汁半合,研一丸,服之,十服以上止,慎生冷;诸心风虚热,以竹沥渍防风,捣绞取汁半合,研一丸如梧子,服之,七服止,慎酒肉五辛醋面;诸心惊战悸,以水一升,切茯苓、牡蒙、远志各二分,煮取汁半升,分三服,一服研一丸服之,五服止;诸多忘恍惚,以水煮人参,取汁半合,研一丸服之,五服止,亦可七服,慎如前;诸温疫时气,以水煮玄参,取汁一合,研一丸如小豆,服之,四服止,量宜缓急,惟得食粥及冷食,余皆禁,若患劳家递相染,煮服时并取艾作炷长三寸,门阃当心灸七壮,即解;诸呕吐水,煮白檀生姜,取汁半合,研一丸如梧子,服三服止,七日慎食如前;诸哕病,水一升煮通草、橘皮各半两,取汁三合,分再服,研二丸如小豆,服之,二服止,慎生冷;诸小儿惊啼,以水煮牡蒙,取汁半合,研一丸如梧子,涂乳上,令儿饮,乳母慎酒肉五辛;诸产后血结,以生地黄汁半合研一丸如梧子,服之,二服止,血便消下,忌食酒肉;诸热风痹风气相击,令皮肤厚涩,关节不通,以防风、牡荆子各一分,荜茇一分,以水一升煮取汁三合,分三服,每旦一服,研一丸如梧子大,服之,十服止,慎酒肉五辛;诸热风上冲,头面上痒,鼻中痒,兼时行寒热,若食呕吐,以人参一分,防风、生姜各二分,以水一升五合煮取汁三合,分三服,取汁一合,研一丸如梧子,服之,七服止,慎如上法;诸黄疸病,以黄芩、苦参各二分,以水一升煮取五合,分三服,一服研一丸如梧子,服之。若渴,内茯苓、栝楼各二分,依前以水煮服,惟得与粥;诸卒失瘖不语,以防风一两和竹沥捣绞,取汁半合,研一丸如梧子,二服止,即语,重者不过五服,禁酒肉醋面生冷等;诸怀孕三月以上至临产,不问月日多少,忽染种种疾,或好伤落,及至水肿,天行时气,此医人不许服药,惟得此药三服以上,重者不过十服,即瘥,母子不损,平安分解,前件诸病可作汤研药服之,甚良;诸产后先痢鲜血后杂脓,及腹中绞痛,橘皮、桔梗各二分,生姜一两,水一升煮取半升,分三服,一服研一丸如梧子,服之,七日慎生冷油腻醋面;诸小儿新得风痫,以竹沥半合研一丸如梧子,服之,二服止,慎如前;诸女子数伤胎,带一丸如酸枣大,夜即解安头边,不得著身,每旦服一丸如梧子,三日止,无忌;诸卒腹胀,水煮当归,取汁半合,旦服一丸如梧子,二服止,慎生冷;诸脐下绞痛,以水煮芎䓖,取汁半合,研一丸如梧子,三服止,七日慎食生冷;诸蛇蝎蜈蚣毒,以水磨郁金,取汁半合,研一丸如梧子,服之,二服止,并研一丸如小豆,遍涂疮上,忌如前;诸霍乱因宿食及冷者,吐逆,腹中绞痛,吐痢,若冷者,以桔梗、干姜,以水煮取汁一酸枣,研二丸如小豆,二服止,因热者,用栀子仁以水煮取汁,依前法服,皆慎生冷;诸注病,以水煮细辛,取汁一酸枣许,研二丸如小豆,服之,五服止,冷者温将息;诸中恶,以水煮甲香,取汁一酸枣许,研二丸如小豆,服之。

耆婆治恶病第三 方一十一首　论七首

论曰:疾风有四百四种,总而言之,不出五种,即是五风所摄。云:何名五风? 一曰黄风,二曰青风,三曰白风,四曰赤风,五曰黑风,其风合五脏,故曰五风。五风生五种虫:黄风生黄虫,青风生青虫,白风生白虫,赤风生赤虫,黑风生黑虫。此五种虫食人五脏:若食人脾,语变声散;若食人肝,眉睫堕落;若食人心,遍身生疮;若食人肺,鼻柱崩倒,鼻中生息肉;若食人肾,耳鸣啾啾,或如车行雷鼓之声;若食人皮,皮肤顽痹;若食人筋,肢节堕落。五风合五脏,虫生至多,入于骨髓,来去无碍,坏于人身,名曰疾风。疾风者,是癞病之根本也。病之初起,或如针锥所刺,名曰刺风;如虫走,名曰游风;遍身掣动,名曰胴风;不觉痛痒,名曰顽风;肉起如桃李小枣核,从头面起者,名曰顺风;从两脚起者,名曰逆风;如连钱团圆,赤白青黑斑驳,名曰癜风。或遍体生疮,或如疥癣,或如鱼鳞,或如榆荚,或如钱孔,或痒或痛,黄汁流出,肢节坏烂,悉为脓血,或不痒不痛,或起或灭,青黄赤白黑变易不定。病起之由,皆因冷热交通,流入五脏,通彻骨髓,用力过度,饮食相违,房室不节,虚动劳极,汗流遍体,因兹积热,风热彻五脏,饮食杂秽,虫生至多,食人五脏骨髓皮肉筋节,久久坏散,名曰癞风。是故论曰:若欲疗之,先服阿魏雷丸散出虫,看其形状青黄赤白黑,然后与药,疗千万,无有不瘥。胡云迦摩罗病，世医拱手，无方对治，名曰正报，非也，得此病者多致神仙，往往人得此疾，弃家室财物入山，遂得疾愈而为神仙。今人患者，但离妻妾，无有不瘥。

阿魏雷丸散方

阿魏　紫雷丸　雄黄　紫石英各三分　朱砂　滑石　石胆　丹砂　藋芦　白蔹　犀角各半两　斑蝥去足翅　芫青去足翅，各四十枚　牛黄五分　紫铆一两

上十一五味捣筛为散，空腹服一钱匕，清酒二合和药饮尽。大饥，即食小豆羹饮为良，莫多食，但食半腹许即止，若食多饱，则虫出即迟。日西南空腹更一服，多少如前。若觉小便似淋时，不问早晚，即更服药，多少亦如前，大饥即食。若觉小便时，就盆子中出看之，虫从小便出，当日即出，或二日三日乃出，或四日五日出，或杀药人七日始出。其虫大者如人指，小者大如小麦，或出三四枚，或五六枚，或七八枚，或十枚，或三二十枚。黄虫似地黄色，赤虫似碎肉凝血色，白虫似人涕唾，或似鱼脑，或似姜豉汁，青虫似绿，或似芫青色，黑虫似墨色，或似烂椹，又似黑豆豉。其虫得药者死，死者即从小便中出，大便中亦有出者，不净不可得见。若出黑色虫，即是黑风，不可理之，无方可对。若出黄虫，即是黄风，当用小便七八升大瓮盛之，如灶法安瓮不津者，盛小便中，常令使暖，入中浸身，一日再三度，一入中坐浸如炊二三斗米顷，若心闷即出汤，数食莫令饥，虚则于人无力，七七四十九日即为一彻，以瘥为度。或一年二年忌房室，房室脉通，其虫得便，病即更加。其患非冷热风治如此，此是横病，非正报也。若出青虫，即是青风，患起由冷风至多，其虫皆青，即是东方木中毒风，青虫宜服自身小便，亦名花水，亦名

清汤,亦名还中水。服法:空腹服一七日,一服六合,旦起日初出即服,服不过一升。饥即食,不得食五辛猪肉鸡犬秽食臭恶之食,大嗔怒房室皆忌之,服法第一忌之。至二七日,一日再服,服别四合,服小便常取空腹服之,则不过一升。三七日,一日三服。至四七日,小便出即服,乃至周年,以瘥为度,服之不过一升。百日外小便至少,一日之中止可一度二度服之,服大香美好,如羹如浆。忌法三年,犯则难瘥,不犯永愈。青虫如此是横病,非正报也。出白虫者即是白风,赤虫者即是赤风,同为一等疗。二风由热为根,虫皆赤白,乃是南风西风入五脏,通彻骨髓,成患为疾。此之二风,与苦参硝石酒饮之,除患最疾,热去,其患即愈。

苦参硝石酒方浸酒法在后。

苦参　硝石　好清酒

上三味,先与清酒下硝石浸之二七日或三七日,然后与苦参同入酒瓮中盛,浸之七日,渐渐服之。饮法:空腹服之,一日三服。初七日中一服如半鸡子许,七日后可饮一升,任情饮之,多则为善,患去则速,风动亦多。勿使醉吐,宁渐少饮,不用多饮。赤白二风,此药至日,无有不愈,余非难治。何以故?热为根本,故苦参能治热,硝石除热消虫,赤白二虫但闻硝石气,皆变为水,能去热根本。若患赤白二风,不问年月,多者五年以外,加黄硝石加酒,苦参乃至三四两,无有不愈,乃至三十年无鼻柱肢节堕落者,但非黑虫,皆悉永愈。第一忌房室大嗔怒大热,食禁粘食五辛生冷大醋酪白酒猪鱼鸡犬驴马牛羊等肉,皆为大忌,自余不禁。此为对治,非正报也。若人顽痹,不觉痛痒处者,当作大白膏药摩之,一日三四度,七日彻,或二三七日彻,乃至七七日四十九日名曰一大彻,顽痹即觉痒,平复如本,即止摩。若不平复,但使摩之,以瘥为限,不过两大彻三大彻,无有不愈。针刺灸烧割劫,亦不及摩之为良,乃至身上多有疮痕生,摩之悉愈。

大白膏方

白芷　白术　前胡　吴茱萸_{各一升}　芎䓖_{二升}　蜀椒　细辛_{各三两}　当归　桂心_{各二两}　苦酒_{四升}

上一十味,以苦酒浸药经一宿,取不中水猪脂十斤,铜器中煎令三沸,三上三下,候白芷色黄膏成,贮以瓶中,随病摩之,即愈。若遍体生疮,脓血溃坏,当作大黑膏摩之。

大黑膏方

乌头　芎䓖　雄黄　胡粉　木防己　升麻　黄连　雌黄　藜芦　矾石_{各半两}　杏仁_{去皮尖}　巴豆_{各四十枚}　黄柏_{一分}　松脂　乱发_{各如鸡子大}

上一十五味捣筛为末,以猪脂二升合药煎,乱发消尽膏成,用涂疮上,日三。先以盐汤洗,然后涂之。勿令妇女小儿鸡犬见。若患人眉睫堕落不生者,服药后经一百日外,即以铁浆洗其眉睫处所,一日三度洗之,生毛则速出,一大彻眉睫如本,与不患时同也。

浸酒法　苦参去上黄皮,薄切曝干,捣令散,莫使作末,秤取三十斤,取不津瓮受两斛者,瓮底钻作孔,瓮中底头著二三十青石子如桃李鸡子许大,过底孔上二三寸。然后下苦参下硝石末酒,一时著瓮中,遣童子小儿年十三四者和合调停,然后即与五六重故纸系瓮口,用小瓮口合上,泥之莫使漏气。取酒服时,法孔中出酒服之,一日一服,或再服亦得,还如法密塞孔勿漏泄,不得开瓮口取酒。酒欲尽时,开瓮口,取苦参滓急绞取酒,其滓去却,其酒密处盛之,莫使漏气。服酒法一一如前，无有不愈。若患不得差除者，皆由年多，十年者更作此药酒至两剂，无有不愈，依法如前。虽用良医治之，亦须好酒，须行忠直，不得不孝不义，患除则速矣。

论曰：苦参处处有之，至神良。黄硝石出龙窟，其状有三种：一者黄硝石，二者青硝石，三者白硝石。其形如盐雪，体濡，烧之融似曲蟮，见盐为水。硝石真者烧炼皆融，真伪可知。三种硝石，黄者为上，青者为中，白者为下。用之杀虫，皆不如黄者最良。黄硝石立杀人身中横虫，去虫至速，除大风大强药。青硝石者，至神大药，出在乌场国，石孔中自然流出，气至恶大臭，蜂蛇飞虫皆共宗之，其气杀虫。硝石与苦参酒相入，治热至良，去风至速，方稀有用时，乃胜于白硝石。此青硝石体状也，如似世间胶漆，成时亦如陈蜜，亦如饧铺，少必枯，体泽，又似尘污脂蜜，气味至恶。此药道士贵服，则去人身中横虫，不能得用时，先与三升酒浸之二十日，多日为佳，其势倍效，皆大验，然后与苦参同浸。

论曰：黄青白硝石等是百药之王，能杀诸虫，可以长生，出自乌场国，采无时。此方出耆婆医方论治疾风品法中，黄力三岁译后，演七卷治疾风品法云：服药时，先令服长寿延年符大验，荡除身中五脏六腑游滞恶气皆出尽，然后服药得力，其疾速验无疑，符力亦是不思议神力，先服药者无有不效。又生造药入瓮中时，令童子小儿和合讫，即告符书镇药，符镇在瓮腹，令药不坏，久久为好，一切神鬼不可近之矣。

论曰：疑师不治病，疑药不服之，服之即不得力，决意不疑者，必大神验。一切药有从人意即神，疑人必失，及久多必损，不疑久者有益，治病当有愈。医论如此说，是以令知服药先服药符大验，遣诸恶气药势,必当有效。朱书,空腹服之讫,即服药一如前说。

朱书此符。

先服此符,然后服药,一服之后更不须再服。书符用六合日,勿令小儿女子六畜鸡犬等见之,符成不忌。

论曰:病起从上者,名为顺病,病则易治,治则病疾愈;从下起者,名为逆病,难治,倍药可瘥。

论曰:患在五脏骨髓者,非汤药不愈;患在皮肤肉脉中者,针刺可瘥。汤药益人精神,久有益,患易除愈,尽其根源;针灸虽得目下解急,于人神浊。养性延年,要是汤药,非针灸之所及也。汤丸散酒,延年益寿;烧灸针刺,于身不利。

论云:疾有多种,所患不同,有虫癞疥癞,风癞金癞,木癞水癞,火癞土癞,酒癞面癞,此皆作癞。虫癞者,得即生疮,脓血溃烂,眉发堕落,三年烂坏,虫如马尾,此患难治,加药乃愈;疥癞者,状如癣瘙,身体狂痒,十年成大患,加药乃愈;风癞者,风从体入,或手足刺痛,风冷痹痴,不疗,二十年后成大患,加药乃愈;金癞者,是天所为,负功德祟,初得眉落,三年食鼻,鼻柱崩倒,难治,加药乃愈;木癞者,初得先落眉睫,面目痒如复生疮,三年成大患,宜急治之,加药乃愈;水癞者,先得水病,因却留停,风触发动,落人眉须,宜急治之,经年病成,加药乃愈;火癞者,先于身体生疮,如火烧疮,或断人肢节,七年落眉睫,八年成大患,难治,加药乃愈;土癞者,身体痞瘰如鸡子弹丸许,宜急治之,六年成大患,加药乃愈;酒癞者,饮酒大醉不觉,卧黍穰中,经夜方起,遂即成疾,眉须堕落,速治可差;面癞者,遍身有疮生虫,其虫形如面,举体艾白,此病难治,加药乃愈。

凡三十九种病,或面疱起,身体顽痹,不觉痛痒,或目圆失光,或言音粗重,或瞑蒙多睡,或从腰宽,或从足肿,种种不同,莫能识者,病非一般,或所得各异。若眉须堕落,皆由风冷因湿得之,或因汗入水,冷气太过,或饮酒大醉,湿地而卧,或立当风冲,树下露坐,或房室过度,流汗极体,取冷风入五脏,遂成斯患。是故论出患之所根本,药之分剂,未来病者按而用之,无有不愈。

浸汤方

桃 柳各十斤 莨菪 藜芦 乌头去皮 茵芋 丹参 楮叶白羊鲜 柏叶 谷皮 大黄 鬼扇 桑甲 藁本 枣叶 松叶食茱萸各二斤 盐五斤

上一十八味细剉,内大釜中,以水七斛煎取汁四斛,去滓,内槽中,令病者卧浸,旦至食时便出,日中时复入,日西复出。其汤常欲得暖,以自消息,出汤即用十种粉粉之,不得使风入,被覆温卧,使身汗流,病即瘥。若风多,可加药如下:

蒴藋 艾叶 瓜根 虎掌各三斤 菟丝 木防己 狐骨各五两矾石二两 大盐一升 马牙硝三两

上一十味捣筛为散,出汤,用粉粉身,使风不入。诸癞病生疮,一切诸恶疮,止用粉粉之,立瘥矣。

又作酒法

茵芋 乌头去皮 天雄去皮 附子去皮 蜀椒 防风 石南干姜 桂心 踯躅花 莽草 甘草各一两

上一十二味㕮咀,绢袋盛之,清酒一斗渍之,春秋七日,夏五日,冬十日,一服三合,日三服,以知为度。不知,渐增。禁如药法。

仙人黄灵先生用**天真百畏丸**,治一切癫病方。

淳酒二斗,以铜器中煮之减半,然后内药　丹砂　水银　桂心　干姜　藜芦　乌头炮,去皮　蜀椒汗　菖蒲　柏子仁各一两

上一十味捣筛为散,内酒中讫,复下淳漆二升,搅令相得,可丸如梧子,作九百丸,日服一丸,日三。十日眉须生,三十日复本也。

九霄君治十种大癫不可名状者,服之病无不愈方。

用三月庚寅日取蔓菁花四斤,阴干,末之,五月辛酉日取两井水一斗,内铜器中煎之令浓,然后内:

桂心末　附子末炮,去皮　藜芦末各一两　干漆末四合　石榴末一升

上五味药末搅使相和,煎令成丸如弹丸大,服一丸,即愈。若不瘥者,不过三四丸即愈,大验。此方出九霄君《守朴经》。

仙人治癫病,神验方。

取松叶不问多少,煮三五遍,令苦味尽,曝干,捣末如面,先食服二方寸匕,日三,渐增之,或可至四两,随人多少,至一斤,饥即服之。能愈万病,又益寿延年,杀三虫食人五脏,动发若病难忍,四肢重不仁,妇人产后余疾,月水往来不得续,男女少者,药悉主之。

矾石酿酒方

矾石烧　石膏　代赭　恒山　蜀椒去目闭口者,汗　远志去皮狼毒　半夏洗　芒硝　礜石炼　玄参　麻黄去节　防风　桔梗秦艽　石南　石韦去毛　黄连　莽草　干地黄　凝水石　菟丝子甘草炙,各一两　白石英一两半　杏仁二十枚,去皮尖,熬

上二十五味捣筛,盛韦囊中,以时曲三斤、米三斗作酒,酒熟,合药封之,冬十日,春七日,夏三日,秋五日,出药去滓,服酒如一鸡

子,酒势尽复进之,所治无有不愈,日再。十日知,三十日愈,百日面白如桃李花色,耳目聪明,邪气荡除,去魂还复。服药当斋戒,有效验矣。

蹋曲疗冷第四<small>方六首</small>

盐曲 主一切风冷气等万病方。

曲末<small>五升</small> 盐末<small>一升五合</small>

上二味熟捣,分作五袋,旦取二袋炒令热,以薄袋各受一升,内药于中,更递盛之,于室内卧,以脚蹋袋,以被覆之取汗,其药冷即易,初一日一夜,限以十度炒之,于后连日连夜数炒频蹋,不得暂停。其药既易多无力,即弃之,别取新者。惟候遍体汗尽,其病方瘥,特须细心,多日久候汗尽乃止,未尽时间数有闷乱,惟食香浆粥饭,特忌生冷,所卧床上数白熟羊皮,刺风汗并尽,然后乃补之。三部脉微弱者勿用之。

补酒方

石韦<small>十两,去毛</small> 石南<small>三两,炙</small> 仙灵脾<small>十四两</small> 细辛<small>五两</small>

上四味切,和,以水一斗煎取二升,去滓,经宿澄,杏仁一升去皮尖及双仁,捣,以水八升研取汁,煎取二升半,经一宿,以二汁合之,计得四升半,以干曲一斗五升,先以五加皮汁浸曲,停一宿,其次下石韦等汁,一时合和,以上黍米七升分为七酘,三日下酘,凡三十九日即熟,取麻子一升净择,炒令香熟,捣作末,以绢袋盛,内酒中,经三日,量力稍稍服之,以知为度。其补日与蹋曲日等,尽补以来,大小便不得出屋。忌房室喜怒,若犯忌,后发难瘥。其无酒可补者,别补方如下:

羊肚肝肾心肺一具,以热汤净洗肚白,余藏皆生细切　　牦牛酥　胡椒　荜茇各一两　豉心半升　葱白三握,去须,细切

上五味合和,以水六升缓火煎取三升,绞去滓,和藏等并余汁并内肚中,以绳急系口,更别作绢袋一口,稍小于羊肚,煮之,若熟乘热出,以刀子并绢袋刺作孔,沥取汁,空腹服令尽,余者任意分作羹粥食之。其无五脏可得,用羊骨以补之,其方如下:

生羊骨两具,打碎

上以水一石微火煎取三升,依食法任意作羹粥食之。其不食肉者,以油面补之,方如下:

生乌麻油一升　折粳米泔清汁一升

上二味合和,微火煎尽泔清汁,惟有油在即止,停冷,以用作食补,法如下:

以上油三合　盐汁七合

上二味,先以盐汁和油,搅令咸淡得所,即用以溲面一升,依常法作𫗧饦,煮五六沸,漉出,置冷水中,更漉出,置盘上令干,后更一叶叶掷釜中,又煮如常法,十度煮之,面毒乃尽,以油随意多少和豉令味足,以浇食大好。

内酿法　主妇人绝产及冷结气,宿食不消,男子五劳方。

生地黄五升,细切,以水洗,漉干,捣取汁　曲末二升

上二味合和,内小瓮子中,密塞口勿泄,春夏秋三十日,冬埋入地三尺,四十九日出之,曝干捣筛,以糯米作粥一升,以散二方寸匕和服之,日三。任意服之,不限时节,便以为常食,取饱足而已,更不得余食也。服尽以来,其病并瘥,七日后任如常食。

卷第二十二　飞炼

飞炼研煮钟乳及和草药服疗第一_{方六首}

炼钟乳法　钟乳无问厚薄，但令颜色明净光泽者即堪入炼，惟黄赤二色不堪用。一斤，置金银器中，可镇心益气，无者用瓷器亦得。大铛中著水，置乳器于水令没，煮之，常令如鱼眼沸，水减更添，若薄乳三日三夜，若雁齿及厚肥乳管者七日七夜，候乳色变黄白即熟，如疑生，更煮满十日为佳。煮讫，出金银器，其铛内水尽黄浊，弃之勿令人服，若服此水，便戟人咽喉，伤人肝肺，令人头痛，又令人下利，有犯者啖猪肉即止。弃此黄汁，更著清水，还内上件乳器煮之，半日许出之，其水犹清不变即止，乳无毒矣。

研钟乳法　取所炼钟乳，于瓷器中用玉缒捣令碎，著水研之，水尽更添，常令如稀泔状，乳细者皆浮在上，粗者沉在下，复绕锤研之易碎，满五日状如乳汁，至七八日其乳放白光，非常可爱，取少许置臂上拭之，状如捻书中白鱼滑，自然白光出，便以水浇之，不随水落便熟，若得水而落者即生，更须研之，以不落为度，熟已，澄取曝干，丸散任意服之。

崔尚书乳煎钟乳　主治积冷上气，坐卧不得，并疗风虚劳损，腰脚弱，补益充悦，强气力方。

钟乳_{三两}

上一味研如面，以夹帛练袋盛，稍宽容，紧系头，内牛乳一大升中煎之,三分减一分即好。去袋,空饮乳汁,不能顿服,分为再服亦得。若再服,即取晚间食消时服之,如能顿服,即平旦尽之。不吐不利,若稍虚冷人,即微下少鸭溏,亦无所苦。明旦又以一大升牛乳准前煎之,依法饵之。其袋子每煎讫即以少许冷水濯之,不然气不通泄。如此三十度以上四十度以下,即力尽。其袋中滓和面饲母鸡,取其生子食亦好,不然用浸药酒亦得。若有欲服白石英,并依此法。若患冷人即用酒煎,患热人即用水煎之。若用水及酒,例须减半乃好。若用牛乳,三分减一分。补益虚损,无以加之,永不发动。忌食陈久败物,不可啖热面猪鱼蒜等。

服钟乳酒方

钟乳三两,取成炼上者

上一味,以无灰新熟清美酒一斗于不津器中相和,密封闭,冬七日,夏三日,空腹温服三合,日再,渐加之,以知为度,十五六日可尽。将息节食,忌如前法。

草钟乳丸方　　曹公方。

主五劳七伤,损肺气急,主疗丈夫衰老,阳气绝,手足冷,心中少气,髓虚腰疼,脚痹身烦,口干,不能食,服之安五脏,补肠胃,能息万病,下气消食,长肌和中方。

钟乳二两,别研令细　菟丝子一两,酒浸一宿,别捣　石斛一两　吴茱萸半两

上四味别捣筛为末,炼蜜丸如梧子,空腹服七丸,日再。服之讫,行数百步,温清酒三合饮之,复行二三百步,口胸内热,热如定,即食干饭豆酱,过一日食如常,暖将息。不得闻见尸秽等气,亦不用食粗臭陈恶食。初服七日不可为房事,过七日后任性,然亦不宜伤多。服过半剂觉有效,即相续服三剂,终身更无所患。多房者,

加雄蛾三十枚;若失精者,加苁蓉三两。

服**软生乳方**此乳名为甲乳。　　此乳力减者倍服之,永不发。其乳长半寸以来水浮者上,研依法,令极细,即于仓米饭下蒸之,饭熟即止,任意服多少。一无禁忌。服乳者更石,得服余石,当令人却致不和。

飞炼研煮五石及和草药服疗第二方二十一首　论一首

服白石英方。

白石英上者,无问多少

上一味,先以生绢袋盛,于七升米饭下甑中蒸四五遍,然后细捣,以密绢筛之,用玉槌研令细入肉者,澄取,清水飞取,更以白练袋盛,急缝,面裹,饭中蒸三遍,取猪脂一斤,水浸十日,日两度易水,赤脉尽则休,剥去薄膜,微火炼,出,以白石英末和之,搅令相入,和酒服一匙,日二服。其飞石水收取,用煮粳米粥。任性吃酒多少,每须觉有酒气为佳。

烧白石英方。

白石英一大两

上以坩土锅子盛石,盖头炭火烧之,先取一瓷器贮二升无灰酒,烧石令赤,即投酒中,待冷,任酒性多少饮之。好石可三两度乃弃之,安庭中。即云吃十两,令人年七十气力可共三二十时无别。

白石英和金银人参煮服方。

白石英五大两　金十大两,上熟者,生者毒　银四大两　人参二大两,全用

上四味,取一铁釜净洗,即下前药于釜中,先下水三大升,立一

杖入釜中令至底,水所浸著处即刻记,至更下水二大斗七升,水通前计三大斗,煎之如鱼眼沸,渐减之杖所刻处即停火,急取湿土置釜底,取其汁,贮以不津器中,金银石等漉出收取,其人参随药汁细细吃之,其汁每朝空腹服三大合,至暮服二大合。每服之后,随性饮多少酒,使药气行,欲作食饵亦任。忌仓米停滞陈臭之食,自外百无所忌。

石英和磁石浸酒服方。

白石英五大两,泽州者　磁石五大两,无毛连针多者,十两亦得

上二味各别捣令碎,各用两重帛练袋盛之,以好酒一斗置不津器中,挂药浸,经六七日以后,每日饮三两杯,常令体中微有酒气。欲加牛膝、丹参、杜仲、生地黄、吴茱萸、黄芪等药者,各自量冷热及所患,并随所有者加之,仍随所加有忌者即禁之,余百无忌。中年以后则须发变黑,腰疼耳聋悉差。其酒三五日后即渐添一二升,常令瓶满。所加草药疑力尽者任换之,经三四个月疑石力稍微者,即更出捣碎,还以袋盛,经半年后即弃之,准前更合。

煮石英服方。

石英五大两,泽州者

上一味打碎如小豆荞麦许大,去细末,更于水中淘洗令净,重帛练袋盛之,以绳系头,取五大升清水于不津铁铛中煮之,煮时石袋不用著铛底,恐沙石煎坏,先以一杖横铛口,挂石袋著杖上,去底二三分许,煮取一升汁,置碗中,经宿澄取清,平旦空腹顿服之。若以此汁煮稀粥服之,亦佳。每服后可行三五百步,并饮三两盏清酒。又依前煮经二十度者,石即无力,可以布裹之,埋于南墙下深三尺,满百日又堪用,依前服之,然终不如新者。

服地黄石英酒作丸补益方_{神秘。}

生地黄_{十大斤,十月采者,细切}　石英_{五大两}　无灰清酒_{二斗}

上以坩土锅盛石英,烧令极赤,内着酒中,去石,以地黄内酒中浸之,经三日出之,曝干,复内酒中,以酒尽为度,惟留一升许汁,捣地黄为末,以一升残酒和末作丸,熟捣为佳,日二服,任食,以意消息,极押热补益。百无禁忌,亦不发动,秘之心腑矣。地黄取肥大者佳。

牛乳煮石英服方。

石英_{三大两,泽州者}　牛乳_{一大升}　水_{三大斗}

上先下牛乳于铛中,即以生密绢四重作袋,盛石英,系头,下着乳中,即勿令袋着底,以杖则之为记讫,然后下水,以炭火涓涓煎之,水尽乳在,还以前杖则之,至刻即休,出石袋,以水濯之,其乳以绵滤之,令暖调适,每朝空腹细细服之。若患冷气,宜加八颗荜茇和煎之,大善,或以乳煮粥吃亦佳。如是经二十日服即停,大补益身心,服者乃自知之。

紫石汤　主心虚惊悸,寒热百病,令人肥健方。

紫石英　白石英_{各十两}　干姜　赤石脂　白石脂_{各三十两}

上五味皆完用,石英等各取一两,石脂等三味各取三两,以水三十升微火煎取二升,宿物食,分为四服,日三夜一服,至午时乃可食。日日依前秤取,以昨日滓仍置新药中,其煮乃至药尽,水药皆尽讫,常添水煮滓服之,满四十日止。忌酒肉。药水皆大秤斗,取汁亦大升。服汤讫,即行住坐卧,令药力遍身百脉中行。若患大冷者,春秋各四十九日服之,冷疾退尽,极须澄清服之。

论曰:此汤补虚,除固冷,莫过于此,但能用之,有如反掌。恐后学者谓是常方,轻而侮之。若一剂得瘥则止,若伤多者,令人太热,复须冷药押之,宜审用之,未可轻也。

石英汁作姜豉服方

白石英二大两　肥猪肉三斤

上以水八升煮石英,取五升,量煮猪肉得烂熟为度,取猪肉汁下葱豉,切肉作姜豉食之,一剂可六七日吃令尽。二两石英三度煮之,第一度全用,第二度中破,第三度捣碎煮之,每煮皆用帛练袋盛之,石经三煮,即换新者。二月以前八月以后皆可作之。

猪肚煮石英服方

白石英末,以绢袋重盛,缝却口　生地黄切　生姜细切　人参末,各二两　猪肚一具,净料理如食法　豉一抄　羊肉半斤,细切　葱白七茎,细切　新粳米一合　蜀椒四十九颗,去目闭口者

上一十味药并石英袋内著猪肚中,急系口,勿使泄气及水人,以水二斗煮取八升即停,以药肚着盘上使冷,然后破之,如热破恐汁流出,先出石袋讫,取煮肚汁将作羹服之。每年三度服,每服石英依旧,余药换之,分数一依初法。每服隔一两日,不用食木耳竹笋。又人年四十以下服二大两,年四十五十乃至六十以上加二两。常用四月以后服之者,以石性重,服经两月后,石力若发,即接入秋气,石力下入五脏,腰肾得力,终无发理也。

石英饲牸牛取乳服方

白石英大三斤,以上亦得

上一味捣筛细研,经三两日研了,取一牸牛十岁以上养犊者,惟瘦甚佳,每日秤一大两石末,和剉豆与服,经七日即得取乳,每日空腹热服一升,余者作粥,任意食之。百无所忌。以五月上旬起服

大良,如急要亦不待时节,终无发也。其牛粪粪地,随意种菜,还供服乳人吃之,亦佳。

石英粪地种菜食方

白石英五大斤,以下亦可

上一味捣研末如前,取粪地,种枸杞牛膝豆菜等食之,大益人。

炼白石英方。

白石英五小两为一剂,取上党无瑕者佳

上一味捣石英使碎,著研药钵中,以水浸石湿遍,不须多著水,即研令细如粉讫,更著水使石上厚半寸许,搅之使浑,澄定,泻澄水于一净器中,余粗者乃更细研之,还以水如前法,以细为限,最下者即是恶石,不堪用,弃之,总了又更一遍飞之了,可著日中,及物藉之,安热灰上即干,每以酒服二匕许。酒能使,石不用和余药。

服白石英粉方

白石英任多少,莹净者

上研,飞石如前,成粉讫,尝之不碜,捻之入肉者为细,不然不堪服,以四两为一剂,取好白蜜和之,分为二十一丸,曝干,帛练袋盛之,每先食三五匙粳米粥,即含咽一丸令消细末,以漱口咽之。服讫须倍二十日将息,不得食臭秽。在长安日依此法,服至春初头痛,额角如裂,即服两枣许紫雪,立止。

耆婆大士治人五脏六腑内万病,及补益,长年不老方。

紫石英研一两日　白茯苓　麦门冬去心　防风　芍药　甘草炙,各七两

上六味治择,捣筛为散,麦门冬捣令如饴,和散更捣千杵,又内少许蜜,更捣一千杵,令可丸如梧子,酒服七丸,日二服。服之一

年,万病皆愈,二年骨髓满实,三年筋化为骨,肉变为筋,身轻目明,除风去冷,辟鬼神良,服之不绝,则寿年千岁,不老不衰而致神仙。然服忌慎,须持五戒十善,行慈悲心,救护一切,乃可长生。此等六药应六时,合阳养阴,常须服之,已有疾病者依检六味之药,即合服之。检勘诸经,此六味之药相生如母子和也,服之久久在人腹耳。

五石肾气丸 治诸虚劳,亦与前同治方。

白石英 紫石英 钟乳各十大分 赤石脂 禹余粮各二两半 薯蓣 远志去心 细辛 茯苓 菟丝子酒浸一宿 苁蓉 附子炮去皮 干地黄 干姜 桂心各五分 海蛤 白术各七分 石斛一两半 五味子 山茱萸 人参 续断 杜仲炙 泽泻 蛇床子 桔梗 牛膝 天门冬去心 鹿耳酒浸,炙 当归各三分 甘草半两,炙

上三十一味捣筛为末,炼蜜和,丸如梧子大,服五丸,日二服,稍加至三十丸,以酒下佳。

五石乌头丸 治男子五劳七伤,诸积冷,十二风痹,骨节沉重,四肢不举,食饮减少,羸瘦骨立,面目焦黑,时时或腹内雷鸣,膀胱常满,或下青黄经时不止,妇人产后恶血不尽,腹内坚强,诸劳少气,百病间发,或时阴肿,或即脱肛,及下出疼痛方。

钟乳研炼 紫石英研炼 白石英研炼 石硫黄研,各二两半 黄芩 白薇 白术各三分 矾石二两,烧 干地黄七分 芍药 附子炮,各一两,去皮 乌头十五枚,炮,去皮 吴茱萸二两半 蜀椒去目闭口者,汗 人参 细辛 白石脂 赤石脂 山茱萸 天雄炮,去皮 芎劳 麦门冬去心 前胡 半夏洗 龙骨 桂心各五分 远志十五枚,去心 茯苓 黄连 当归 紫菀 禹余粮 云母粉 甘草炙,各一两半

上三十四味捣筛为末,炼蜜和,丸如梧子大,酒服十丸,日三。不知,增之,可至二十丸,以心热为知力也。

三石肾气丸

钟乳　白石英　赤石脂　禹余粮　海蛤并研炼,各二两半　干地黄　石斛　白术各一两半　桔梗　五味子　寄生　山茱萸　杜仲炙　牛膝　泽泻　天门冬去心　蛇床子　当归各三两　人参　薯蓣　远志去心　细辛　菟丝子酒浸　茯苓　苁蓉　附子炮,各一两,去皮　干姜　桂心各五两　甘草半两,炙　鹿茸二两,炙

上三十味捣筛为末,炼蜜和,更捣二千杵,丸如梧子,酒服十五丸,稍加至三十丸,日二。忌如药法。

五石更生散　治男子五劳七伤,虚羸著床,医不能治,服此无不愈,惟久病者服之,其年少不识事,不可妄服之,明于治理,能得药适可服之,年三十勿服,或肾冷脱肛阴肿,服之尤妙方。

紫石英　白石英　赤石脂　钟乳　石硫黄　海蛤并研　防风　栝楼各二两半　白术七分　人参三两　桔梗　细辛　干姜　桂心各五分　附子炮,三分,去皮

上一十五味捣筛为散,酒服方寸匕,日二。中间节量,以意裁之,万无不起。热烦闷,可冷水洗面及手足身体,亦可浑身洗。若热,欲去石硫黄赤石脂,即名三石更生。一方言是寒食散,方出何侯,一两分作三薄,日移一丈再服,二丈又服。

五石护命散　治虚劳,百病羸瘦,咳逆短气,骨间有热,四肢烦疼,或肠鸣,腹中绞痛,大小便不利,尿色赤黄,积时绕脐切痛急,眼眩冒闷,恶寒风痹,食饮不消,消渴呕逆,胸中胁下满,气不得息,周体浮肿,痹重不得屈伸,唇口青,手足逆,齿牙疼,产妇中风,及大肠

寒,年老目暗,恶风,头著巾帽,厚衣对火,腰脊痛,百病皆治,不可悉记,甚良,能久服则气力强壮,延年益寿方。

紫石英取紫色头如樗蒲者上　白石英取如箭镞者上　钟乳极白乳色者上　石硫黄取干黄色烧有灰者　赤石脂　海蛤　栝楼各二两半　干姜　白术各一两半　人参　桔梗　细辛各五分　防风　黑附子炮,去皮　桂心各三分

上一十五味皆取真新好者,各异捣筛已乃出,散重二两为一剂,分三薄,净温淳酒服一薄,日移一丈再服一薄。如此三薄尽,须臾以寒水洗手足,药力行者痹,便自脱衣,冷水极浴,药力尽行,周体凉了,心意开明,所患即瘥,羸困著床,皆不终日愈矣。人有强弱,有耐药。若人羸弱者,可先小食乃服药,若人强不须食也。有至三剂药不行者,若病人有宿澼,宜先服硝石大黄丸下之,乃可服散。服药之后宜牵劳,若羸著床不能行者,扶起行之。常当寒食寒卧寒衣,能极寒益善。若寒药未发者,不可浴也,浴则矜寒,使药噤不发,令人战掉,当温酒饮之,起跳踊舂摩出力,温乃浴,解则止,勿过多也。又当数令食无昼夜,一日可六七食,若失食饮,亦令人寒,从食则温矣。若老小上气及产妇卧不能起,头不去巾帽,厚衣对火者,服药之后便去衣巾,将冷如法,勿疑。虚人易治,与此药相宜,实人勿服也。此药虽良,令人气力兼倍,然其难将适,大要在善将息节度,专心候按,不可失意,当绝人事,惟久病著床,医所不治,患厌病精意者乃可服耳。小病不能自劳者,必废失节度,慎勿服之。若伤寒大下后,乃可服之,便极饮冷水。若产妇中风,身体强痛,不得动摇者,便温酒服一剂,因以冷水浴,取瘥。已浴之后,身有小痹,便以寒水浴使周遍,初得小冷,当小恶,得水之后自当快之。当

数食饮酒,于意复悄悄不可快者,当复冷水浴,以病甚者水略不去体也。若病偏在一处,偏烦偏热,偏冷偏痹,及眩心腹满者,便以冷水逐洗于水下即可矣,如此尽昼夜洗,药力尽乃止。凡服此药,不令人吐也,病痛皆自冷,若膈上满欲吐者,便舖少冷食即安矣。服药之后,大便当变于常,或小青黑色,此药功耳,勿怪之。若大温欲吐不可禁者,当吐,不可令人极也,明旦当更服。若洗浴晚者,药必失势不行,则冷不可强也。凡洗浴太早,则药嗫寒,太晚则吐乱,不可失适。寒则出力乃温洗,吐则速令洗冷食。若以饥为寒者,食自温,常常将冷,不可热向火,若误更衣卧即为逆。凡服此药,食皆须冷,惟酒令热,自从或一月而解,或二十日而解之,当饮酒令体中薰薰不绝。当以淳酒,若饮薄酒及白酒,令人变乱。若病癥瘕者,要当先下,乃可服药耳。

三石散　主风劳毒冷,补益,诸病悉治之方。

紫石英　钟乳　白石英并研,各五分　白术三两半　防风　桂心各一两半　牡蛎半两,熬　桔梗一两　细辛　茯苓　人参　附子去皮　栝楼　蜀椒汗,去目　杜仲炙　干姜各三两

上一十六味捣五千杵,酒服方寸匕,日三,行百步。

更生散　治男子女人宿寒虚羸,胸胁逆满,手足烦热,四肢不仁,食饮损少,身体疾病,乍寒乍热,极者著床四五十年,服众药不差,此治万病,无不愈者,悉主之方。

钟乳　白石英　海蛤各研　赤石脂　防风　栝楼各二两半　干姜　白术各一两半　桔梗　细辛各五分　人参　附子炮,去皮　桂心各三分

上一十三味皆须新好州土者,捣筛为散,囊盛,四两为八薄,温

酒和服一薄。须臾起行，随力所往，还欲坐卧随意，著衣乃卧，适体中所便，食时乃冷，不得热食，只得大冷。忌食猪肉羹臛汤面，不得房室，诸禁忌之物皆不得食。服药后二十日复饮热食及房室，可渐随意，惟服药时不得耳。若头面中愦愦者，散发，风中梳百余遍。一日三饮五合酒讫，日下晡渴，便饮酒，啖脯饭，常令体中薰薰有酒势，手足烦热，可冷水洗之。加硫黄，即邵靳散也。

服诸石药及寒食散已违失节度
发病疗之法合四十五条第三论三首

论曰：服石丸散及酒，亦有单服异石者，既见未即有效，谓不得药力，至后发动之日，都不自疑是石，不肯作石法将息，乃作异治，多致其患。略述将息节度法如后：

一、或头痛欲裂者，由热食作癖故也，急下之，即瘥。

二、或恶食臭如死物气，由温食作癖故也，急下之。下不瘥，仍速冷食，强行，瘥。

三、或两目欲脱者，由犯热在肝故也，急下之，自止。

四、或咽中痛，鼻塞，清涕出者，由衣厚近火故也。但脱衣当风取冷，石熨咽颡，即止，不须洗之。

五、或腰痛欲折者，由衣厚体温故也，宜水洗石熨。

六、或大便难，腹中坚如盘蛇，由犯温积久有干粪不去故也，宜消酥蜜膏，适寒温，调服一二升，津润，腹中即下。若不可，更下乃止。

七、或头眩瞢欲蹶者，由衣厚犯热故也，宜针头，冷水洗，即瘥。

八、或淋下，不得小便者，由坐久下温乘骑，下热入膀胱故也，但冷食饮，冷水洗，熨以冷石三两度，即止。若不止，可下之，不下杀人。

九、或脚疼欲折者,由久坐下温故也,宜卧单床,行役,冷水洗,止。

十、或患寒头掉,不自支任者,由食少,药气行于肌肤,五脏失守,百脉摇动,与正气竞故也,乃强饮热酒以和其脉,强食冷饭以定其藏,强行动以调其关节,强洗以宣其拥滞,酒行冲遍,关机调柔,则了了心明也。

十一、或腹胀欲死者,由久坐下热衣温失食失洗不行故也,宜冷水洗,当风取冷,即瘥,亦宜冷食。

十二、或失气不可禁止者,由犯热不时洗故也,但冷洗之,即瘥。

十三、或心痛如刺者,由应食而不食,应洗而不洗,寒热相击,气结不通,聚在心中故也,宜任性但饮热酒,令酒势得行,气息通达,气得已行,以冷水淹布手巾著所苦处,温复易之,须臾自解,仍速冷食,能多为善。诸痛之中,心痛最恶,急宜速救之,惟热酒为善,起沉滞于血脉之中,故当任力自温,更以冷水洗,即瘥。

十四、或遗粪不自觉者,由下温热气上入胃腹故也,冷水洗,即止。

十五、或气绝,口噤不得开者,由冷热交竞故也,病者不自知,当须旁人救之,要以热酒灌之,咽中寒盛,酒入必还出,但频灌,出复内,乃至半日许得酒下,瘥,不下必死。

十六、或食便吐出,不得安住者,由癖故也,急下之,不下杀人。

十七、或小便稠数者,由热食及啖诸热物饼果肉之属故也,宜以冷水洗浴,少服栀子汤,瘥。

十八、或下部臭烂者,由坐荐厚下热故也,坐冷水中,即止。

十九、或耳鸣如风声,又有汁出者,由自劳出力过度,房室不节，气上奔耳故也，但数数冷食，禁房室，即瘥。

二十、或目痛如刺者，由热入胃肝奔眼故也，但数数冷食，清旦以小便洗之，三日即止。

二十一、或口中伤烂，舌强而燥，不得食味者，由食少谷气不足，药气积在胃管中故也，以栀子汤三剂，即止。

二十二、或脚指间生疮者，由著履袜太温故也，当履冷地，冷水洗之，即止。

二十三、或手足偏痛，诸骨节解，身体发痒及疮结核者，由寝处久不自移徙，暴热偏并，聚在一处故也，若坚结极痛甚者痈发，如觉便以冷水洗之，冷石熨之，饮热酒散极热，数日以冷水洗不绝，乃瘥。洗之无限，要瘥为期。若乃不瘥，取磨刀石如手许大烧令赤，以投苦酒中，石自裂，细捣，以冷水和涂之，日二三，止。

二十四、或嗜卧不能自觉者，由久坐热闷故也，急起冷水洗，冷食，自瘥。

二十五、或夜不得眠者，由食少热在内故也，服栀子汤，冷食，止。

二十六、或饮酒不解，食不得下，乍寒乍热，不洗便热，洗之复又寒，甚者数十日，轻者数日，昼夜不得寝息，愁悲恚怒，惊悚恐惧，恍惚忘误者，由犯温积久，寝处失节，食热作癖内实，使热与药并行，寒热交竞故也，虽以法救之，终不解也。昔皇甫氏曾如此，对食垂涕，援刀欲自刭，未及得施，赖叔亲见，迫事不得行，退而自思，乃弩力强食饮，冷水洗，即止，祸不成矣。当困时，举家亲知莫能救解，赖三兄士元披方得三黄汤，令服，大便下，即瘥，自此常以救以急也。

二十七、或脱衣便寒，著衣便热者，由脱著之间无适故也，当小寒便著,小热便脱,又洗之则醒,勿忍,不依此者便发病也。

二十八、或两腋下烂,由两臂相近故也,以物隔之,冷水洗之,冷石熨之,止。

二十九、或呕逆,咽中伤损,清血出者,由卧温食热故也,饮冷水,冷石熨咽,即止。

三十、或鼻中有气如鸡鸡子臭者,由热衣温食故也,但脱衣冷食,冷水洗,即止。

三十一、或齿龈肿,唇烂牙疼颊噤者,由犯热不时解故也,但当对风张口,使冷水入咽颡,冷水漱口三度,叩齿三十六通,止。

三十二、或遍体患肿痛,不能自转徙者,由久停久息久不饮酒药,气沉在皮肤之内,血脉不通故也,但饮热酒,冷水洗,自劳行,瘥。若极不能自行,使人扶强行,令肢节调柔,乃止。虽行又不得令过,过则失度,热复洗之。要者酒为佳。

三十三、或目暗无所见者,由饮食热居处太温故也,但冷食,冷水洗,脱衣,目自明也。

三十四、或下痢如寒中者,由食饮犯热所致故也,人多疑是卒疾,又滞癖作者,皆由犯热所为,慎勿疑也,速脱衣冷食,饮热酒,即瘥。

三十五、或百节酸疼者,由厚衣被温故也,但卧单床薄被,著单故衣,瘥。虽冬寒常须散发受风,冷石熨,若犯此闷者,但缓衣带,冷浴,勿忍病而畏浴也。

三十六、或兢战恶寒,或发热如温疟者,由失食忍饥,失洗不行,又由食臭秽故也,急冷食,冷水洗之,数行止。

三十七、或关节强直,不可屈伸者,由厚衣坐久停息,不烦劳,药气不散,渐侵筋血故也,当任力自温,便以冷水洗,饮热酒,瘥。

令行动出力,使劳发热,非厚衣近火,又仍不遍则失度,热复洗之。

三十八、或患食冷不可下者,由久食冷口中不知味故也,当作白糜酒,和酥热食一两度,若热闷者,还冷食饮,止。

三十九、或伤寒温疟者,由犯热故也,亦可以常药治之,无咎,但勿服热药。伤寒疟药皆除热破癖,不与寒食相妨,可通服也。

四十、或药发辄尸卧不识人者,由热气盛,食少不充,邪忤正性故也,但饮热酒,冷食,冷水洗,自勤劳,以水淹布巾盖头,温易之,仍自劳,瘥。

四十一、或肌肉坚如木石,不可屈伸者,由食热卧温作癖,久而不下,五脏隔闭,血脉不通故也,但下,须冷食冷饮,冷水洗,自劳行,瘥。

四十二、或四肢面目皆浮肿者,由食温久不自劳,药与正气相隔故也,但饮热酒,冷饭,自劳行,洗浴,止。

四十三、或身肉痛楚,移转不在一处,如似游风者,由犯热故也,非是风,宜冷水洗,冷石熨,即止。

四十四、或寒热累日,张口吐舌,眼视高睛,不与人相当,日用水百余石洗浇不解者,由不能自劳行,饮冷酒食热故也,譬如暍人,心下更寒,以冷水救之愈剧者,气结成冰,得热熨饮,则冰消气通,暍人乃解,药气聚心,乃更寒战,宜急饮热酒,令四肢通畅,然后以冷食,冷水洗之,即止。

四十五、或臂脚偏急痛,由久坐卧温处不移徙,热入腹附骨故也,当以冷水淹布巾以搏之,温即易之,不过三日止。

上凡服石之人有病,要先以解石法消息之,若不效者,始可用余方救之。前所列凡四十五条,元是服石丸散违失节度发病由状,亦有消息得瘥者。今之世人多有单服钟乳礜石桃花石紫石,亦有金和草药服之,此等虽非五石,亦是五石之例,至于将息慎忌禁发动病由消息损益亦同例。人既见单石而不称意,乃便轻之,惟以大散,乃至发动,乃致困危。其服单石者,理宜将息,若违犯禁忌,但看病状与上微同者,依前法消息,必定瘥除。

论曰:服石发动,将息事虽众多,指的而言者,要当违人理,反常性,可依易者将息,所谓六反七急八不可三无疑。言六反者:重衣更寒一反,饥则生臭二反,极则自劳三反,温则滞痢四反,饮食欲寒五反,肿疮水洗六反。言七急者:当洗勿失时一急,当食勿饥二急,酒必清淳热三急,衣温便脱四急,食必须冷五急,食不患多六急,卧必底薄七急。言八不可者:冬寒欲火一不可,饮食欲热二不可,当疹自疑三不可,畏避风湿四不可,极不欲行五不可,饮食畏多六不可,居贪厚席七不可,所欲纵意八不可。言三无疑者:务违常理一无疑,委心弃本二无疑,寝处必寒三无疑。

上凡服石之人,若能依此六反七急八不可三无疑者,虽不得终蠲此疾,复常无病,可以清旦暮之暴也。

解石及寒食散并下石第四 论一首 方六十九首

论曰:凡是五石散先名寒食散者,言此散宜寒食,冷水洗取寒,惟酒欲清热饮之,不尔即百病生焉。服寒食散,但冷将息,即是解药热实大盛热,服三黄汤也。

治石发动,上气,热实不解,心腹满,小便赤,大便赤,大便不利,痞逆冲胸,口中焦燥,目赤方。

大黄一两　黄连　黄芩　芒硝　甘草炙,各二两

上五味㕮咀,以水五升煮取二升半,再服。凡用大黄芒硝,临汤

熟内之。

治石发热,旧小三黄汤。杀石热胜前方,除实不及前方。

大黄二两,一方一两　黄芩二两,一方一两　栀子十四枚,擘　豉三升,绵裹

上四味㕮咀,以水六升先煎药数沸,后内豉煮取二升,分二服,取瘥止。

治热,杀石气,下去实,兼发汗解肌,中风热气,汤方。

大黄三两　黄芩二两　栀子十四枚,擘　豉一升,绵裹　麻黄去节　甘草炙,各二两

上六味㕮咀,以水九升煮麻黄,去上沫,内诸药煮取四升,内豉三沸,分三服,得下止。

治虚石发,内有客热,胸中痞,外有风湿不解,肌中急挛,**黄芩汤方**。

黄芩二两　栀子十四枚,擘　葱白一握　豉一升,绵裹

上四味㕮咀,以水七升煮豉三沸,去滓,内诸药煮取三升,分二服。不止,更为之。

治虚劳,下焦有热,骨节疼痛,肌急内痞,小便不利,大便数而少,吸吸口燥,少气,折石热,汤方。

大麻子五合,去皮　豉二升,绵裹

上二味,研麻子碎,以水四升合煮取一升五合,分三服,服三剂即止。

大黄汤　治石发,烦热胀满,身生疮,年月深久治不瘥者,石虚热生疮方。

大黄三两　麦门冬一两,去心　栀子十四枚,擘　黄芩　芒硝

甘草炙,各二两

上六味㕮咀,以水七升煮取二升五合,分为五服,得下止。

治石发热,热结生肿坚起,始作肿,宜下之,**升麻汤方**。

升麻　枳实炙　芍药　大黄各二两　当归　黄芩各一两

上六味㕮咀,以水八升煮取二升,分三服。得下肿消,止。热甚,倍加黄芩。一方有甘草一两。

治石发热盛,变作痈肿初欲成,急治之方。

石燕子七枚

上一味,以水三大升煮之,取二升,数用淋洗之,以瘥为度。

治石发头痛,胸胀满,或寒或热,手足冷,或口噤,或口烂生疮干燥,恶闻食气,**前胡汤方**。

前胡　芍药　黄芩　大黄　甘草炙,各二两　大枣二十枚,擘

上六味㕮咀,以水八升煮取二升五合,分三服。若心胁坚满,加茯苓三两;胸满塞,加枳实一大两,炙;连吐,胸中冷,不饮食,加生姜三两;胃虚口燥,加麦门冬三两,去心。凡欲加药者,则加水一升。

治石发,身如火烧,**靳邵黄芩汤方**。

黄芩　枳实炙,各二两　栀子十四枚,擘　栝楼　厚朴炙　芍药甘草炙,各一两

上七味㕮咀,以水七升煮取二升五合,分三服。

治石毒或十年二十年三十年而发者,或慓慓如寒,或饮食,或不欲食,若服紫石英发毒者热闷,惛惛喜卧,起止无气力,或寒,皆腑气所生,藏气不和,礜石发热者燥而战,石硫黄发热者郁郁如热,极者身并破裂,**华佗荠苨汤方**。

荠苨四两　茯苓一两　蔓菁子一升　芍药　人参　蓝子　黄芩

甘草炙,各一两

上八味㕮咀,以水一升煮蔓菁子,取八升,去滓,内诸药煮取二升五合,分三服。若虚弱者,倍人参,减黄芩;若气上,倍茯苓,加荠苨一两。《外台秘要》黄芩、芍药各二两,无人参。

治桃花石发即心噤,身壮热,头痛,觉者温清酒饮之随多少,酒热行即瘥,亦可服大麦麨,不解,服此**麦奴汤方**。大麦麨见第十七卷中。

大麦奴叶是,阴干 麦门冬去心,各四两 桂心三两 葱白八茎,勿使叶 人参一两 甘草炙,二两

上六味㕮咀,以水八升煮取三升,去滓,分温三服。若无麦奴,以麦三升净淘洗,先煮使熟,去滓,添水满八升,然后内诸药煮取三升,分三服。

治一切杂石发动方。

麦门冬去心 人参各三两 甘草一两,炙

上三味捣筛为末,炼蜜和,丸如弹丸,一服三丸。忌如前法。

治心胸肝热方。

人参 黄芩各二两 栀子十枚,擘 麦门冬去心 桂心 甘草炙,各一两

上六味切,以水六升煮取二升,分三服。

治热折石,**皇甫栀子汤方**。

栀子十四枚,擘 黄芩二两半 豉一升,绵裹

上三味㕮咀,以水六升煮取三升,去滓内豉,煮取二升,分二服。

治石发,烦热胀满,身体生疮,年月久远者,兼治诸药乳石发动方。

麻黄去节 甘草炙,各一两

上二味㕮咀,以水二升煮取半升,内清酒五合,煎取软一升,其患者先须火边炙令热彻欲汗,因即热服之令尽,温覆卧,须臾大汗出,即瘥。

治一切石热发方　但饮淳美热清酒,冷食,自劳,冷洗,瘥。

治乳石痢及常服压石方　取好豉炒令黄香,待冷捣筛,心未熟更炒,待冷还捣,若心熟皮即焦苦,所以须再炒,日别空腹再服二大匙,以冷水服之,佳。

治石痢方　淡煮真好茶汁,服二三升,重者三服,轻者一二服,即瘥。

解散石发动,诸药不治,单服酒豉方。

清美酒一升　好豉五合,绵裹

上二味和煮三五沸,热饮一升使尽,大良。

治一切石发单方　捣生冬瓜汁三升,分为三服。

治杂石发单方　煮葱白汁服,亦解。单煮枸杞白皮汁服,亦解。单煮胡荽汁服,亦解,冬煮根饮之。单煮荠苨汁饮,亦解。

解散热渴最良方　葱白不过一斤,胡荽、荠苨、枸杞　不越半斤,皆单煮取汁,饮之。又单煮犬肉汁服,解大散,良。

猪膏汤　解大散方。

猪膏一两,烊之　豉一升,绵裹

上二味,以水三升煮豉,取汁一升,内猪膏,服七合,日三服。

石人饮宜清冷不宜热,热即气拥痞石,惟酒一种须热也。

若为食仓米臭肉动乳者,必须葱豉汤细细服之,可立五六度,即瘥。若食饮损者,于葱豉汤中内当归一两煮之,去滓,分温三服,便差。仍未除者,可作后**芦根汤**服之方。

芦根　地榆　五加皮各一两

上三味㕮咀,以水三升煮取一升,去滓,一服即瘥。此汤力快,小可者不须服之。

若得四时节气冷热不调动乳者,皆是寒热所致,其状似疟,久久不疗,令人陨命,纵服诸药,必终不瘥,必须作生熟汤以浴之方。

以大器盛汤,若大热投少冷水,即入汤中坐勿动,须臾百节开,寒热之气皆从毛孔中出,变作流汗。若心中热闷者,还服少许热汤,即定。良久乃出汤,便厚衣覆盖卧,豁然觉醒,平复。如患大重者,不过三二度即瘥。

人参汤　解散数发动,烦闷呕逆。

人参　白术　栝楼　甘草炙,各二两　黄芩一两

上五味㕮咀,以水七升煮取二升,去滓,分为三服,温温服。

治服石及散发背痈疽方。

取乌豆二升,水六升煮令稀稠如薄饧,量减,取三大合,匙抄细细内患人口中,审听腹中作声,如欲利即停,须臾必利,利后即瘥。忌热食陈臭等。

治石气发,身体微肿,面上疮出方。

紫雪汤成下　黄芩各二两　葳蕤　升麻各一两半　栀子十枚,擘
犀角屑　甘草炙,各一两

上七味㕮咀,以水五升煮取一升八合,绞去滓,内紫雪,分温三服,每服如人行六七里又服,利三行为度,仍用后方涂疮。忌热面猪肉海藻等。

治石热,面上生疮方。

取寒水石,以冷水于白瓷瓯中研令汁浓,将涂疮,干即点之,勿

令停。

治诸石发动,口干寒热,似鬼神病方。

麦门冬五两,去心　大黄　苦参各等分　葳蕤　栀子擘　五加皮
黄芩　生犀屑　芍药　升麻各一两　大青　甘草炙,各三分

上一十二味捣筛为末,炼蜜和,丸如梧子,每食讫少时以蜜水
服十四丸,渐稍加至二十丸,以意加减。忌诸热食及海藻猪鱼炙肉
蒜面等。

治石等毒发热困苦方。

猪脂成炼　葱白切,各五合　芒硝一两　豉一两半

上四味,以水二升煮葱豉,取一升五合,绞去滓,下猪脂芒硝,
分温三服,每服如人行三四里进一服,快利为度。忌热面及炙肉蒜
粘食陈臭等物。

麻黄汤　治石发困不可解者方。

麻黄二两,去节　栀子十四枚,擘　香豉一升　甘草一两,炙

上四味咬咀,以酒五升渍一宿,加水二升,煮取三升一合,分三
服。忌如药法。

又方　大黄别浸　黄芩　甘草各二两,炙

上三味咬咀,以水五升煮取二升,分温三服。

治金石发热及诸热,**朴硝丸方**。

朴硝成炼者,一斤

上一味研令成粉,以白蜜和调,作丸如梧子,每食讫以蜜水服
三十丸。服金石经年以来,觉身中少热,即以丸压之,每至夜欲卧
时,服三十丸或至四十丸,取胸膈凉冷为度,此用之极有效。若有
时患及发者,即取一大匙粉,和水服之,空腹服之,得一两行利即

瘥,如不利加服之,以利为度。凡朴硝取不著风者,黄者杀人,赤者伤人,白者为佳。

又方 是药冷热俱治,押石,主大秘涩,凡朴硝煮,葵子汁和服一大两半。有芒锐者亦疗暴赤眼,用水服,孩子量之。

治女子先因月经不通,研生石服,即今见患胸胁热冲头面,腰胯冷极,宜服此方。

茯苓 葳蕤 大黄别浸 生姜各二两,切 大枣七枚,擘 石膏六两,碎,绵裹 芍药 黄芩 人参 芒硝 甘草炙,各二两

上一十一味切,以水一斗煮取二升八合,去滓,分三服,每服相去如人行十里又进之,快利五行以来,病即瘥。忌生冷热面猪鱼蒜等。

治石发动,心胸热毒,**葳蕤汤方**。

葳蕤 黄芩 干姜 生姜各二两,切 豉一大合,绵裹 芍药 升麻 黄连 柴胡各二两 栀子七枚,擘 石膏八两,碎 芒硝四两

上一十二味㕮咀,以水一斗五升先煮石膏,减一升,次下诸药煮取二升八合,去滓,下芒硝搅令散,分温三服,每服相去如人行十里进之,利五六行当自止。忌如前。

治石发热困苦,宜下石方。

露蜂房一升,炙

上一味切,以水三升煮取一升,一服五六合,日二服,石从小便下如细沙,尽停。无所忌。

又下石方

葳蕤 升麻 荠苨 人参各七两 大黄三两 黄芩 葛根 紫草各八两 犀角十一两,屑 栀子二七枚,擘 芒硝二两 银屑四两,研 猪脂十三两,腊月者 露蜂房十两 玄参 甘草炙,各四两

上一十六味切,以无灰酒八斗渍经十日,其猪脂用酒一升煎炼取三两,脂与银屑和研,内药中,每日空腹服之,量力多少。忌热面炙肉海藻蒜等。

治发背,**竹叶黄芪汤方**。

淡竹叶　黄芩　前胡　生姜各四两,切　芍药三两　小麦三升　黄芪　茯苓　枳实炙　麦门冬去心　栀子各三两,擘　大枣十四枚,擘　芎䓖　知母　干地黄　人参　石膏碎　升麻　甘草炙,各二两

上一十九味㕮咀,以水一斗六升先煮竹叶小麦,取一斗二升,去竹叶麦,内诸药煮取四升,一服一升,日三夜一。

治男子痈,始欲发背不甚,往来寒热,**竹叶黄芪汤方**。

淡竹叶　小麦各三升　黄芪　升麻　干地黄　芍药　当归　通草　知母各三两　大枣十八枚,擘　黄芩一两半　生姜五两,切　茯苓　芎䓖　前胡　枳实炙　麦门冬去心　甘草炙,各二两

上一十八味㕮咀,以水一斗七升先煮竹叶小麦,取一斗二升,去滓,内诸药煮取四升,分温五服,日三夜二。忌如药法。

治痈发背,诸客热肿始作,**竹叶汤方**。

淡竹叶　小麦各三升　生姜六两,切　大枣十四枚,擘　茯苓　麦门冬去心　枳实炙　芍药　人参各二两　黄芪　前胡　干地黄　升麻　射干　黄芩　芎䓖　甘草炙,各三两

上一十七味㕮咀,以水一斗七升先煮竹叶小麦,取一斗二升,去滓,内诸药煮取四升,分五服。若热盛秘涩不通者,加大黄二两,已下勿加也。

治患大热,体盛发痈,或在于背,或在阴处,**生地黄汤方**。

生地黄八两　竹叶三升　小麦二升　栝楼四两　大黄五两　人

参　当归各一两　黄芪　黄芩　通草　升麻　芍药　前胡　茯苓　甘草炙,各二两

上一十五味㕮咀,以水二升煮竹叶小麦,取一斗二升,去滓,内诸药煮取四升,分四服,日三夜一,不愈常服。

治发背,**黄芪汤方**。

黄芪　黄芩　麦门冬去心　远志各二两,去心　大枣二十枚,擘　人参　芎䓖　干地黄　芍药　当归各一两　生姜五两,切　桑螵蛸十四枚,炙　鸡肶胵二具

上一十三味㕮咀,以水一斗先煮鸡肶胵令熟可食,去之,内诸药更煮取四升五合,分服九合,日三夜一。

治发背,**黄芪汤方**。

黄芪　麦门冬去心　芍药　黄芩　人参　甘草炙,各三两　石膏碎　当归各二两　半夏四两,洗　生姜五两,切　生地黄半斤　大枣三十枚,擘　淡竹叶切,二升

上一十三味㕮咀,以水一斗先煮竹叶,取九升,去竹叶,内诸药更煮取三升,分四服,如人行二十里又服,良久进粥,消又进,消息。

甘草炙,各一两

上一十三味㕮咀,以水一斗五升先煮竹叶,令减五升,去竹叶,内诸药煮取三升五合,分四服,日三夜一。

治痈肿发背,**竹叶汤方**。

竹叶切,五升　小麦　生姜五两,切　桂心一两半　大枣二十枚,擘　芍药　干地黄各三两　茯苓　升麻　当归　甘草炙,各二两

上一十一味㕮咀,以水一斗七升煮小麦竹叶,取一斗一升,去竹叶,内诸药煮取三升五合,分四服,如人行七八里再服。

治男子发背,肋结块气,或经一月苦寒热,**枳实汤方**。

枳实炙　芍药　干地黄　前胡　黄芩　通草各三两　知母
芎䓖　细辛　茯苓　黄芪　人参　甘草炙,各二两

上一十三味咬咀,以水一斗一升煮取三升五合,去滓,分四服。

治发背虚热,大盛肿热,侵进不住,**内补汤方**。

干地黄四两　升麻　当归　人参各一两　生姜五两,切　麦门冬
去心　芍药各三两　大枣二十枚,擘　远志去心　茯苓　大黄　黄芩
黄芪各二两

上一十三味咬咀,以水一斗三升煮取五升,去滓,分为五服。

生地黄汤　治发背方。

生地黄八两　黄芪　黄芩　茯苓各三两　大枣二十枚,擘　芎䓖
一两　淡竹叶二升,切　芍药　人参　当归　通草　甘草炙,各二两

上一十二味咬咀,以水三斗先煮竹叶,取一斗五升,去滓,内诸
药煮取四升,去滓,分五服。

治发背痈,已服生地黄汤取利,后服此方。

黄芪　芍药　干地黄　栝楼各三两　小麦一升　黄芩　柴胡
麦门冬去心　远志去心　升麻各二两　当归一两　淡竹叶切,四升
大枣十四枚,擘

上一十三味咬咀,以水一斗八升先煮竹叶小麦,取一斗,去滓,
内诸药煮取三升,去滓,分三服,日三。

治痈疽近肺俞,此多虚,故不宜用大黄,若欲得下,但其间数服
此方。

黄芩　前胡　栝楼　芍药　麦门冬去心　知母各三两　干地黄
四两　淡竹叶三升　小麦二升　黄芪　升麻　甘草炙,各二两

上一十二味㕮咀,以水一斗八升先煮竹叶小麦,取一斗,去滓,内诸药煮取四升,去滓,分为四服,日三夜一。

治背脊痈疖,举身壮热,已行薄贴,此方数用有验,**连翘汤方**。

连翘　漏芦　射干　白蔹　升麻　栀子擘　芍药　羚羊角屑　黄芩各三两　生地黄八两　寒水石五两,碎　甘草二两,炙

上一十二味㕮咀,以水一斗煮取四升,去滓,分四服。

治大虚客热发,背上苦牵痛,微有肿,肿气来去,**黄芪汤方**。

黄芪　干姜　当归　桂心各二两　大枣二十枚,擘　麦门冬去心　芍药各三两　半夏四两,洗　生姜五两,切　人参　芎䓖　甘草炙,各一两

上一十二味㕮咀,以水一斗二升煮取四升,去滓,分五服,日三夜二。

治痈发背及在诸处,**竹叶黄芪汤方**。

竹叶切,四升　黄芪　芍药各三两　当归一两　大黄一两半　升麻　黄芩　前胡　知母　麦门冬去心　甘草炙,各二两

上一十一味㕮咀,以水一斗七升煮竹叶,取九升,去滓,下诸药煮取二升八合,分三服,利两三行,佳也。

治痈发背,**内补芍药汤方**。

芍药　干地黄　桂心各二两　当归三两　生姜四两,切　黄芪五两　茯苓三两　人参　麦门冬去心　甘草炙,各一两

上一十味㕮咀,以水一斗煮取三升,分三服。

治发背肿即验,**前胡建中汤方**。

前胡三两　生姜切　茯苓　黄芩各五两　桂心一两　人参一两半　当归　芍药　半夏汤洗三十遍　甘草炙,各二两

上一十一味㕮咀,以水一斗煮取四升,分四服。

治痈发背,**漏芦汤方**。

漏芦　白蔹　黄芩　芍药　枳实炙　白薇　甘草炙,各二两
大黄别浸　麻黄去节　升麻各三两

上一十味㕮咀,以水一斗先煮麻黄,去上沫,然后下诸药煮取三升,分三服。

治男子背上发肿,时觉牵痛,**内补黄芪汤方**。

黄芪　当归各二两　干地黄　麦门冬各三两　生姜五两,切　大枣十四枚,擘　芍药　芎䓖　人参　甘草炙,各一两

上一十味㕮咀,以水一斗煮取三升五合,分服七合,日三。

治发背,**黄芪汤方**。

黄芪　干地黄　茯苓各四两　大枣十五枚,擘　芍药三两　生姜二两,切　当归二两半　人参　甘草炙,各一两半

上九味㕮咀,以水一斗二升煮取四升,分四服,日三夜一。加黄芩二两,佳。

治肿疮发背,**芍药甘草汤方**。

芍药　干地黄　黄芪各三两　甘草炙,一两半　人参一两　茯苓　麦门冬去心　生姜各二两,切

上八味㕮咀,以水八升煮取二升五合,分三服。

治毒肿发背,**黄芪汤方**。

黄芪　白蔹　玄参　黄芩　大黄　甘草炙,各二两　竹叶切,一升

上七味㕮咀,以水九升煮取三升,分三服,一日令尽。忌猪肉。

治痈肿始觉即令消,其肿五色,并为发背,痛欲死,肿上加灸不

差,腹内虚闷,**麦门冬汤方**。

麦门冬去心,二两　升麻　葛根各三两　丁香一两半　零陵香　藿香各一两

上六味咬咀,以水七升煮取二升五合,分三服。

治发背,初欲作肿及痈,便服此方。

大黄别浸　黄芩　甘草炙,各三两　升麻二两　栀子一百枚,取仁

上五味咬咀,以水九升煮取三升五合,去滓,分三服。得快下数行利便止,不下更作。

治发背肿如杏核鸡子,**青木香汤方**。

青木香　麻黄去节,各二两　升麻三两

上三味咬咀,以水六升煮取二升,去滓,分三服,一日令尽,暖卧取微汗,避风,以粉粉身。

治痈发背,**升麻汤方**。

升麻三两

上一味咬咀,以水三升煮取一升,分三服。昔何道静母在建安,夜得发背,至晓半臂黑,上热如火,嘘吸烦闷,时无三两升麻,惟一两,以水三升煮得一升,如上法,一服觉如小宽,再服热瘥,乃得眠,至暮服尽,转佳,明日视背色还复,遂愈也。

卷第二十三　疽痈上

黄父相痈疽论第一

《九江黄父相痈疽论》：黄帝问于歧伯曰：余闻肠胃受谷，上焦出气，以温分肉而养骨节，通腠理。中焦出气如雾，上注溪谷而渗孙脉，津液和调，变化赤而为血。血和则孙脉先满，乃注于络脉，络脉皆盈，乃注于经脉。阴阳已张，因息乃行，行有纲纪，周有道理，与天合同，不得休止。切而调之，从虚去实，泻则不足，疾则气减，留之先后，从实去虚，补则有余，血气已调，形神乃持。余已知血气之平与不平，未知痈疽之所从生，成败之时，死生之期，或有远近，何以度之？可得闻乎？歧伯曰：经脉流行不止，与天同度，与地合纪。故天宿失度，日月薄蚀，地经失纪，水道流溢，草芦不成，五谷不植，径路不通，民不往来，巷聚邑居，别离异处，血气犹然，请言其故。夫血脉荣卫，周流不休，上应星宿，上应经数。寒气客于经络之中则血泣，血泣则不通，不通则卫气归之，不得复反，故痈肿也。寒气化为热，热胜则肉腐，肉腐则为脓，脓不泻则烂筋，筋烂则伤骨，骨伤则髓消，不当骨空，骨空不得泄泻则筋骨枯虚，枯虚则筋骨肌肉不相营—作亲，经脉败漏，熏于五脏，藏伤故死矣。

诊痈疽发起处第二方一首

黄帝曰：愿尽闻痈疽之形与忌日名。歧伯曰：略说痈疽极者有十八种。

痈发于嗌中，名曰猛疽，不急治则化为脓，脓不泻塞咽，半日而死。其化为脓者，脓泻已则含豕膏，无食三日，已。一云无冷食。

发于颈，名曰夭疽，其疽大而赤黑，不急治则热气下入渊腋，前伤任脉，内熏肝肺，则十余日而死。

阳气大发，消脑流项，名曰脑烁疽，其色不乐一作除，项痛如刺以针，心烦者死不可治。

发于肩及臑，名曰疵疽，其状赤黑，不急治，此令人汗出至足，不害五脏，发四五日，逆焫之。逆一作逞。

发于腋下，赤坚者，名曰朱疽，治之用砭石，欲细而长，疏启之，涂以豕膏，六日已，勿裹。其疽坚而不溃者为马刀挟婴，急治之。衰一作裹。

发于胸，名曰井疽，其状如大豆，三四日起，不早治，下入腹中，不治七日死。

发于膺，名曰甘疽，其状如谷实、栝楼，常苦寒热，急治之，去其寒热，不治十岁死，死后脓自出。

发于胁，名曰改訾，改訾者，女子之病也，久之其状大痈脓，其中乃有生肉大如赤小豆，治之方：剉蔆翘草及根各一斗，以水一斗六升煮取二升，即强饮，厚衣坐釜上，令汗出足，已。

发于股胻，名曰股脱疽，其状不甚变色，痈脓内搏于骨，不急治，三十日死。

发于股阴,名曰赤弛,不急治,六十日死,在两股内者,不治六日死。

发于尻,名曰锐疽,其状赤坚大,急治之,不治三十日死。

发于膝,名曰疵痈,其状大痈,色不变,寒热而坚,勿石之,石之即死,须其色异柔乃石之,生也。

诸痈发于节而相应者,不可治也,发于阳者百日死。发于阴者三十日死。一云四十日死。

发于胫,名曰兔啮,其状如赤豆,至骨,不急治杀人。

发于踝,名曰走缓,其状色不变,数石其输而止其寒热,不死。

发于足上下,名曰四淫,其状大痈,不急治,百日死。

发于足旁,名曰厉痈,其状不大,初从小指发,急治之,去其黑者,不消辄益,不治百日死。

发于足指,名曰脱痈,其状赤黑则死,不赤黑不死,治之不衰,急斩去之,活也,不斩去者死。

黄帝曰:夫子言痈疽,何以别之? 歧伯曰:荣气稽留于经脉之中,则血泣而不行,不行则卫气归之,归之而不通,壅遏不得行,故曰热。大热不止,热胜则肉腐,肉腐则为脓,然不能陷肌肤于骨髓,骨髓不为焦枯,五脏不为伤,故命曰痈。何谓疽? 答曰:热气纯盛,下陷肌肤筋髓骨肉,内连五脏,血气竭尽,当其痈下筋骨良肉皆无余,故命曰疽。疽者,其上皮天瘀以坚,如牛领之皮;痈者,其上皮薄以泽,此其候也。帝曰:善。

帝曰:有疽死者奈何? 歧伯曰:身有五部:伏菟一,腓二一云膊,背二,五脏之输四,项五。五部有疽,死也。

帝曰:身形应九宫奈何? 歧伯曰:请言身形应九野。左足应立春,其日戊寅己丑;左胸应春分,其日己卯;左手应立夏,其日戊辰己巳;膺喉头首应夏至,其日丙午;右手应立秋,其日戊申己未;上胸应秋分,其日辛酉;左足应立冬,其日戊戌己亥;腰尻下穷应冬至,其日壬子;六府及膈下二藏应中州,大禁太一所在之日及诸戊己也。凡候此九者,善候八正所在之处所主,左右上下身体有痛肿者,欲治之,无以其所直之日溃治之,是谓天忌日也。

凡五子日夜半,五丑日鸡鸣,五寅日平旦,五卯日日出,五辰日食时,五巳日禺中,五午日日中,五未日日昳,五申日晡时,五酉日日入,五戌日黄昏,五亥日人定。

上以此日时遇疾发痈者,不起也。

候痈疽色法第三

论曰:夫痈疽初发如微,人多不以为急,此实奇患,惟宜速治之,治之不速,病成难救,以此致祸,能不痛哉?且述所怀,以悟后贤。谨按《黄父痈疽论》论痈所著缓急之处,死生之期如下:

发皮肉浅,肿高而赤,贴即消,不治亦愈。发筋肉深,肿下而坚,其色或青黄,或白黑,或复微热而赤,宜急治之,成消中,半发附骨者,或未觉肉色已殃,已殃者痈疽之甚也。发背外,皮薄为痈,皮厚为疽,如此者多见先兆,宜急治之,皮坚甚大者多致祸也。

夫痈坏后有恶肉者,当以猪蹄汤洗去秽,次敷食肉膏散,恶肉尽乃敷生肉膏散,及摩四边令善肉速生。当绝房室,慎风冷,勿自劳动,须筋脉平复乃可任意耳,不尔新肉易伤,伤则重溃,发则祸至,慎之慎之。

诊知是痈疽法第四

痈疽之发，未辨是非，饥渴为始。始发之时，或发白疽，或似小疖，或复大痛，或复小痛，或发米粒大白脓子，皆是微候，宜善察之。欲知是非，重按其处，是即便隐痛，复按四边，比方得失，审实之。是即灸，第一便灸其上二三百壮，又灸四边一二百壮，小者灸四边，中者灸六处，大者灸八处，壮数不虑多也。亦应即薄贴，令得即消。内须服解毒冷药，令毒气出外，外须薄贴热药，法当疮开其口，令泄热气故也。

诊痈疽有脓法第五

凡痈按之大坚者未有脓，半坚半软者半有脓，当上薄者都有脓。有脓便可破之，不尔侵食筋骨也。破之法：应在下逆上破之，令脓易出，用铍针。脓深难见，肉厚而生者，用火针。若不别有脓者，可当其上数按之，内便隐痛殃坚者未有脓，泄去热气，不尔长速则不良。

候人年得疽法第六

歧伯曰：赤疽发于额，不泻，十余日死，可刺也，其脓赤多血死，未有脓可治。人年二十五、三十一、六十、九十五，人神在额，不可见血，见者死。

杼疽，发项若两耳下，不泻，十六日死，其六日可刺。其色黑见脓而痈者，死不可治。人年十九、二十三、三十五、四十九、五十一、五十五、六十一、八十七、九十九，神在两耳下，不可见血，见者死。

蜂疽，发背起心俞若肩髃，二十日不泻死，其八日可刺也。其色赤黑脓见者,死不治。人年六岁、十八、二十四、三十五、五十六、六十七、七十二、九十八,神在肩,不可见血,见者死。

刺疽,发肺俞若肝俞,不泻,二十日死,其八日可刺。发而赤,其上肉如椒子者,死不可治。人年十九、二十五、三十三、四十九、五十七、六十八、七十三、八十一、九十七,神在背,不可见血,见者死。

侠荣疽,发胁起若两肘头,二十五日不泻死,其九日可刺。发赤白间,其脓多白而无赤,可治。年十六、二十六、三十二、四十八、五十八、六十四、八十、九十六,神在胁,不可见血,见者死。

勇疽,发股起太阴若伏菟,二十五日不泻死,其十日可刺。发青脓赤黑者死,白者尚可治。年十一、十五、二十、三十一、四十三、四十六、五十九、六十三、七十五、九十一,神在尻尾,不可见血,见者死。

标叔疽,发热同同,耳聋,后六十日肿如水状,如此可刺之,但出水后乃有血,血出即除也。年五十七、六十五、七十三、八十、九十七,神在背,不可见血,见者死。

旁疽,发足跌若足下,三十日不泻死,其十二日可刺。发赤白脓而不大多,其上痒,赤黑,死不可治。年十三、二十九、三十五、六十一、七十三、九十三,神在足,不可见血,见者死。

相五色疽死生法第七

禽疽发如疹者数十处,一云四日肿,食饮疼痛,其状若变,十日可刺,其内发方根寒,齿如噤,俞若坐,如是十五日死。俞若生未详。

钉疽发两肩,此起有所逐恶血,结流内外,荣卫不通,发为钉疽,三日身肿痛甚,七日噤如痓状,十日可刺,不治二十日死。

阴疽发髀若阴股,始发腰强,内不能自止,数饮不能多,五日坚痛,如此不治,三岁死。

脉疽发环项一云颈,始痛,身随而热,不欲动,悁悁,或不能食,此有所大畏恐怖而不精,上气咳,其发引耳,不可以肿,二十日可刺,不刺八十日死。

龙疽发背,起胃俞若肾俞,二十日不泻死,其九日可刺。其上赤下黑若青黑者死,发血脓者不死。

首疽发背,发热八十日,大热汗颈,引身尽如咳,身热同同如沸者,皮泽颇肿处浅刺之,不刺入腹中,二十日死。

行疽发如肿,或复相往来,可要其所在刺之,即愈。

冲疽发小腹,痛而振寒热冒,五日悁悁,六日而变,十日死。

敦疽发两指头若五指头,十八日不泻死,其四日可刺。其发而黑,痛不甚赤,过节可治。

疥疽发腋下若臂两掌中,振寒热而咽干者,饮多则呕,烦心悁悁,或卒胗反有合者,此则可汗,不汗当死。

筋疽发背侠脊两边大筋,其色苍,八日可刺。其痈在肌腹中,九十日死。

陈干疽发两臂,三四日痛不可动,五十日方身热而赤,六十日可刺。如刺脉无血,三四日死。一云病已。

蚤疽发手足五指头,起即色不变,十日之内可刺,过时不刺,后为食痈在腋,三岁死。

仓疽发,身痒后痛,此故伤寒气入藏,笃发为仓疽,九日可刺,九十日死。

赤疽发,身肿坚核而身热,不可以坐,不可以行,不可以屈伸,成脓刺之,即愈。

赤疽一云白疽发脯若肘后,痒,目痛伤精,及身热多汗,五六日死。赤疽发胸,可治。赤疽发髀枢,六月可治,不治出岁死。赤疽发阴股,坚死,濡可治。赤疽发掌中者,可治。赤疽发胫,死不可治。

黑疽发,肿在背大骨上,八日可刺,过时不刺为骨疽,脓出不可止,出碎骨,六十日死。黑疽发腋渊,死。黑疽发耳中如米,此名文疽,死。黑疽发肩,死。黑疽发缺盆中,名曰伏痈,死。黑疽发肘上下,不死可治。黑疽发腓肠,死。黑疽发膝膑,坚死,濡可治。黑疽发跌上,坚死,足下久痈色赤死。

手心主脉有肿痈在股胫,六日死,发脓血六十日而死。

胁少阳脉有肿痈在颈,八日死,发脓血十日死。

腰太阳脉有肿,交脉来于阳明,痈在颈,十日而死,发脓血七日死。

尻太阳脉有肿痈在足心少阳脉,八日死,发脓血八十日死。

头阳明脉有肿痈在尻,六日死,发脓血六十日死。

股太阳脉有肿痈在足太阳,七十日死,发脓血百日死。

肩太阳太阴脉有肿痈在胫,八日死,发脓血四百日死。

足少阳脉有肿痈在胁,八日死,发脓血六百日死。

手阳明脉有肿痈在腋渊,一岁死,发脓血二岁死。

薄贴第八方三十一首

松脂贴 主痈疽肿方。炼松脂、采松脂法附。

松脂二斤,成炼者 膃脂三两 细辛半两 黄柏 白芷 芎䓖 白蔹 芍药 莽草 白蜡 黄芪 黄芩 黄连 大黄 当归 防风各一两

上一十六味切,先以火暖铜铛令热,以蜡拭铛使通湿,剉松脂令破,内铛中,次下膃脂,都消尽讫乃内药,以竹蓖搅令调,仍于微火一煎,急搅令勿息,十沸下之,沸止更上,预作十个湿土堆,一下

置一堆上,遍十堆则成,及热以新幕生布上,四面又安火炙,作绞子绞,澄去滓,挑取向火涂纸,依病处大小翦取,贴之,周时易。此法稍难,好好用心作之,乃可成矣。

炼松脂法

取大麻人三升,研之令细,水三升淘之,生布绞去滓,松脂二升,以水三升半煮令消尽,及热新布绞令脂出,内麻汁中,待小冷,取松脂牵挽令白,乃依法秤取。

采松脂法

取深山大松本有露根脂自流出白粘者佳,火烧黑强者不堪用。亦可五月、六月大暑时破作痕,三五日待出取之,须多者多破根取之。

升麻薄　主痈疽方。

升麻　大黄　黄芪　芎䓖　龙骨　白及各一两　黄芩六两　白蔹　牡蛎熬　甘草各半两

上一十味捣筛为散,以蜜和之如泥,涂布,薄痈上,干即易之。

痛微,用此令消方。

黄芪　青木香　栀子　干地黄　升麻　龙骨　大黄　黄柏　黄芩　麻黄　黄连　芎䓖　生犀取末　白蔹　羚羊角

上一十五味等分,捣筛为散,以醋和之如泥,涂故布上,开口如小豆,以泄热气,干则易之,瘥止。

白蔹薄　主痈疽方。

白蔹　大黄　黄芩并等分

上三味捣筛为散,以鸡子白和如泥,涂布上,薄肿上,薄干则易之。亦可以三指撮药末内三升水中,煮三沸,绵注汁,拭肿上数十遍,以寒水石末和,涂肿上,以纸覆之,干则易之,辄以煮汁拭之,日夜二十易。

食恶肉散方

珍珠　藜芦各一分半　藺茹半两　马齿矾烧　硫黄　雄黄　麝

香各三分

上七味捣筛为散,粉疮上。亦可膏和敷之,著兑疮孔中,佳。

生肉膏　主痈疽金疮方。

大黄　黄芪　芍药　独活　当归　白芷各一两　薤白二两　生

地黄三两,取汁

上八味捣筛为散,切薤白,以地黄汁成煎猪膏三升煎之,二上

三下,以绵布绞去滓,以敷疮,多少随人意。

升麻薄　主痈疽结核种种色不异,时时牵痛,或经年肿势不

消方。

升麻　青木香　白蔹　芒硝　射干　当归　黄芩　桂心　芍

药　防风　大黄　芎䓖　干葛各二两　莽草一两

上一十四味捣,以酒和令调,微火熬令黄,以薄肿上,日再易。

干者添酒,更捣之,随后薄肿上。

寒水石薄方

寒水石　黄柏　黄芪　黄连　大黄　石膏　栀子各二两　白

蔹四两

上八味捣筛为末,粉粥和如泥,涂故布上,薄肿上,干则易之。

当归贴　诸肿方。

当归一作当陆　黄芩　黄连　大黄　莽草　白芷　白蔹　白

芨各二两

上八味捣筛为散,消胶汁,稍稍和如泥,涂纸,贴肿上,干则易之。

有患痈破下脓讫,著兑药塞疮,痛,烦闷困极,有人为去兑药,

以楸叶十重贴之,以布帛裹令缓急得所,日再三易之,痛闷即止,肿

消。此极甚大良无比,胜于众贴。此主痈疽溃后及冻疮有刺不出者,用之甚良。冬无楸叶,当早收之,临时以盐汤沃之令释,用之亦佳。薄削楸白皮用亦得。贴楸叶后不复烦闷,肿消灭,脓血恶汁出,疮陷下,渐瘥。

治脑瘘,诸疖诸痈肿牢坚,治之方。

削附子令如棋子厚,正著肿上,以少唾湿附子,艾灸附子令热彻,附子欲干辄令唾湿之,常令附子热彻,附子欲干辄更,气入肿中,无不愈者。此法绝妙不传。

治万种痈肿方。

蒺藜蔓净洗,三寸截之,取得一斗,以水三升煮取二升,去滓,内铜器中煮取一升,内小器中煎如稠糖,下,取涂疮肿上,大良。

治痈肿方。

伏龙肝以大醋和作泥,涂布上,贴之,干即易之,消矣。又和蒜捣如泥,涂之。

凡痈无问大小　亦觉即取胶一片如掌,水渍令软纳纳然,心开一孔如钱孔大,贴肿上。若已溃者,脓当被胶急撮皆出尽,若未有脓者当自消矣。

又方　烧鲤鱼作灰,醋和,敷之。一切肿用之皆愈,以差为限,至良。

蛇衔生肉膏　主痈疽金疮败坏方。

蛇衔　当归各一两半　生地黄三两　黄连　黄芪　黄芩　大黄
续断　芍药　芎䓖　莽草　附子炮,去皮　细辛　蜀椒去目闭口
白芷　白及一作白鲜皮　薤白　甘草炙,各一两

上一十八味切,以大醋渍两宿,以腊月猪脂七升煎,三上三下,白芷色黄下,去滓,敷之。

又方　生地黄一斤　薤白五两　辛夷　芎劳　独活　当归黄芪　白芷　续断　芍药　黄芩　大黄各一两

上一十二味切，以腊月猪脂四升煎，白芷黄色下，去滓，敷之。

野葛贴　主痈疽，痔瘘恶疮，妇人妒乳疮方。

野葛　芍药　薤白　通草各半两　当归三分　附子一分

上六味切之，醋浸半日，先煎猪脂八合令烟出，内乱发半两令消尽，下令热定，乃内松脂二两、蜡半两，更著火上令和，乃内诸药令沸，三上三下，去滓冷之，浣故帛去垢，涂，贴肿上，干即易之。春去附子。其乱发净洗去垢，不尔令疮痛。

又方　煎地黄汁如胶，作饼贴之，日四易，三日瘥。《千金》云：食恶肉。

紫葛贴　痈肿方。

紫葛二两半　大黄五分　白蔹　玄参　黄连　黄芩　由跋　升麻　榆白皮各三分　青木香半两　赤小豆半合

上一十一味捣筛为散，以生地黄汁和之如泥，敷之，干即易之。大醋和亦得。

治痈疽疮久不瘥方。

松脂　薰陆香

上二味等分捣，入少许盐，为饼，贴疮上，恶汁出尽即瘥。

诸卒肿方。

取芥子细末，猪胆和如泥，涂病上，日三。

芜菁子封痈肿方。

取芜菁子一升，捣作细末，大醋和如泥，封之，干则易之。芥子亦大佳。

又方　槐子半升、慎火草一把捣细，水和，涂之。

又方　捣蔚臭汁,服一鸡子,以滓封痈上,暖即易之。头面肿更良。

葱白疗痈疽瘘有数孔,积年不瘥方。

葱白一斤,细切捣如泥,净洗疮,拭干,封涂之,厚一分,日三夜一,取瘥止。

八味黄芪薄方

黄芪　芎䓖　大黄　黄连　莽草　黄芩　栀子　芍药等分

上八味为散,以鸡子白和如泥,涂布上,随肿大小薄之,燥则易之,疮上开孔,令得泄气。

�　主丹痈疽始发,焮热浸长进方,兼主小儿丹长,忌近阴。

升麻　黄连　大黄　芎䓖　羚羊角　当归　甘草各二两　黄芩三两

上八味,以水一斗煮取五升,去滓,又还铛中,内芒硝三两,上火令一沸,则帛揾肿上数过,肿热便随手消尽。王练甘休秘之。

揾汤方

大黄　黄芩　白蔹各三两　芒硝一两半

上四味,以水六升煮取三升,以故帛四重内汁中,以揾肿上,暖复易,昼夜为之。

又方　凡痈,以梁上尘、灰葵茎等分,醋和,敷之,干则易之。

石痈坚如石不作脓者方。

生商陆根贴软布帛,贴之,数易之。亦可捣敷,燥即易,痈当消濡。

处疗痈疽第九论一首　方三十三首

论曰:诸痈状多种不同,无问久近,皆五香连翘汤主之。先刺去热,小豆薄之,其间数数针去血。若已失疗溃烂者,犹常服五香漏芦等汤下之,当下大针入五分者则速愈。凡痈高而光者不大热,其肉正平无尖而紫色者不须治,但以竹叶黄芪汤申其气耳。其肉正平,为无脓也。痈卒痛,用八物黄芪薄,大痈七日,小痈五日。其有坚强者,诊宁生破。发背及发乳若热,手不可得近者,内先服王不留行散,外摩发背膏。若背生破无苦,在乳者宜令极熟,熟之候,手按之随手即起者便熟,须针之。针法要得著脓,以意消息之,胸背不可过一寸。酌量不得脓,以食肉膏散著兑头内痈口中。如人体热气歇,服木占斯散,五日后痈欲差者,服排脓内塞散。凡破痈之后,病人便绵惙欲死,内寒外热。肿自有似痈而非者,当以手按肿上,无所连即是风毒耳,勿针,可服升麻汤,外摩膏。破痈口当令上留三分,近下一分。针惟令极热,极热便不痛。破痈后败坏不差者,作猪蹄汤洗之,日再,夏汤二日可用,冬六七日,汤半剂亦可用。胸中痛,短气者,当入暗室中,以手中指按左眼,视若见光者胸中有结痈,若不见光者熛疽内发。针伤脉,血不出,住实不泻,当成痈也。凡脉来细而沉时直者,身有痈疽;脉来大渐小者,阴结,苦肌肉痹,痈疖。寻寸口如此,来大而渐小也。

漏芦汤方

漏芦　白蔹　黄芩　枳实炙　芍药　升麻　麻黄　甘草炙,各二两　大黄三两

上九味㕮咀,以水一斗煮取三升,分三服。无药处单服大黄下之。一方白薇二两。

连翘五香汤方

连翘　青木香　薰陆香　麝香　沉香　射干　独活　桑寄生 通草　升麻各二两　丁香一两　大黄三两,别浸

上一十一味㕮咀,以水九升煮取减半,内竹沥二升,煮取三升, 分三服。未瘥,中间常服佳。

王不留行散　主痈疽及诸杂肿已溃,皆服之方。

王不留行子一升　五色龙骨二两　野葛皮半分　栝楼六合　当 归二两　干姜　桂心各一两

上七味捣筛为散,食讫温酒服方寸匕,日三,以四肢习习为度。 不知,渐稍加之。此浩仲堪方,隋济阇梨所名为神散,痈肿即消,极 安稳。《千金》云:治痈肿不能溃,困苦无聊赖。

黄芪竹叶汤　治胸背游热痈疽方。

黄芪三两　生地黄八两　甘草三两,炙　芍药三两　黄芩三两 人参二两　麦门冬去心,三两　石膏二两半　芎䓖二两　当归二两 生姜五两,切　大枣三十枚,擘　半夏四两,洗　淡竹叶切,一升

上一十四味,以水一斗二升先煮竹叶,取九升,去滓,内诸药煮 取三升,分四服,相去如人行二十里,间食,日三夜一之服。

黄芪汤　主痈肿,热盛口干,除热止渴方。

黄芪　升麻　栝楼　干地黄　麦门冬去心,各三两　黄芩　芍 药各一两　栀子二十枚,擘

上八味㕮咀,以水一斗煮取三升,分三服。

温中汤　主痈疽取冷过多,寒中下痢,食完出方。

甘草炙　干姜　附子炮,各一两半　蜀椒二百四十枚,汗

上四味㕮咀,以水六升煮取二升,分三服。

黄芪散　主痈疽撮脓方。

黄芪五分,脓多倍之　小豆一分,热口干倍之　芎劳半两,肉不生倍之　芍药二分,痛不止倍之　栝楼二分,渴小便利倍之　白蔹三分,有脓不合倍之

上六味捣筛为散,酒服方寸匕,日三。《广济》有甘草三分。

瞿麦散　主诸痈溃及未溃,疮中疼痛,脓血不绝,不可忍之方。

瞿麦　白芷　黄芪　当归　细辛　芍药　芎劳　薏苡仁　赤小豆各一两

上九味,先以清酒渍豆,出于铜器中熬之,干复渍,渍熬五过止,然后治末之,合下筛,温酒服方寸匕,日夜各五。三日后痛者,肌肉生。一方以苦酒渍小豆。多痛,倍瞿麦;疮未开,倍白芷;脓多,倍黄芪、薏苡、芍药。

黄芪汤　主痈肿虚弱方。

黄芪四两　升麻三两　桂心冷用,二分　黄芩一两　竹叶切,一升　茯苓　生姜切　甘草各二两,炙

上八味㕮咀,以水二斗煮竹叶,减五升去之,澄取九升,内诸药煮取三升,去滓,分三服,日三。

诸恶肿失治有脓者方。

烧刺榆针作灰,水服之,经宿即头出,服一针作一头,多针多头。无刺榆者,烧蛇蜕皮灰,水和封上,一日即孔出,仍别服五香汤,以筋作线,任孔中勿令合,使引脓血。若已成大疮,去血尽,煮小儿餔涂之,上着干姜末,以渐自消。

五利汤　主年四十已还强壮,常大患热,发痈疽无定处,大小便不通方。

大黄　升麻各三两　黄芩二两　栀子十五枚　芒硝一两

上五味㕮咀,以水五升煮取三升四合,去滓,下芒硝,分四服,快

利即止。

痈疽溃脓大多,里虚方。

黄芪　麦门冬去心,各三两　生姜四两,切　五味子四两　桂心
芎䓖　茯苓　远志去心　当归　人参各二两　大枣二十两,去核
甘草六两,炙

上一十二味㕮咀,以水一斗煮取四升,分六服。

干地黄丸　主壮热,人长将服之,终身不发痈疽,令人肥悦,耐
劳苦方。

干地黄五两　天门冬去心,四两　大黄三两　巴戟天　肉苁蓉
栝楼　人参各一两　芍药　桂心　当归　黄芩　黄芪　远志去心
石斛　甘草炙,各二两

上一十五味捣筛为末,炼蜜和,丸如梧子,酒服十丸,日二,加
至二十丸。

干地黄丸　主虚热,消疮疖方。

干地黄四两　大黄六两　芍药　茯苓各三两　远志去心　升麻
桂心　黄芩　麦门冬去心　人参　王不留行子　甘草各二两,炙

上一十二味捣筛为末,炼蜜和,丸如梧子,酒服十丸,日三,加
至二十丸。长服令人肥健。《千金》有枳实二两。

干地黄丸　主虚劳客热,数发痈肿疮疖,经年不除者,悉主之方。

干地黄四两　天门冬去心,五两　人参一两　黄芪　黄连　大黄
黄芩各三两　芍药　细辛　茯苓　泽泻　干漆熬　桂心　甘草
炙,各二两

上一十四味捣筛为散,炼蜜和,丸如梧子,酒服十丸,日三夜
一,加至二十丸。长服延年益寿,终身不发痈疖。凡大黄皆薄切,
五升米下蒸之,曝干。热多者,倍大黄。

排脓内塞散 主大疮热已退,脓血不止,疮中肉虚疼痛方。

防风 茯苓 白芷 远志去心 芎䓖 桔梗 人参 当归 黄芪 甘草炙,各一两 厚朴炙 桂心各二两 附子二枚,炮 赤小豆三合,熬

上一十四味捣筛为散,酒服方寸匕,日三夜一服。

瞿麦散 主排脓止痛,利小便方。

瞿麦 麦门冬去心 黄芪 当归 白蔹各一两 芎䓖 赤小豆半合 桂心半两 芍药二两

上九味捣筛为散,先食温酒服方寸匕,日三服。

薏苡仁散 主痈肿令自溃,长肌肉方。

薏苡仁 干地黄 肉苁蓉 白蔹 当归 桂心各一两

上六味捣筛为散,先食以温酒服方寸匕,日三夜二服。

五香汤 主恶气毒肿方。

沉香 丁香 麝香汤成入 薰陆香 青木香各一两

上五味切,以水五升煮取二升,分三服。不瘥,更合服,以汤渍薄肿上。

兑疽膏方。

当归 芎䓖 白芷 松脂 乌头各二两 巴豆三十枚,去皮 猪脂三升

上七味切,内膏中微火煎三沸,内松脂耗令相得,以绵布绞去滓,以膏著绵絮,兑头尖作兑兑之,随病深浅兑之,脓自出,食恶肉尽即生好肉。疮浅者勿兑,著疮中,日三,恶肉尽止。

干痈疮,凡是疮疡皆用之方。

雄黄 雌黄 硫黄 白矾烧 胡粉 松脂各二两 水银三两

上七味细研如粉,以水银不见为度,内后膏中,以十只箸搅之

数千匝,冷密贮勿泄。

藜芦　漏芦　狼牙　羊蹄根　青葙　地榆　当归　萹蓄　菌茹各二两　白蔹　蛇床子各一两半

上一十一味捣筛为散,以醋浸一宿,以成煎猪膏四升煎,三上三下,膏成,绞去滓,以极微火煎之,凡一切恶疮癣疽瘘痫疥患悉敷之。勿令近目及阴。其石等研之如粉,膏欲凝乃下,搅令匀,摩之,逐手瘥矣。

食恶肉散方。

硫黄　雄黄　雌黄　漆头菌茹　麝香　矾石烧,各半两　马齿矾石烧,三分

上七味细作散,敷之,兑食恶肉令尽。《千金》有丹砂半两。

灭瘢膏　主百痛疽,恶疮赤疽,皆先以布揩作疮,以涂之;鼻中息肉,如大豆内鼻中;痢血,酒服如枣核大;病痔,以绵裹梅子大,内下部中;中风,涂摩取愈;妇人崩中,产后中风,皆主之方。

乌头　矾石烧　女葳　狼毒　躑躅　附子　野葛　乌贼骨　皂荚炙　赤石脂　天雄　芍药　芎藭　礜石烧　当归　石膏　莽草　地榆　鬼臼　续断　蜀椒　白术　巴豆去皮　大黄　细辛　白芷　干地黄

上二十七味各一两,捣筛,以成煎猪脂四升和药,以此为率,三沸三下,内三指撮盐其中,下之,须服摩之。妊娠妇人勿服。其药绢筛,猪膏腊月当多合,用之神效。别取一升和鹰屎白三两,调和使熟,敷之,灭瘢大验。

猪蹄汤　主痈疽及恶疮有息肉方。

猪蹄一具,治如食法　白蔹　白芷　狼牙　芍药各三两　黄连黄芩　大黄　独活各二两

上九昧切,以水三斗煮猪蹄,取一斗二升,去蹄内药,煮取五升,分洗疮,日三,良。

治疖肿方。

生椒　曲末　釜月下土末之

上三昧末之,以大醋和,敷上,干则易之。

禁痈方。

咒曰:痈非痈,疖非疖,土块失,痈即灭。三七遍,取一土块摩肿上,传与病人,男左女上。

割一切肿方。

凡人身上有肿,肿在左割左,在右割右,足出少血即消,在足小指下横文内畔棱上,此极良。

禁一切肿方。

凡一切肿亦觉,阴咒曰:上有太山,下有大海,内有大鱼,主食痈疽,四岳使者,于我所须,痈疽小鬼,随手消除,急急如律令。七遍。

又方　取紫檀细研,大醋和之,涂。并治游肿。

疗身体手足卒肿方。

取驴脂盐末,敷之。

又方　取大醋和蚯蚓司法部屎,敷之。

又方　捣苍耳,敷之。冬用子,春用心。

又方　取大醋和土消末,敷之。

卷第二十四　疮痈下

痈疽发背第一方九首

凡发背及痈疽肿已溃未溃方。

取香豉三升,少与水和,熟捣成强泥,可肿作饼子,厚三分,已有孔勿覆孔,可肿上布豉饼,以艾列其上灸之。使温温热而已,勿令破肉也,其热痛急易之,痈疽当便减决得安,或一日二日灸之。若先有疮孔,孔中汁出即瘥。

痈肿发背肿并诸毒肿方。

榆白皮　栝楼各五两　妇人月布洗取汁　胡燕窠土　獤鼠土各十两

上五味捣和作泥,封之,一日渐消,五日全瘥。若坏,封四畔,瘥。

诸痈肿无聊赖,发背及痈疖已疼痛方。

蒸糜谷,更递熨之,即愈。一云蔷薇壳更灸熨之。

痈疽发腹背阴隐处,通身有数十痈方。

取牛粪干者烧末,以鸡子白和涂,干则易,瘥止。

又方　以牡蛎粉大醋和涂,即愈。

占期散　主消肿痈疽,消脓方。

木占斯　人参　干姜一云干地黄　桂心　细辛　厚朴炙　败酱　防风　桔梗　栝楼　甘草炙,各一两

上一十一味捣筛为散,酒服方寸匕,药入咽觉药流入疮中,若痈疽灸之不能发,坏者可服之,疮未坏者去败酱,已发脓者内败酱,

服药日七夜二,以多为善。若病在下,当脓血出,此为肠痈也。诸病在里,惟服此药,即觉其力,痛者即不痛,长服治诸疮及疽痔,疮已溃便早愈。医人不知用此药,发背无有不治者,惟服此耳,若始觉背上有不好而渴者,即勤服之,若药力行觉渴止便消散。若虽已坏,但日夜服之勿住也,服之肿自消散,不觉去时。欲长服者,当去败酱。妇人乳痈,宜速服之。一方无桂心。

痈疽溃漏,男发背,女发乳,及五痔方。

猬皮烧 蜂房烧,各一具 蜀椒汗 干姜各一两 厚朴一两半 附子炮,去皮 桂心 当归 续断 藁本 地榆皮各五分

上十一味捣筛为散,酒服方寸匕,日三。加斑蝥七枚,益良。

治骨疽百方治不瘥方。

可于疮上以次灸之三日三夜,无不愈。

又方 久疮不愈,差而复发,骨从孔出者,名为骨疽。取一死乌雌鸡,净去肉,取骨熬令成灰,取三家牛拘木刮取屑,三家炊单各一两,皆别熬成灰,合导疮中,碎骨当出数十片,愈。

鼠瘘第二论一首 方二十一首 灸法三首

论曰:一切痈疽,皆是疮瘘根本所患,痈之后脓汁不止,得冷即是鼠瘘,是以漏方次之,大须急救之。

治鼠漏方

马齿草五升,切 榭白皮一斤,水煮,五升取一升,澄清 麝香半脐,干之研末 杏仁半升,曲煎令黑,捣如粉

上四味以瓷器贮之,合和,以三四重帛密系口。病已成疮者,以泔清煎减半,洗,作贴子涂药,贴著疮上,日三易之;若未作疮如瘰病子者,以艾一升、熏黄如枣大、干漆如枣大,三味末之,和艾作

炷,灸之三七壮,止。

治诸漏方　取新生儿屎,一百日以来皆收,置密器中五六日,取涂疮孔中。

又方　取鲤鱼肠切作五段,火上暖之,先洗疮拭干,以肠贴之,冷即易之,从旦至夜,干止,觉痒开看,虫出即瘥。

又方　取鸡子三颗,米下蒸半日出,取黄熬令黑,先拭疮汁令干,以药内疮孔中,不过三度。

又方　以腊月猪脂,以纸纤沾取,内疮孔中,日五度,夜三度。

风漏及鼠漏方。

赤小豆　白蔹　牡蛎_熬　黄芪

上四味等分,捣筛为散,酒服方寸匕,日三。

蚁漏方　取鲮鲤甲二七枚烧为末,猪膏和,敷之。

又方　取半夏一枚屑之,以鸭膏和,敷之。

漏方

锻铁屑　狗颊连齿骨　虎屎　鹿角甲半取毛各二两,《千金》云:鹿皮合毛

上四味捣筛为散,以猪膏和,内疮孔中,须臾易之,日五六。

治鼠漏方。

死鼠一枚,中形者　乱发一鸡子大

上二味,以腊月猪膏才得没之,微火煎之,鼠发消尽膏成,以涂疮上,又以酒服半分许,鼠从疮中出。

寒热瘰疬方。

连翘　黄连　苦参　栝楼　土瓜根　芍药　恒山各一两　龙胆二两　狸头骨一枚,炙

上九味捣筛为散,酒服五分匕,日三。

治身体瘰疬,及常有细疮,又口中有疮,**蔷薇丸方**。

蔷薇根　黄柏　黄芪　黄芩　芍药　苦参　白蔹　栝楼　防风　栀子　龙胆　鼠李根皮各一两　石龙芮二两

上一十三味捣筛为末,炼蜜和,丸如梧桐子,饮服十丸,日三。《千金》无黄柏。

颈漏。

捣生商陆根,作饼子如大钱,厚三分,贴漏上,以艾灸之,饼干热则易之,可灸三四升艾,便瘥。

一法　葶苈子二合　豉一升

上二味合捣大烂熟,作饼子如上,以一饼子当孔上贴,以艾炷如小指大灸上,三壮一易,三饼九炷,日三,隔三日一灸。

一法　凡是一名瘰疬有结核欲作痈疖者,以独颗蒜去两头,灸之如前法,日灸三度,瘥。

一法　七月七日日未出时采麻花,五月五日取艾,等分合作炷,灸漏上百壮。

治瘘方。

马齿草阴干　腊月淳麻烛烬

上二味等分,细筛,以腊月猪脂和之,先以暖泔清洗疮拭干,涂之。

又方　槲木皮一尺,阔六寸,去黑皮,细切,以水二斗煮取五升,去滓,内白糖十挺,煎取一升,分三服。以铜器中贮之。若吐,吐著器中看之。

又方　五月五日午时取马齿草一石,以水一石煮取三斗,去滓,内白糖十挺,煎取九升,分三服。以铜器贮之。若吐,吐著器中看之。

人参散 主寒热瘰疬在颈脉如如杏李方。

人参 干姜 白芷 甘草各一两

上四味捣筛为散,先食饮服方寸匕,日三,少小半匕,以意增加。

又方 狸骨五分,炙 乌头七分,炮,去皮 黄柏一两

上三味捣筛为散,先食酒服一钱匕,日三。

又方 连翘 黄连 芍药 苦参 土瓜根 龙胆 当归各半两

上七味捣筛为散,先食以温酒服钱五匕,日三,稍加至方寸匕。《千金》无当归,有栝楼、恒山,为八味。

又方 取桃枝上不落子捣末,以大醋和,敷之。

鼠乳方。

常思根拭去土,勿洗,以附本系之,一日一夜便断消。

瘰疽第三方八首

瘰疽秘方 世所不传,神良无比。

升麻 干地黄 枳实炙,各二两 大黄二两半 前胡三分 犀角一两半 麝香 射干 甘草炙,各半两

上九味,以水九升煮三升,分三服。以瘥为度,不限剂数。

猪蹄汤 主瘰疽诸疽,十指头焮赤痛痒已溃方。

猪蹄一具,治如食法 大黄 白芷 芎䓖 黄芩 黄连 细辛 当归 藁本 藜芦炙,一本无 莽草 甘草各一两

上一十二味,以水三斗煮猪蹄,取一斗煮药,取五升,洗渍疮。

搨汤 主瘰疽浸淫,欲作未成,或如桃李核,或如鸡子,赤焮方。

黄芩 黄连 大黄 当归 芒硝 甘草各一两

上六味,以水六升煮取三升,去滓,还铛中,内芒硝一沸,贴布

帛中,以�肿上数百遍。

瘰疽浸淫多日渐大方。

胡粉一分,熬　黄连　茴茹　甘草各二两

上四味捣筛为散,以粉上,日三。

瘰疽著手足肩背,累累如米起,色白,刮之汁出,愈而复发方。

黄芪一两半　款冬花　升麻各一两　赤小豆　附子炮,去皮　苦参各一分

上六味捣筛为散,酒服半钱匕,稍增至一钱匕,日三服。

又方　取虎屎白者,以马屎和之,曝干,烧灰以粉之。

又方　龙骨　胡粉烧　滑石各半两　青木香二两

上四味捣筛为散,以米粉一升和之,稍稍粉之,日四五。

瘰疽方

灶室尘　灶突中墨　灶釜下土各一升

上三味,以水九升煮三沸,取汁以洗疮,日三四度。

恶核第四论一首　方一十三首

论曰:凡恶核似射工,初得无定处,多恻恻然痛,时有不痛者,不痛便不忧,不忧则救迟,救迟则杀人,是以宜早防之。此尤忌牛肉鸡猪鱼驴马等肉。初如粟,或如麻子,在肉里而坚似疱,长甚速,初得多恶寒,须臾即短气,取茱萸五合作末,水一升和之,绞取汁,顿服之,以滓敷之,须臾更服此汁,令毒气散,不入腹,入腹则致祸,切慎之。

江南毒气,恶核射工,暴肿生疮,**五香散方**。

甲香　薰陆香　青木香　羚羊角　丁香　犀角　鳖甲炙　升麻　乌鸢　黄芩　黄柏　黄连　甘草各四两　吴茱萸三分

上一十四味捣筛为末，中射工毒及诸毒，皆水服方寸匕，日三，以鸡子白和，涂肿上，干则易之，兼以水和少许，洗肿上。疑少一香。

野葛膏　主射工恶核，卒中恶毒方。

野葛二升　巴豆去皮　乌头　蜀椒各五合　附子　丹砂　茵芋各一两　雄黄　大黄　踯躅各二两

上一十味捣筛为散，以不中水猪膏十斤煎，三上三下，去滓，内丹砂雄黄末，搅至凝，以枣核大摩病上。勿近眼。凡合名膏，皆不用六畜妇人小儿见之。

麻子汤　主遍身流肿方。

麻子五升，炊　赤小豆三升　防风三两　附子炮　当归各一两

上五味，先捣麻子令熟，以水三斗煮麻子，取一斗三升，去滓，内药及豆，合煮取四升，去滓，食豆饮汁。

治恶毒肿，或著阴卵，或偏著一边，疼急挛痛，牵小腹不可忍，一宿杀人方。

取茴香草捣取汁，饮一升，日三四服，滓薄肿上。此外国方，神验，从永嘉以来用之，起死人，神效无比。

凡风劳毒肿疼挛痛，或牵引小腹及腰胯痛方。

取桃仁一升，去尖皮两仁者，熬令黑烟出，热研如脂，以好酒三升搅令相和，一服，覆取汗，不过两三度作之，瘥。

若从脚肿向上，稍进入腹杀人方，取赤小豆一斗，以水三斗煮烂，出豆，以汁渍膝以下，日一，数日则愈矣。若已入腹者，不须渍膝，但煮豆食之，断一切盐菜饮食米面，惟只食豆一物，渴饮豆汁，瘥乃止。

大麻子赤小豆汤　主毒肿无定处，或救懑恶寒，或心腹刺痛，烦闷者，此由毒气深重也。

大麻子熬　赤小豆各五升　生商陆二升,薄切之　升麻四两　附子炮　射干各三两

上六味,以水四斗煮诸药,取二斗五升,去滓,研麻子令破,以麻子汁煮豆令极熟,去滓,可得六七升,一服一升,一日一夜令尽。小便当利,即毒除肿减,食兼此豆益佳,如汤沃雪。凡用麻子,皆不得用郁悒者,可拣择用之。

丁肿方。

狗尿珠一名龙葵取汁,敷之,拔出根。冬用干者汤渍,取汁用之。

又方　取苍耳烧灰,和醋泔淀作泥,封之,干即涂勿住,取拔根出乃止。

又方　取黑牛垢封之。

又方　刮竹箭上取茹,作炷灸上,二七壮即消矣。

又方　末附子,醋和敷上,燥即涂。

又方　取生荠苨根汁一合,去滓,涂,不过三度。

丹胗第五方二十八首

治丹毒肿,**升麻揭汤方**。

升麻　漏芦　芒硝各二两　蒴藋根五两　黄芩三两　栀子二十枚

上六味切,以水一斗煮取七升,冷,分用渍揭,常令湿为佳。

丹毒方　一名天火也,肉中忽有赤如朱涂赤色,大者如掌,剧者遍身,亦有痛痒微肿者方。

赤小豆二升绢下筛,鸡子白和,涂之,小干即涂,逐手消也。复合漏芦汤以防其内,其方如下:

漏芦　白蔹　黄芩　白薇　枳实炙　升麻　芍药　麻黄去节

甘草炙,各二两　大黄二两

上一十味㕮咀,以水一斗煮取三升,分三服。

治五色丹,俗名油肿,若犯者多致死,不可轻之方。

缚母猪,枕头卧,即瘥。

又方　牛屎涂,干则易之。

又方　鸡子白蒲席灰涂之。

又方　捣麻子,水和涂之。

又方　煎羊脂,摩之。青羊尤佳。

又方　赤小豆五合末,水和,取汁一合服,滓涂五心。

又方　以芸苔菜末,鸡子和,涂之。一云芸苔叶汁服三合,滓涂丹上。

又方　榆根皮末,鸡子和,敷之。

又方　烧苦竹叶,筛灰,和腊月猪脂,涂之。亦治油肿。

又方　捣芸苔菜,封,即瘥止。

又方　捣慎火草,封之,神良。

又方　鲫鱼五枚五寸以上者,去鳞,熟研朱砂一合,捣如泥,封病上,厚三分,干易之。

瘤病方　取獐鹿二肉治如厚脯,火炙令热,揭掩瘤上,冷更炙揭,可四炙四易,痛脓便愈。不除,更炙新肉用之。

白瘤方　先极搔刮,以绳缚之,即愈。又取东向木空中水热,刮疮上,洗之二三遍,即愈。

又方　硫黄　矾石烧

上二味等分,末,以醋和,敷上。

麻游肿方。

以生布一片揾油中,布入油,出,以火然之,持照病上,咒曰:日出游游不知羞,脂火燎你头。七遍,瘥。

白游肿方。

熟捣生羊脾,涂之。

青白赤游,手近微痛者方。

大黄　蒲黄　伏龙肝各二两

上三味,以水和如薄粥,涂之。

治赤游方。

以鹰屎水和,塗之,二三瘥。

又方　胡燕巢灰醋和,敷之,日二三。

又方　冷水射注之。

又方　大黄一两　紫檀一两　豉一合两

上三味捣,细筛为末,大醋和,敷之。

又方　捣慎火草如泥,涂之。此最大效。

火游肿方。

大黄慎火草和为末,涂之。

又方　胡粉一两,和醋一合煎,涂之。

火游肿流,遍身赤色者,入腹即死方。

以生猪肉敷上。其肉虫鸟不食,臭恶故也。

甘湿第六论二首　方三十八首

论曰:夫甘湿之为病也,或热或寒,如病疟状,或时下痢,或痢则断,或常痢不止,无有时节,或时睡眠,有时思食,而气力渐弱,日日羸瘦,腹背挛急,头项无力,嗜卧食少。试法:先指琢其脊上两边,若逐指即起如粟者,即是甘病,若不起者非是甘也。若起者,可渐向上琢之,若起至颈骨两边者,即是虫已入脑矣,病难愈矣,疗十得二,终须多灸。若未入脑,医之可瘥。

先以绳拘项，向心厌头，令当齐骨下尖处即插著，转绳向背，背上当脊骨插头，横量病人口两吻头作定，于捉绳头脊骨上点两处灸。必须细意，点处齐平即灸。初旦灸二壮，满一七日至第二七日灸二七壮，第三七日旦暮灸七壮，第四七日目只三壮，第五七日日二壮。看初灸二三日，若灸疮发脓者易瘥，五六日乃发者难瘥。惟得食白饭蓿蓿苦苣蔓菁菜香浆少许烧盐，瘥后百日乃可得依常食。又须灌药三遍，相去五日一灌。

葱白一握　豆豉一升　蜀椒三合　盐二合

上四味，以水一斗煮取七升，去滓，暖灌之，取一升乃灌也。

疗甘湿食口齿及下部方。

飞廉蒿蜀名

上一味烧作灰，捣筛，以两钱匕著病处。甚痛忍之，若不痛则非甘也。特忌油腻蜜鱼。有人患甘食口刺痛穿，着此得瘥。著下部中，虫如马尾大，相续出无数，十日后瘥，二十日平复。

又方　取五叶紫花草末，和杏仁、苇花灰相和，吹下部中，瘥。

甘湿方。

捣五叶紫花草熟，先病上拭干，内著病上，瘥为限。所中甘者，绞取汁五合，服之，日三夜一。

下部痒如虫行方。

珍珠砂一铢　矾石二分，烧　芎䓖一两

上三味捣末，绵裹，内下部中。

又方　取虾蟆末、兔屎末，用之如上法。

又方　以纸裹莨菪根，煻火烧熟，以蜜涂，内下部中，一切虫痔皆愈。

又方　黄连二两　蛇床子半两　黄柏　栀子各一两

上四味捣筛为散,以腊月猪脂和,涂内下部中,日再。

又方　大黄　黄芩　黄芪　玄参各一两　丹参三分　芍药半两　吴茱萸五分,炒

上七味捣筛为散,酒服方寸匕,日三。

治甘湿,久下痢赤白,**百疗不瘥方**。

兔头炙　狐骨皆腊日采,炙　葶苈子熬　百草五月五日收　蛇头炙　虾蟆炙　蜣螂皆五月五日采,炙　石黛　晚蚕蛾熬　青矾熬　黄矾熬　丁香　麝香　薤藄灰　故绯灰　苦参　蘖皮　干姜　角蒿灰　丹砂　芒硝　铁衣　印成盐　救月木　蝎虫屎　桂心　床中桃木

上二十七味等分,细研如粉,以筒子吹下部,日三,良。《千金》有倒挂草。

甘湿下虫方《千金》云下黑

熏黄　朱砂　石黛　石盐　麝香　丁香　矾石熬　栀子　铁衣　莨菪子熬　细辛熬　土瓜熬　干姜熬　蜀椒汗　葶苈子熬　菖蒲熬　虾蟆干者,熬　故靴底炙　髑髅骨炙之,枯腐者佳,新者不任用

上一十九味等分,捣筛为散,以筒子吹药杏仁大下部中,所有患甘疮悉敷之。其丁香麝香皆别细研,内药中合之。一方有芥子。若病大重者,用灌法如下:

丁香　麝香　甘草各三分　犀角五分

上四味细末如粉,别以盐三合、蜀椒三合、豉二升,以水三升煮取一升,去滓,内诸药合和,分再灌之,旦一酉一。

月蚀恶疮,**息肉方**。

硫黄一云雄黄　菌茹　斑蝥去足翅,熬,各一两

上三味捣筛为散,以粉疮上,干者以猪膏和涂,日三夜二。

治甘食人诸处,凡是赤白痢久不瘥,秘之方。

五月五日虾蟆一枚,半熬半生,作末　金银土埚五分　麝香一分
人屎灰五分　银末小豆大

上五味细研如粉,敷病上,即瘥。三七日慎食甜物。痢者,吹
下部中。

凡人口中生疮久不瘥,下至咽喉胸中,有三年不瘥者,此亦是
甘食病,宜涂角蒿灰于病上,有汁咽之,不过一宿瘥。

又方　蔷薇根浓煮汁,含咽,三宿瘥。

又方　大麻子　胡麻各一升半,并熬令焦赤

上二味,以三升瓦瓶泥裹上,厚一寸,待干,内麻子等令满,以
四五枚苇管插口中,密泥之,掘地作灶,立瓶灶口中,灶底著瓦器承
之,密填灶孔与地平,聚炭瓶四面以击垒之,日没放火烧之,至明旦
开取脂,适寒温,灌下部中一合。寻觉咽中有药气为佳,亦不得过
多,多则伤人。隔日一灌,重者再三灌止。旦起灌,至日夕极觉体
中乏劳,勿怪也。非惟治甘湿,凡百异同疮疥癣,并洗涂之,无不
瘥。一云口含一丸。

甘食下部生疮,及日月食方。

麝香　干姜　䗪虫屎　葵茎灰　矾石各三分,烧　五月五日虾
蟆一枚,炙

上六味捣筛为粉,以竹管吹下部,入内三寸,日再。

又方　藋芦一两　狼牙三两　橘皮　萹蓄　青葙各半两

上五味,准前法用之。

甘湿方。

取干羊屎一升,以暖水三升渍之一宿,绞取屎汁,和末石黛一
颗,内汁中温之,灌下部,令药停腹一食久,病乃瘥。

又急甘食鼻口,数日尽,欲死方。

蓝淀涂所食上令遍,日十度,夜四,瘥止。

又方　细末没石子,吹下部,立瘥。

又方　烧文蛤灰,腊月猪脂和涂。

又方　灌白马尿一升。

治痛疮方。

细楸枝叶水煮稠可丸,以竹筒内下部中,甘痔漏皆瘥。煎楸叶汁,数洗之,良。

甘虫月蚀湿䘌等方。

腊月兔头二枚,烧　五月五日虾蟆一枚,烧　青黛一两　地黄叶灰鸡子大　虎头八分,炙　贝齿七枚,烧　小蓟灰鸡子大

上七味为散,绵裹如枣核大,内下部中,亦筒吹半枣核大,成人者井华水旦服五分匕,隔日一服。

论曰:凡患湿䘌虫,多是热病后,或久下不止,或有客热结在腹中,或遇暑湿凉气者,多生此病。病亦有燥䘌,不甚泄痢,而下部疮痒,不问燥湿,久则杀人。为病诊,齿无色,舌上尽白,甚者满口有疮,四肢沉重,喜眠,如此者,此为虫蚀其肛,肛烂尽,见五脏,即死矣,治之方。

黄连　生姜各十两,切　艾叶八两　苦参四两

上四味㕮咀,以水一斗煮取三升,为三服,日三,久者三剂良。

凡湿䘌欲得冷而苦痢。

单煮黄连及艾叶苦参之属,皆可单用。

懊恼散　主湿䘌疮烂,杀虫除热方。

藋芦　青葙　女青　桃仁去皮尖双仁,熬　雷丸各三两　萹蓄半两

上六味捣筛为散,粥饮服方寸匕,日三,稍增至二匕。酒服亦得。

湿䘌神方　取生姜刮去上皮,断理切之,捣极熟,取汁一升五合,又以水一升五合和合相得,且空腹服之。仍刮生姜二枚如指大,以楸叶桃叶数重裹之,煻火中烧之令极热,内下部须臾,若湿盛者频三日作之,无有不瘥。

阴蚀疮方

蒲黄一升　水银一两

上二味熟研令散,以粉疮上。五月、六月、七月食特忌肥浓,慎之者即免此。

又方　肥猪肉三十斤,并得阴肉,杂用益良,以水二石煮取熟讫,去肉,以汤汁内大盆中,以自洗,冷即易,不过四遍。

杀九虫散。

主寒疝心痛,及虫啮心痛方。

藋芦　贯众　干漆各二两,熬　狼牙一两

上四味捣筛为散,以羊臛和服之一合,日三,二日下虫矣。

治热,心中懊恼方。

藋芦二两半　干漆熬　萹蓄各三分

上三味捣筛为散,粥饮服方寸匕,日三。

治虫痛方。

熬干漆,末之,蜜和,丸如梧子,饮服十丸,日三。

又方　烧槐木耳灰,水服枣大,瘥。不止,饮一盏热汤,立有出虫。

有人患心腹胀满,不能食饮,至于死,有人教取羊子肝,搵蒜蒸服之,遂转下五升如粉粥,寸寸皆是虫,即瘥。此人口中生疮,时人名曰干甘,以此疗之得瘥。百日内必不得食酱,食酱即发,常食蒜蘁。平旦服，至日西即下。其蘁须和调作，不同寻常食蘁也。

肠痔第七_{方三十六首} 论一首

疗痔方 腊月牛脾一具炙熟，食之令尽，即瘥。

又方 牛脾一具熟煮，空腹食之尽。勿与盐酱等。一具不瘥，更与一具，从旦至未令尽。

疗外痔方。

麻子四升捣，生布袋盛，饭下蒸之，绞取脂，铜盘盛暖之，以绵作贴子，坐使正当蒸痔孔，须臾易之更坐，虫出。

又方 捣萹蓄，绞取汁，溲面作馎饦，空腹吃，日三顿，常食良。

疗痔方。

桑耳切三升，水一斗五升煮取三升，旦服一斗，日三，三日服一剂。

又方 桑耳作羹臛，调和令美，空腹下饭取饱，不过三顿，瘥。

又方 猬皮_{一具，熬} 干地黄_{五两} 连翘子 槐子_{各三两} 当归 干姜 附子_炮 续断 矾石_烧 黄芪_{各一两}

上一十味捣筛为末，炼蜜丸如梧子，饮服十丸，日二，稍加至三十丸。兼主漏。

又方 取生槐白皮十两，熟捣，丸如弹丸，绵裹，内下部中。长吃萹蓄菜及煮汁作羹粥食之，大佳。

治下部痒痛，绕缘肿起，内欲生肉突出方。

大豆_{三升} 水七升急火煮取四升 槐白皮_{切，六升} 甘草_{三两，炙}
上以大豆汁煮取二升，渍故帛，薄之，冷则易之，日三五。

槐白皮膏 主下部痒痛，痔疮方。

槐白皮_{五两} 赤小豆_{二合} 楝实 桃仁_{各五十枚} 当归_{三两}

白芷　甘草各二两

上七味,以成煎猪膏一斤微火煎,白芷色黄去滓,摩病上,兼导下部中。

疗痔方　取故凿由一枚,烧作灰,以井华水空腹服一分。

又方　取地黄末,敷下部,日三夜一,良。

又方　干姜　芫花　蜀椒各一两半,汗　猪悬蹄十枚,烧　附子三枚,炮　芍药　白薇　白蔹　大黄　牡蛎熬　桂心各半两　甘草一两,炙

上一十二味捣筛为散,酒服方寸匕,日二。

疗痔,下部出脓血,有虫,旁生孔方。

取槐白皮一担,以水煮令极熟,出置木盆内,坐其中,欲大便状,虫悉出,冷复易之,不过二三度。

又方　煮槐根汁,洗之。

又方　煮桃根汁,洗之。

诸痔去血过多,气息惙惙,不下食,或腹痛,牵引下部,**当归汤**。

当归　干姜　桂心　甘草各三两,炙　糖八两　牡丹　白芷　附子炮　芍药　人参各二两　干地黄四两

上一十一味㕮咀,以水一斗煮取三升二合,去滓,内糖令消,分为四服。

诸大去血,积日虚乏,**内补汤方**。

人参　续断　白芷　芍药　附子炮　当归　甘草各三两,炙　桂心　茯苓　干姜　芎䓖　干地黄　五味子　麦门冬去心,各三两　大枣二十枚,去核

上一十五味㕮咀,以水一斗煮取四升,分四服。

诸痔下血,**蒲黄汤方**。

蒲黄一升　当归　白芷　白石脂各三两　黄连　芎䓖　干地黄　甘草各二两

上八味㕮咀，以水一斗煮取三升，分三服。

诸痔去血，大虚，**黄芪汤方**。

黄芪　当归　芎䓖各三两　龙骨一两　芍药　桂心各四两　糖一斤　附子炮，去皮　甘草各二两，炙

上九味㕮咀，以水一斗煮取三升二合，去滓，入糖令消，分五服。

槐子丸　主燥湿痔，痔有雄雌者，主之方。

槐子　吴茱萸根皮　干漆各四两，熬　蒺藜三两　秦艽　黄芩　牡蛎熬　雷丸　白芷　龙骨　黄芪　桂心　丁香　青木香　八角附子炮，去皮，各二两

上一十五味捣筛为末，炼蜜和，丸如梧子，饮服二十丸，日三服。

小槐实丸　主五痔十年方。

槐子三斤　白糖二斤　矾石烧　硫黄各一斤　龙骨　大黄　干漆各十两，熬

上七味，捣筛四味，其矾石及糖并细切，内铜器中，一石米下蒸之，以绵绞取汁，以和药令作丸，并手丸之如梧子，阴干，酒服二十丸，日二，稍增至三十丸。

槐酒　主五痔十年不瘥者方。

槐东南枝细剉，一石　槐白皮细剉，一石　槐东南根细剉，三石　槐子一斗

上四味，以大釜中安十六斛水，煮取五斛，澄取清，更煎取一石六斗，炊两斛黍米上，曲二斗酿之，搅令调，封泥七日，酒熟取清，饮适性，常令小小醉耳。合时更煮滓取汁。淘米洗器不得用生水，作酒如此，药忌生水故也。

主痔神方。

七月七日多采槐子,熟捣取汁,重绵绞之,内铜器中,著中庭高门上暴,干之二十日以上,煎成如鼠屎大,内谷道中,日三。亦主瘘及百种疮。

又方　取三具鲤鱼肠,以火炙令香,以绵裹之,内谷道中,一食顷虫当出,鱼肠数数易之,尽三枚便瘥。

又方　炙鱼肠令香,坐上,虫即出。

又方　虎头骨炙　犀角末

上二味各末之如鸡子大,以不中水猪膏和,涂之。

治痔方。

取八月槐子捣取汁,煎作丸,涂之。

又方　取熊胆涂之,取瘥止。但发即涂。

又方　以纸裹小瓜,以泥裹三四分,煻火埋烧之令大熟,经宿勿食使大饥,开取承热任意饱食之,覆暖卧一炊久,其痔瘥。

五痔方。

五月五日收苍耳茎叶,捣为末,水服方寸匕,日三,差。采时阴干。

又方　烧羊角鰓末,酒服方寸匕,日三。

又方　常服蒲黄方寸匕,日三,良。

论曰:凡人大便有血,即是痔病,勿得慢之。慎干枣油腻猪鱼,夫患痔在身,所服各药皆不得力,徒弃功夫,一无所益,欲服饵者当断之,乃可服也。第一槐子仁丸大有效验,方在前篇中,必须事之,勿致疑也。

治脱肛方。

蒲黄二两

上一味以猪脂和,敷肛门上,内之,日二三,愈。

又方　肠出不入,生栝楼取汁,猪脂等分汤上温,涂内之,瘥。

又方　以铁精粉上,内之,每出即粉,取瘥止。

疥癣第八论一首　方三十四首　灸法一首

论曰:病疮疥癣之病皆有诸虫,若不速愈,三年不瘥,便为恶疾。何者?诸虫族类极盛,药不能当,所以须防之,不可轻也。凡疗疥瘙,黄芪酒中加乌蛇脯一尺,乌头、附子、茵芋、石南、莽草各等分,大秦艽散中加之亦有大效,小小疥瘙十六味小秦艽散亦相当。《千金》云:小秦艽散中加乌蛇二两。

香沥　主燥湿癣及瘑疥百疮方。

沉香　松节各一斤,一方更有柏节、松节各一斤

上二味破之如指大,以布袋盛之,令置麻油中半食久,出,取一口瓷坩,穿底令孔大如鸡子,以松叶一小把藉孔上,以坩安著白盌上,以黄土泥坩固济,令厚五分,以药内坩中,以生炭著药上使然,其沥当流入盌中,然尽乃开出坩取汁,以敷疮上,日再。并治白秃疽恶疮,皆瘥。当服小秦艽散,即瘥。

矾石沥　主干湿痒及恶疮白秃方。

矾石　硫黄　芒硝　大盐各三分　松脂六合　白糖八两

上六味,切诸药令如指大,先取甑蔽仰铜器上,内甑中,以药安蔽上,以松脂白糖布药上都讫,重以大蔽覆之,炊五升米,药汁流入器中,其汁密覆之,临用小温,涂疮上,日再。

治癣秘方。

捣羊蹄根,分以白蜜和之,刮疮四边令伤,先以蜜和者敷之,如炊一石米顷拭去,更以三年大醋和涂之,以敷癣上,燥便瘥。若刮

疮处不伤,即不瘥。

治久疥癣方。

丹砂　雄黄　雌黄各一两　蔄茹三两　乱发一两,洗净　松脂　白蜡各一两　巴豆十四枚,去皮　猪膏二斤

上九味,先煎发令消尽,内松脂蜡等,三上三下,去滓,末蔄茹石药等,内中更煎一沸止,敷之三数度,瘥。

治久癣不瘥方。

细研水银霜如粉,和腊月猪膏,先以泔清洗疮,拭干涂之,一涂即瘥。后时重发,更涂即永瘥,妙。涂时大须薄,慎勿厚。

又方　水银　矾石烧　蛇床子　黄连

上四味各一两,腊月猪膏七合和搅,不见水银为熟,敷之,治一切无问幼小诸疮。上方加漆头蔄茹一两。

治诸疮癣疗不瘥方。

水银一斤　猪膏腊月者,五斤

上二味以铁器中,垒灶,马通火七日七夜勿住火炊之,停冷,取猪膏,去水银,不妨别用,以膏涂一切诸疮,无不应手即瘥。

又方　牸牛尿一升　羊蹄根切,五升

上二味,内羊蹄渍一宿,日暴之,干则内尿中渍一宿,尿尽止,捣作末,涂诸疮癣上。和猪脂用更精。

又方　诸瘭疥,皆单用水银猪膏研令极细,涂之。

又方　取生乌头十枚切,煮取汁,洗之,即瘥。

治癣方。

净洗疮,取酱瓣尿和,涂之,瘥止。

又方　水银　芜荑末

上二味酥和,涂之,即瘥。

又方　正日中午时灸病处影上,三姓灸之,咒曰:癣中虫,毛茸茸,若欲疗,待日中。

又方　取酥墨涂之。

凡诸疮癣初生时,或始痛痒,即以种种单方救之,或嚼盐涂之,妙。

又方　取鲤鱼鲊糁涂之。

又方　取姜黄涂之。

又方　取牛李子涂之。

治癣方。

取黄蒿穗作末,粉敷之,日三夜二,一切湿癣并瘥。

又方　取八月八日日出时,令病人正当东向户长跪,平举两手,持户两边,取肩头小垂际骨解宛宛中灸之,两火俱下,各三壮若七壮,十日愈。

又方　捣刺蓟汁,服之。

又方　服地黄汁,佳。

又方　服驴尿,良。

又方　烧蛇皮一具,酒服,良。

又方　捣茛菪,蜜和,封之,良。

又方　热搨煎饼,不限多少,日一遍薄之,良。

又方　醋煎艾,涂之,瘥。

又方　捣羊蹄根,和乳,涂之。

又方　大醋和雄黄粉,先以新布拭之令癣伤,敷之,妙。

治瘑疥百疮,经年不瘥方。

楝实一升　地榆根五两　桃皮五两　苦参五两

上四味,以水一斗煮取五升,稍温洗之,日一度。

治瘑疥湿疮浸淫,日痛痒不可堪,搔之黄水汁出,瘥复发方。取羊蹄根,勿令妇女小儿猫犬见之,净去土,细切熟熬,以大醋和,净洗,敷疮上,一时间以冷水洗之,日一敷。凡方中用羊蹄根,皆以日未出前采者佳。

又方　作羊蹄根散,痒时搔汁出,以粉上,又以生根揩之,神验。

疗渴利后发疮,坐处疮疥及疿癣方。

蔷薇根三两　石龙芮三两　苦参二两　黄芪二两　黄连二两

芍药三两　雀李根三两　黄柏三两　黄芩三两　当归一两　续断一两

栝楼四两　大黄一两

上一十三味捣筛,炼蜜和,以饮服之,丸如梧子大,一服十五丸,日三,加至三十丸,疮瘥乃止。所是痈疽皆须服之。《千金》云:蔷薇饮服之。

又方　赤小豆一升,熬,内醋中,如此七遍　人参二两　甘草二两,炙　瞿麦二两　白蔹二两　当归二两　黄芩二两　猪苓二两　防风一两　黄芪三两　薏苡仁三两　升麻四两

上一十二味捣为散,饮服方寸匕,日三夜一。

治疥疽诸疮方。

水银　胡粉各一两半　黄连二两　黄柏七分　矾石三分,烧　附子三分　蛇床子半两　苦参一两

上八味,下筛六种,水银、胡粉别以猪脂研,令水银灭不见,乃以猪膏合研令调如泥,以敷疮上,日三夜一。

代指第九方六首

治代指逆肿方。

以毛杂黄土作泥,泥指上,令厚五分,内煻灰中令热可忍之,泥

干即易之,不过数反,即瘥。

又方　单煮地榆作汤,渍之半日,便愈。

治代指方。

麻沸汤内指其中,即愈。

又方　先刺去脓,炙鲊鱼皮令温,以缠指周匝,痛止愈。

治指疼欲脱方。

取猪脂和姜末,稍令热,内指甲中,食顷即瘥。

治指掣痛方。

取酱清和蜜任多少,温涂之,即愈。

湿热疮第十方三十四首

治湿热诸恶疮方。

狼牙五两　芍药五两　大黄三两　白芷五两　黄柏五两　丹参五两

上六味切,以水四升煮取一升半,以洗之,日三度。

治湿热疮多汁,粉散方。

芎䓖　大黄　白蔹　芍药　黄连　槐皮　龙骨各一两

上七味捣筛为散,以粉疮上,日三度。

又洗之方。

茵芋三两　石南三两　莽草三两　蛇床子二两　踯躅二两　矾石二两

上六味切,以水一斗煮取五升,洗疮,日再。

治恶疮三年不瘥方。

巴豆去皮　甘草

上二味等分,细下为散,先别煮甘草汤洗疮讫,以药敷之,先从四面起向中心,日三夜一。

治恶疮似火烂,洗汤方。

取白马屎曝干,以水和煮十沸,绞取汁,洗之,极佳。

治恶疮十年不差似癞者方。

蛇脱皮一枚

上一味烧之,末下筛,以猪脂和,敷之,良。

又方　苦瓠

上一味㕮咀,煮取汁,洗疮,日三度洗,煎以洗癣甚良,须先以泔清洗疮也。

治诸恶疮,**乌头膏方**。

乌头　雄黄　雌黄　芎䓖　升麻各半两　杏仁二七枚　胡粉一分　巴豆仁七枚,去皮　黄柏半两　乱发如鸡子大一枚　松脂如鸡子大一枚　防己三分　黄连半两

上一十三味切,以猪膏三升急煎令乱发消尽,去滓,停小冷,以珍珠二钱匕投中,搅令相得,以敷之。凡用膏,皆令先温醋泔清洗疮,拭干,乃敷之,讫,以赤石脂、黄连散粉之,此治诸恶疮皆瘥。

栀子汤　主表里俱热,三焦热实,身体生疮,或发即大小便不利方。

芒硝二两　大黄四两　栀子仁二七枚,擘　黄芩三两　知母二两　甘草二两,炙

上六味㕮咀,以水五升煮减半,下大黄煮取一升八合,绞去滓,内芒硝,分为三服。

又方　矾石烧　蜡　松脂　乱发

上四味各半两,猪脂四两煎之令发焦,内矾石令消,内松脂,次内蜡,去滓,先刮洗疮,以涂之,日再三。不痛,久疮时愈,新疮迟

愈,痒疮头秃皆即愈,生发,此膏胜飞黄膏及诸名药。

治诸疮久不差,并疗六畜方。

枣膏三斤

上一味,以水三斗煮取一斗五升,数洗,取瘥为度。

治身疮及头疮不止方。

以菖蒲末敷之,日三夜一。

治湿热疮恶疮,洗汤方。

槐子二升　蛇床子一两　黄连五两　当归　芍药　黄柏各三两

上六味切,以水三斗煮取一斗五升,去滓,以洗疮,日三度。

治湿热疮方。

生地榆二斤

上一味,以水三斗煮取一斗五升,以洗疮,日三度。

乌膏　主种种诸疮治不愈方。

水银一两　黄连一两　经墨半两

上三味末之,以不中水猪脂和,敷之,不过三四度愈,神效。欲多任人,惟不治金疮,其药惟须熟研。

恶疮黄水出流方。

烧故鞍𪆶毡灰,和腊月猪脂封涂。

又方　藜芦　巴豆

上二味等分,烧灰,和腊月猪脂封涂。

又方　松脂灰　薰陆香各五分　生地黄汁五合　白羊脂二分　石盐半两　乱发灰半两

上六味,以猪脂一升煎取五合,内地黄汁煎成膏,去滓,贴之,日再,瘥止。

治恶疮瘑疮方。

杏仁去皮　巴豆各二两,去皮　藜芦　黄连各一两　水银一钱许

上五味,以青羊脂和研水银令灭,先以盐汤洗之,去上痂,敷疮,日二。

时气病后得风,生疮疼痒,搔之黄汁出方。

皂荚炙　乌头　矾石各三两　黄连一升　牡蛎四两　藜芦　桂心各一两六铢

上七味切,以水一斗煮取七升,去滓,先搔疮令血出,温洗疮,缓浸良久,佳。

卒患发热疮方。

取炭长二尺者二枚,烧令赤,置地中,以水二升灌之,取地上汁洗疮,即瘥。

疮中恶肉出方。

取乌梅二七颗,烧作灰,敷疮中,其疮中恶肉乃尽矣。

治恶疮方。

取白及煮汁,洗疮讫,敷膏。膏用桑东向枝作末,以腊月猪膏和,敷之。亦主狗疮,初大痛,一宿即愈。

疮初患似疖,后破无痂,疼痛难忍,名曰猪喙疮方。

烧猪鼻作灰,敷之,瘥。

反花疮方。

煎柳叶为煎,涂之,瘥。

又方　烧马齿草灰,敷之。

又方　烧盐末灰,敷之。

又方　以蜘蛛幕裹之。

王不留行汤　主白秃及头面久疮,去虫止痛方。

王不留行五两　桃东南枝五两　茱萸根皮五两　蛇床子三升
牡荆三升　苦竹叶切，三斗　蒺藜三升　大麻仁一升

上八味，以水二斗煮取一斗，洗疮，日再。并治疽及月蚀疮烂。

治白秃方。

三月三日桃花开者阴干　柏子　赤桑根

上三味为末，猪脂和，先以灰汁净洗秃处，拭干，涂之。

又方　细柳枝一握　水银　皂荚炙

上三味，以醋煎如饧，涂之。

松脂膏　主白秃及痈疽百疮方。

木兰皮一两　矾石　杜蘅　雄黄　附子　大黄　石南　秦艽
珍珠　苦参　水银各二两　松脂六两

上一十二味，以醋渍一宿，猪膏一斤半煎之，候附子黄去滓，乃内矾石雄黄水银，更著火煮三沸，还湿地待凝，以敷疮，瘥。

又方　以牛肉作五味脯，炙令香，及热搨疮上，不过三四度，即瘥。

治头疮肿方。

烧杏仁令黑，磨涂，复取束紫葛蔓及干鱼头烧灰，和熏黄腊月猪脂，涂之。

卷第二十五　色脉

诊气色法第一

夫为医者,虽善于脉候,而不知察于气色者,终为未尽要妙也。故曰:上医察色,次医听声,下医候脉。是知人有盛衰,其色先见于面部。所以善为医者,必须明于五色,乃可决生死,定狐疑,故立候气之法,冠其篇首焉。

肝受病色青,心受病色赤,脾受病色黄,肺受病色白,肾受病色黑。皆先视于本色。

春,面色青,目色赤,新病可疗,至夏愈;夏,面色赤,目色黄,新病可疗,至季夏愈;季夏,面色黄,目色白,新病可疗,至秋愈;秋,面色白,目色黑,新病可疗,至冬愈;冬,面色黑,目色青,新病可疗,至春愈。

论曰:此四时王相本色见,故疗之必愈。夫五脏应五行,若有病,则因其时色见于面目,亦犹灼龟于里,吉凶之兆形于表也。

扁鹊云:病人本色青,欲如青玉之泽有光润者佳,面色不欲如青蓝之色。若面白目青,是谓乱常,以饮酒过多当风,邪风入肺,络于胆,胆气妄泄,故令目青,虽云天救,不可复生矣。病人本色赤,欲如鸡冠之泽有光润者佳,面色不欲赤如赭土。若面赤目白,忧恚思虑,心气内索,面色反好,急求棺椁,不过十日死。病人本色黄,欲如牛黄之泽有光润者佳,面色不欲黄如灶中黄土。若面青目黄者,五日死,病人著床,心痛气短,脾竭内伤,百日复愈,欲起彷徨,因坐于地,其立倚床,能治此者,是谓神良。病人本色白,欲如璧玉之泽有光润者佳,面色不欲白如垩。若面白目黑,无复生理也,此谓醖饮过度,荣华已去,血脉已尽,虽遇歧伯,无如之何。病人本色黑,欲如重漆之泽有光润者佳,面色不欲黑如炭。若面黑目白,八日死,肾气内伤也。

病人色青如翠羽者生,青如草滋者死;赤如鸡冠者生,赤如衃血者死;黄如蟹腹者生,黄如枳实者死;白如豕膏者生,白如枯骨者死;黑如乌羽者生,黑如炱煤者死。

凡相五色,面黄目青,面黄目赤,面黄目白,面黄目黑,皆不死。病人目无精光及齿黑者,不治。病人面失精光如土色,不饮食者,四日死。病人及健人面色忽如马肝,望之如青,近之如黑,必卒死。

论曰:夫五色者,五脏之华也。故天晴明时,睹万物,辨白黑,审长短。若五色不分,长短乖错,此为错乱,故人亦然。

黄帝问伯高曰:察色知病何如?伯高曰:白色起于两眉间薄泽者,病在皮肤;唇色青黄赤白黑者,病在肉;荣气需然者,病在血脉;目色青黄赤白黑者,病在筋;耳焦枯受尘垢者,病在骨。问曰:病状如是,取之奈何?伯高曰:皮有部,肉有柱,气血有输,筋有结,骨有属。经曰:皮部在于四肢,肉柱在于臂胻诸阳分肉之间及少阴分肉之间,气血之输在于诸经络脉,气血留居则盛而起。筋部无阴阳左右,唯疾之所在。骨之属骨空之间,所以受津液而益脑髓。若取之者,必须候病间甚者也,间者浅之少之,甚者深之多之,随变而调之,故曰上工。经言知一藏为下工,知二藏为中工,参而知之为上工,上工十全九,中工十全六,下工十全三,此之谓也。

雷公问曰:人有不病而卒死者,何以知之?黄帝曰:大气入于脏腑者,不病而卒死矣。

雷公问曰:病少愈而卒死者,何以知之? 黄帝曰:赤色出于两颧上大如拇指者,病虽少愈,必卒死矣;黑色出于颜貌大如拇指者,必卒死。颜貌者,面之首也。颜当两目下也,貌当两目上眉下也。

扁鹊曰:察病气色,有赤白青黑四气,不问大小,在人年上者病也,惟黄气得愈。年上在鼻上两目间。如下黑气细如绳,在四墓发及两颧骨上者死,或冬三月,远期至壬癸日,逢年衰者不可理,病者死。四墓当两眉坐直上至发际,左为父墓,右为母墓,从口吻下极颐名为下墓,于此四墓上观四时气。

春见青气,节尽死;夏见赤气,节尽死;夏秋见白气,节尽死;春见白气,至秋死;夏见白气暴死,黑气至冬死;秋见赤气,节尽死,冬至后甲子日死;冬见赤气暴死,见黄气至长夏死。

论曰:凡病黄色入鼻,从口入井灶,百日死。井在鼻孔上曲中是,灶在口吻两旁上一寸是,若入者丙丁日死。

凡人死色易验,但看年上有黑色横度者,此人不出百日死。若天中从发际两墓皆发黑色,此人三年死。天中当鼻直上至发际是也。若颧骨上发黑色应之者,二百日死。目下有黑色横度年上者,不出三十日死。黑色入口应天中者,不出一年死。若天中发死色,年上命门上并黄色者,未好半恶也。以天中为主,五年内死,天中发黑色,法三年内死,所以然者,有二处得主,故五年死。凡天中发黑色,两颧上发赤色应之者,不出六十日兵死。若年上发赤色应之者,不出三十日死。若命门上发赤色应之者,不出百日市死,妇人产死兵死。同气从命门入耳年上,死。赤色从眉冲下入目,五日死,或丙丁日死。黑色在左右眉上,一日死,或壬癸日死。若白色,亦死,或庚辛日,或二三日死。赤色入口,三日死,远期丙丁日死。

黑色从天中及年上入目,三日死,或壬癸日死,或二三日死,或百日半年死。青色如针在目下,春死,或甲乙日死。黄色入目匡四边,戊己日死。黑色准上行或入目,期壬癸日死,远期二十日死,若入耳鼻,三日死准上者当鼻上也,行谓在寿上年上下降接相次。黄色横两颧入鼻,一年死。黑色如拇指在眉上,不出一年暴死,一云三年。赤色如马,黑色如乌,见面死在口旁左右也,右名马,左名乌。黑色从眉绕目,死。赤色在口两旁,死。黑色如深漆绕口,或白色,皆死。

黄帝问扁鹊曰:人久有病,何以别生死? 愿闻其要。对曰:按明堂察色,有十部之气,知在何部,察四时五行王相,观其胜负之变,色入门户为凶,不入为吉。白色见冲眉上者肺有病,入阙庭者夏死;黄色见鼻上者脾有病,入口者春夏死;青色见人中者肝有病,入目者秋死;黑色见颧上者肾有病,入耳者六月死;赤色见颐者心有病,入口者冬死。所谓门户者:阙庭,肺门户;目,肝门户;耳,肾门户;口,心脾门户。若有色气入者,皆死。黄帝曰:善。

问曰:病而辄死,甚可伤也,宁可拯乎? 对曰:藏实则府虚,府实则藏虚。以明堂视面色,以针补泻调之,百病即愈。鼻孔呼吸,气有出入,出为阳,入为阴,阳为府,阴为藏,阳为卫,阴为荣。故曰人一日一夜一万三千五百息,脉行五十周于其身,漏下百刻,荣卫之气行度亦周身也。

夫面青者虚,虚者实之。补虚泻实,神归其室;补实泻虚,神舍其墟,众邪并进,大命不居。黄帝曰:善。

五实未见

六虚者,皮虚则热,脉虚则惊,肉虚则重,骨虚则痛,肠虚则泄溏,髓虚则堕。

仲景曰:鼻头色青者,腹中冷,若痛者死。鼻头色微黑者有水气,色白者无血,色黄者胸上有寒,色赤者为风,色青者为痛,色鲜明者有留饮。又仲景曰:病人语声寂然,喜惊呼者,骨节间病;言声暗暗然不彻者,心膈间病;言声啾啾细而长者,头中病。一作痛。

诊脉大意第二

问曰:手足三阴三阳十二经皆有动脉,而独取寸口者何也? 扁鹊曰:昼夜漏水下百刻,凡一刻一百三十五息,十刻一千三百五十息,百刻一万三千五百息。脉行五十度周于身,漏下一百刻,荣卫行阳二十五度,行阴二十五度,合五十度为一周,而复会于手太阴。手太阴者,寸口也。寸口者,五脏六府气血之所终始,故法取于寸口也。脉有尺寸者,从关至尺是尺内,阴之所治;从关至鱼际是寸内,阳之所治。寸口位八分,关上位三分,尺中位八分,合三部一寸九分。寸口关上为阳,阳脉常浮而速;尺中为阴,阴脉常沉而迟。初持脉如三菽之重,与皮毛相得者,肺脉也;如六菽之重,与血脉相得者,心脉也;如九菽之重,与肌肉相得者,脾脉也;如十二菽之重,与筋平者,肝脉也;按之至骨,举指来疾者,肾脉也。

凡诊脉,当视其人大小长短及性气缓急,称其形性则吉,与本性相乘则凶。何则? 人大而脉细,人细而脉大,人乐而脉实,人苦而脉虚,性急而脉缓,性缓而脉躁,人壮而脉细,人羸而脉大,此皆为逆,逆则难治。反则为顺,则为易治。

凡妇人脉,常欲濡弱于丈夫也。小儿四五岁者脉自疾驶,呼吸八至也。

凡春脉细弦而长,夏脉洪浮而长,来疾而去迟,秋脉微浮而散,冬脉沉滑而实,季夏脉洪而迟。

凡心肺二脉大率俱浮,何以别之? 浮而大者心也,浮而短者肺也。凡肝肾二脉俱沉，何以别之？牢而长者肝也，按之濡举指来实者肾也。迟缓而长者，脾也。

夫人受气于谷，谷入于胃，乃传于五脏六腑，五脏六腑皆受气于胃，其清者为荣，浊者为卫，荣行脉内，卫行脉外，阴阳相贯，如环之无端，故曰胃为水谷腑，主禀四方，皆以胃气为本也。

凡人病脉不病，名曰内虚，脉病人不病，名曰行尸，死不治。

夫平和之脉，不缓不急，不涩不滑，不存不亡，不长不短，不低不昂，不纵不横，此为平也，无病。尺欲小大，关欲小实。老人脉欲微，阳赢于阴者，平也。

夫按之不足，举之有余，名曰浮。浮，阳也。按之去来促急，名曰数。数，阳也。按之如琴瑟弦，三关通病，梗梗无有屈挠，名曰弦。弦，阳也《玉函经》为阴。按之如动珠子，名曰滑。滑，阳也。按之实强，其脉有似沉伏，名曰牢。牢，阳也。按之浮大在指下而满，名曰洪。洪，阳也。按之洪大，牢强隐指，名曰实。实，阳也。脉见于关上，无头尾，大如豆，厥厥摇，名曰动。动，阳也。

上件八条，皆阳脉也。

按之有余，举之不足，名曰沉。沉，阴也。按之无，举之来，两旁实而中央空，名曰芤。芤，阴也。按之迟小，名曰细。细，阴也。按之短，实而数，有似切绳状，名曰紧。紧，阴也。按之依依，名曰缓。缓，阴也。按之大而迟，名曰虚。虚，阴也。按之短小不至，动摇若有若无，或复浮薄而细急，轻手乃得，重手不得，名曰微。微，阴也。按之乃得，举之无有，濡而细，名曰弱。弱，阴也。按之尽牢，举之无有，不前不却，但出不入，如鱼之接食动中，名曰迟。迟，阴也。按之无有，举之有余，或如帛衣在水中，轻手与肌肉相得而软，名曰濡。濡，阴也。按之促数浮短，如刮竹皮，轻手乃得，重手不离其处,或多入而少出,名曰涩。涩,阴也。按之来数,时一止,名曰促。促,阴也。脉来动而中止,按之小数,中能还者,举指则动,名曰结。结,阴也,不死。脉动而止,不能自还,因而复动,名曰代。代,阴也,代者死。上件一十四条,皆阴脉也。

脉有相薄者,寸口微而尺中弦,此为相薄也。或但寸口微而弦,亦为相薄也。

沉与伏相类,濡与弱相类,弦与紧相类,浮与芤相类,牢与实相类,微与涩相类,迟与缓相类,滑与数相类。

凡脉出为阳,入为阴,来往之间为脾太阴也。凡脉浮滑长皆为阳,沉涩短皆为阴也。脉有一阴一阳者,脉来沉而滑也;一阴二阳者,脉来沉滑而长也;一阴三阳者,脉来浮滑而长,时一沉也。一阳一阴者,脉来浮而涩也;一阳二阴者,脉来长而沉涩也;一阳三阴者,脉来沉涩而短,时一浮也。

脉有伏匿者,谓阴阳更相乘伏也。若脉居阴部,反阳脉见,为阳乘阴也,虽阳脉,时沉涩而短者,此为阳中伏阴也;脉居阳部,反阴脉见,为阴乘阳也,虽阴脉,时浮滑而长者,此为阴中伏阳也。故重阴者癫,重阳者狂。

脉有太过,有不及,有阴阳相乘,有覆有溢,有关有格。关之前者,阳之动也,脉当见九分而浮,过者谓之太过,减者谓之不及,遂上鱼为溢,为外关内格,此阴乘之脉;关之后者,阴之动也,脉当见一寸而沉,过者谓之太过,减者谓之不及,遂入尺为覆,为内关外格,此阳乘之脉。是真脏之见也。得此诸脉,人不病自死。寸脉下不至关为阳绝,尺脉上不至关为阴绝,此皆死不治。欲决死生,当以月节期之。

脉有相乘,有纵有横,有逆有顺,何以知之?水行乘火,金行乘木,名曰纵;火行乘水,木行乘金,名曰横;水行乘金,火行乘木,名曰逆;金行乘水,木行乘火,名曰顺也。

夫欲知人病将愈,当诊其三部之脉,大小迟疾浮沉正等,虽有寒热不解,然阴阳已平,知当愈也。夫病者发热,身体疼痛,此为表有病,其脉当浮大,今脉反沉迟,故知当愈;病卒腹中急痛,此为里有病,其脉当沉细,今脉反浮大,故知当愈。然此二脉其人不即愈者,必当死,以其病与脉相反也。

夫脉者,血之腑也。长则气治,短则气病,数则烦心,大则病进,上盛则气高,下盛则气胀,代则气衰,细则气少,短而急者病在上,长而缓者病在下,弦而沉者病在内,浮而洪者病在外,脉实者病在内,脉虚者病在外,滑而微浮病在肺,下坚上虚病在脾胃,长而弦者病在肝,脉小血少病在心,大而紧者病在肾。

凡脉,腑为阳,主热;藏为阴,主寒。阳微自汗,阴浮自下。阳数即口疮,阴数即恶寒。阳数出血,阴涩下血。脉与肌肉相得,久持之至者,可下之。

夫脉有三部,阴阳相乘。荣卫气血,任人体躬。呼吸出入,上下于中。因息游布,津液流通。随时动作,效象形容。春弦秋浮,冬沉夏洪。察色观脉,大小不同。一时之间,变无经常。尺寸参差,或短或长。上下乖错,或存或亡。病辄改易,进退低昂。心迷意惑,动失纪纲。愿为具陈,令得分明。师曰:子之所问,道之根源。脉有三部,尺寸及关。荣卫流行,不失衡铨。肾沉心洪,肺浮肝弦。此自经常,不失铢分。出入升降,漏刻周旋。水下百刻,一周循环。当复寸口,虚实见焉。变化相乘,阴阳相干。风则浮虚,寒则牢坚。沉潜水畜,支饮急弦。动即为痛,数即热烦。设有不应,知有所缘。三部不同,病各异端。太过可怪,不及亦然。邪不空见，终必有奸。审察表里，三焦别焉。知其所舍，消息诊看。料度脏腑，独见若神。为子条记，传与贤人。

凡疗病，当察其形气色泽，脉之盛衰，病之新故，乃可疗之。形气相得，色泽以浮，脉顺四时，此为易治；形气相失，色夭不泽，脉实坚甚，脉逆四时，此为难疗。夫形盛脉细，少气不足以息者危；形瘦脉大，胸中气多者死。形气相得者生，参伍不调者病。

夫关前为阳，关后为阴。阳出阴入，以关为界。阳数则吐，阴数则下。阳弦头痛，阴弦腹痛。

诊四时脉第三

春肝木王，其脉弦细而长者，平脉也。反得微浮而短涩者，是肺之乘肝，金之克木，为贼邪，大逆，十死不治；反得浮大而洪者，是心之乘肝，子之乘母，为实邪，不治自愈；反得沉濡而滑者，是肾之乘肝，母之归子，为虚邪，虽病自愈；反得大而缓者，是脾之乘肝，土之畏木，为微邪，虽病不死。

夏心火王，其脉浮大而洪者，是平脉也。反得沉濡而滑者，是肾之乘心，水之克火，为贼邪，大逆，十死不治；反得大而缓者，是脾之乘心，子之乘母，为实邪，不治自愈；反得弦细而长者，是肝之乘心，母之归子，为虚邪，虽病当愈；反得微浮而短涩者，是肺之乘心，金之畏火，为微邪，虽病不死。

季夏六月脾土王，脉大穰穰而缓者，为平脉也。反得弦细而长者，是肝之乘脾，木之克土，为贼邪，大逆，十死不治；反得微浮而短涩，是肺之乘脾，子之乘母，为实邪，不治自愈；反得浮大而洪者，是心之乘脾，母之归子，为虚邪，虽病自愈；反得沉濡而滑者，是肾之乘脾，水之畏土，为微邪，虽病不死。凡脾脉，王则不见，衰时即见。

秋肺金王,其脉微浮而短涩者,是平脉也。反得浮大而洪者,是心之乘肺,火之克金,为贼邪,大逆,十死不治;反得沉濡而滑者,是肾之乘肺,子之乘母,为实邪,不治自愈;反得大而缓者,是脾之乘肺,母之归子,为虚邪,虽病自愈;反得弦细而长者,是肝之乘肺,木之畏金,为微邪,虽病不死。

冬肾水王,其脉沉濡而滑者,是平脉也。反得大而缓者,是脾之乘肾,土之克水,为贼邪,大逆,十死不治;反得弦细而长者,是肝之乘肾,子之乘母,为实邪,不治自愈;反得微浮而短涩者,是肺之乘肾,母之归子,为虚邪,虽病自愈;反得浮大而洪者,是心之乘肾,火之畏水,为微邪,虽病不死。

诊寸口脉第四

寸口紧者,中风,风头痛,亦为伤寒头痛。

寸口沉而横者,胁下有积,腹中有横积痛。

寸口浮大而实,宿食不消,浮滑亦然。

寸口沉而紧,寒结在心下痛。《千金》云:沉而紧,苦心下有寒,时时痛,有积邪。

寸口沉滑,胸中有水气,面目肿有微热,名为风水。

寸口沉而弱,寒热疝瘕,少腹痛。

寸口微而弱,气血俱虚,男子吐血,妇人下血,呕汁出。

寸口弱而弦,胸中胁下腰背并痛。

寸口双弦,胁下拘急而痛,濇濇而寒。

寸口弦紧而细,痛在心下。

寸口洪而大,伤寒热病,兼胸胁下满痛。

寸口细沉滑者,有积聚在胁下,左右皆满,背相引痛。

寸口细而数,数即发热,细即反吐。

寸口缓而数者,中风。

寸口沉而喘,则寒热。

寸口盛而紧者,伤于食也。

寸口急,疝瘕,少腹痛。

寸口浮大而疾者,名曰阳中之阳,病苦烦满,身热头痛,腹中热。

寸口沉细者,名曰阳中之阴,病苦悲伤不乐,恶闻人声,少气,时汗出,阴气不通,臂不能举。

寸口脉壮大,尺中无有,此为阳干阴病,苦腰背痛,阴中伤,足胫寒。

寸口偏绝者,则臂偏不用,其人两手俱绝者不治。

寸口脉弱而迟,弱即卫气微,迟即荣中寒。荣为血,血寒即发热;卫为气,气微即心中饥,饥而虚满不能食。

寸口脉弱而缓,弱则阳气不足,缓即胃气有余,噫而吞酸,食卒不下,气填于膈上。一作下。

寸口脉微而弱,微即无气,弱即血不足,血不足即不能呼,气不足则不能吸,呼吸不足则胸满短气。

寸口脉微而涩,微即卫气不行,涩即荣气不逮,荣卫不能相将,三焦无所仰,身体痹不仁,荣气不足即疼而烦满,口即难言,卫气虚即恶寒而数欠。

寸口脉微而涩,微即卫气衰,涩即荣气不足,卫衰其色黄,荣不足其色青,荣为根,卫为叶,荣卫俱微,即根叶枯槁而寒栗,咳逆唾腥,吐涎沫。

寸口脉微而缓,微即卫气疏,疏即其肤空,缓即胃气足,足即谷消而水化。谷入于胃,脉道乃行;水入于经,其血乃成。荣盛则其肤必疏,三焦绝,经名曰血崩。

寸口脉微而数,微即为风,数即为热。微为风,风即汗出;数为热,振而寒栗。

寸口脉微而迟,尺脉沉即为血,滑即为实,血实内结,入络胸臆,肺痿色薄,不能喘息,而心坚脱色,口不能言,肝举筋厥,四逆,不识人。

寸口脉微而濡,濡即为弱,微即为寒,濡即恶寒,弱即发热,濡即厥逆,微濡相薄即为烦,其气在心。

寸口脉微,尺中紧,其人虚损多汗,知阴常在,绝不见阳。

寸口诸微为无阳,诸濡为无血,诸弱为发热,诸紧为寒,微濡为血不足。

诊关上脉第五

关上浮而数,胃中热。

关上浮大,风在胃中,腹胀急,心下澹澹然,羸瘦不能食。《千金》云:关上浮大,风在胃中,张口肩息,心下澹澹,食欲呕。

关上细微而绝者,腹中癖,少气,不能食。

关上微而芤,唾血,亦吐血。

关上弦紧而细,症在胃管。

关上紧而滑者,蛔虫动。

关上微浮,积热在胃中。

关上滑而大小不均,是为病方欲来,不出一二日内复欲发动,其人欲多饮,饮即注痢,如痢止者生,不止者死。

关上弦大,有痛在脐左右上下。《脉经》云:关脉弦长者,积在脐左右上下。

诊尺中脉第六

尺中紧数而弦，下痢病。

尺中浮数，小便不利，尿黄。

尺中微而滑，带下病。

尺中微而芤，尿血。

尺中弦而细，癥在脐下。

尺中细而急，筋挛疼痹，不能行。

尺中细而滑，妇人欲产。

尺中虚小者，足胫痿，寒痹脚疼。

尺中虚者，漏血，小便不禁。

尺中沉细者，名曰阴中之阴，病苦两脚疼酸，不能久立，阴气衰，小便有余沥，阴下湿痒。

尺脉滑而浮大者，名曰阴中之阳，病苦少腹痛满，不能尿，尿则阴中痛，大便亦热。

尺中牢长，关上无有，此为阴干阳，病苦两胫重，少腹引腰痛。

尺寸俱数有热，俱迟有寒。

尺寸俱濡，发热汗出。

尺寸俱浮直下，此为督脉，腰背强痛，不得俯仰，大人癫病，小儿风痫。

尺寸俱微，血气不足，其人短气。

尺寸俱牢，直上直下，此为冲脉，胸中有寒疝。

诊杂病脉第七

热病,大汗后脉不安静者,死。

热病,脉盛大而快,不得汗,此热发也。

寒热瘛疭,脉绝代者,死。

热病未得汗,脉盛大者生,细小者死。

热病多汗,脉虚小者生,紧实者死。

热病得汗,脉常喘而热不退者,死。

汗出而衄,其脉小滑者生,大躁者死。一云微细为难治。

伤寒,脉浮而洪大者易治,谵言妄语身热,脉洪大者生,沉细而微,手足四逆者,死。

咳而尿血,羸瘦脉大者,死。

咳且羸瘦,脉坚大者,死。

上气注液,脉虚慢伏匿者生,牢弦者死。

寒疰上气,脉虚濡者生,牢急而疾者死。

上气喘息,脉滑手足温者生,涩而四肢寒者死。

上气,面浮肿,肩息,脉浮大者,死。

上气喘息,脉滑者生,大而快者死。

唾血,脉沉弱者,生。一云紧强者死,滑者生。

吐血,脉牢实者,死。

吐血鼻衄,脉沉细者生,浮大而牢者死。

中恶腹大,脉紧实细者生,浮大者死。

金疮,出血不断,脉大而止者,七日死。

金疮,出血太多,脉虚细者生,大数者死。

金疮,所伤在阳处者,去血四五升,脉弱微缓而迟者生,急疾者死。

人被笞榜，内有结血，脉实大者生，虚小者死。

从高堕下及金疮内有瘀血，腹胀，脉牢大者生，沉细者死。

心腹痛，脉沉细者生，浮大而长者死。

腹胀，脉浮者生，虚小者死。

下痢，脉微细者生，浮大者死。

下痢，脉代绝者，不死。

肠澼，便脓血，脉沉细虚迟者生，疾大而有热者死。

肠澼，下白沫，脉沉者生，浮者死。

肠澼，下赤白，脉细微而迟，身体温暖，可治。

肠澼，其脉滑者生，浮者死，悬绝者死。

泄痢，脉缓时小结者生，浮大而数者死。

洞泄，或去脓血，食不化者，脉微小者生，实急者死。

泄痢，脉细微而涩者生，紧大而滑者死。

泄痢，寸关脉不见，尺中时一见，此肾气见，为难治。

下痢，脉绝，手足寒，晬时脉还手足温者生，脉不还不温者死。

霍乱，脉大可治，微细难治。

霍乱吐下，脉微迟，气息劣，口不欲言者，不治。

病手足厥逆，脉当沉细而涩，反得坚大而滑者，死。

水病，脉洪大者生，微细者死。

消渴，脉数大者生，细小浮短者死。

卒中风，四肢不收，唇口僻，语言不正，脉浮迟者生。癫病卒忤，脉坚弦实大者生，虚伏濡小者死。

癫狂恍惚，脉实牢者生，沉细者死。

中风，口噤不能言，四肢不收，其脉浮迟者生，实大数急者死。

病风痹不仁,痿厥,脉虚数者生,牢急者死。

目眹眹,脉大缓者,死。

闭目不欲见人,脉得肝脉者生,反得肺脉者死。

耳聋,脉大者生,沉迟细者难治。

坚积泄痢,脉微细者生,浮者死。

头痛,脉短涩者死,浮滑者生。

中毒药,阳脉洪大而速者生,微细者死。《脉经》速作迟。

暴病,脉微细者生,大急洪直者死。

大人得小人脉者,死。

脉但出不能入者,死。

将死之脉,如群鸟之聚,一马之驭,系水交紧—作驰。之状,如悬石之落,出筋之上,藏筋之下,坚关之里,不在荣卫,伺候交射,不可知也。

困病,脉如虾之游,如鱼之翔者死。虾游者,冉冉而起,寻复退没,不知所在,久而复起,起辄迟而没去甚速是也。鱼翔者,似鱼不行而但掉尾动身,其动疏而住久是也。

脉病人不病,脉如屋漏雀啄者死。屋漏者,其脉既绝而止,时复一起,不相连属也。雀啄者,脉来甚数而急疾,绝止久已复顿来。

脉来如弹石,去如解索者死。弹石,脉辟辟急也。解索,脉动数而随散乱,无次绪也。

脉来涌涌不去者,死。

脉如转豆者,死。

脉如偃刀者,死。

脉怒来忽去,暂止复来者,死。

脉中移者,死。

脉久绝者,死。

脉有表无里者,死。

妇人尺脉按之不绝者,胎也。

产后寸口焱疾不调者死,沉微附骨不绝者生。新产后渴热病,脉细而四肢冷者,死。

三部脉沉浮正等不断绝者,有娠也。

妊娠脉滑疾,重手按之不散者,胎已三月也。但疾不滑者,五月也。妊娠七八月,脉实大牢强弦紧者生,沉细者死。欲产者,其脉细而滑也。

妇人欲产,其脉离经者,曰生也。

新产,脉小缓滑者生,实大弦急者死。

已产,脉沉虚小者生,实牢坚者死。

妇人月经不通,脉绝小实者生,浮虚者死。

妇人脉寸关调如故,而尺脉绝不至者,月经不利,当患少腹引腰绞痛,气积聚,上叉胸胁也。

漏下赤白,脉急疾者死,迟滑者生。

妇人脉尺寸俱微弱,则绝子不产也。

小儿脉沉者,乳不消也。

小儿弦急者,客忤气也。

凡按人脉五十至而不止者,五脏皆受气足,吉也。四十动而一止,一藏无气,四岁死;三十动而一止者,二藏无气,三岁死;二十动面一止者,三藏无气,二岁死;一十动而一止者,四藏无气,岁中死。

凡脉一动一止,或三动一止,或十动一止,投数无常,此死脉也,命虽未尽,正当小引日月耳。

凡脉一呼再至,一吸再至,呼吸定息,其脉五至,不大不小为平。若一呼三至,一吸三至,始为得病也。

夫脉前大后小,则为头痛目眩;前小后大,则为胸满短气。

问曰:何谓损至? 答曰:脉有损至:谓一呼再至曰平,三至曰离经,四至曰夺精,五至曰死,六至曰命绝,此谓至脉也;一呼一至曰离经,二呼一至曰夺精,三呼一至曰死,四呼一至曰命绝,此谓损脉也。至脉从下上也,损脉从上下也。损脉之为病也,一损损于皮毛,皮聚而毛落;二损损于血脉,血脉虚少,不能荣于五脏;三损损于肌肉,肌肉消瘦,饮食不为肌肤;四损损于筋,筋缓不能自扶持;五损损于骨,骨痿不能起于床。反此者至于收,病从上下者,骨痿不能起于床者死;从下上者,皮聚而毛落者死。

损其肺者益其气,损其心者调其荣卫,损其脾者调其饮食,适其寒温,损其肝者缓其中,损其肾者益其精气也。

凡脉一息再至为平,无病也。一息三至名离经,离,失也,经,常也,其人荣卫已亏,将欲病也。一息四至为夺精,其人已病也。一息五至为绝命,有大有小。为难治。一息六至为将灭,一息七至为命尽,一息八至为无魂,一息九至为无魄,一息十至为今死。一息一至,其人虽行当著床,其人血脉已病,诸气皆不足也。二息一至为危,三息一至为困,四息一至为行尸,将死,五息一至为定死。

卷第二十六 针灸上

取孔穴法第一

论曰:安康公李袭兴称:武德中出镇潞州,属随徵士甄权以新撰《明堂》示余。余既暗昧,未之奇也。时有深州刺史成君绰,忽患颈肿如数升,喉中闭塞,水粒不下已三日矣。以状告余,余屈权救之。针其右手次指之端,如食顷气息即通,明日饮啖如故。尔后缙绅之士,多写权图,略遍华裔。正观中,入为少府,奉敕修《明堂》,与承务郎司马德逸、太医令谢季卿、太常丞甄立言等校定经图,于后以所作呈示。甄权曰:人有七尺之躯,藏腑包其内,皮肤络其外,非有圣智,孰能辨之者乎?吾十有八而志学于医,今年过百岁,研综经方,推究孔穴,所疑更多矣。窃闻寻古人,伊尹《汤液》依用《炎农本草》,《扁鹊针灸》一准黄帝雷公,问难殷勤,对扬周密。去圣久远,愚人无知,道听途说,多有穿凿,起自胸臆,至如王遗乌衔之法,单行浅近,虽得其效偶然,即谓神妙,且事不师古,远涉必泥。夫欲行针者,必准轩辕正经;用药者,须依《神农本草》。自余《名医别录》,益多误耳。余退以《甲乙》校秦承祖图,有旁庭、藏会等一十九穴,按六百四十九穴有目无名,其角孙、景风一十七穴,《三部针经》具存焉,然其图缺漏,仍有四十九穴上下倒错,前后易处,不合本经。所谓失之毫厘,差之千里也。至如石门、关元二穴,在带脉下相去一寸之间,针关元主妇人无子,针石门则终身绝嗣。神庭一穴,在于额上,刺之主发狂,灸之则愈癫疾。其道幽隐,岂可轻侮之哉?人诚知惜命,罕通经方,抄写方书,专委下吏,承误即录,纰缪转多。近智之徒,不见正本,逢为经钞。以此而言,可为深诫。今所述针灸孔穴,一依甄公《明堂图》为定,学者可细详之。且夫当今医者,各承一业,未能综练众方,所以救疾多不全济。何哉?或有偏功针刺,或有偏解灸方,或有惟行药饵,或有专于禁咒,故以网罗诸疾,有愈于是。慨其如此,聊以养疾之暇,撰录灸经,以贻后嗣,其于条例具之。医者意也,善于用意,即为良医。良医之道,必先诊脉处方,次即针灸,内外相扶,病必当愈。何则?汤药攻其内,针灸攻其外。不能如此,虽时愈疾,兹为偶差,非医差也。又以孔穴难谙,非图莫可,虽复经本具述,自非硕学之士,造次未可卒知,所以先述取穴方法云尔。

仰人面二十六穴第一

神庭 在发际直鼻。不刺。一云入发际一分。

曲差 夹神庭一寸半,在发际。

攒竹 在眉头陷中。

睛明 在目内眦。

迎香 在禾髎上鼻下孔旁。一云在禾髎上一寸。

素髎 在鼻柱端。

水沟 在鼻柱下人中。

兑端 在唇上端。

龈交 在唇内齿上龈缝。

本神 在曲差旁一寸半。

阳白　在眉上一寸直瞳子。

承泣　在目下七分直瞳子。不灸。

四白　在目下一寸。

巨髎　夹鼻旁八分，直瞳子。

禾髎　直鼻孔下，夹水沟旁五分。

地仓　夹口旁四分。一云在口角一韭叶近下动脉。

承浆　在颏唇沟的正中凹陷处。

廉泉　在颔下结喉上舌本。

头维　在额角发本神旁一寸半。不灸。

上关　在耳前上廉起骨，开口取之。

下关　在客主人下，耳前动脉下空下廉，合口有穴，张口则闭。

颊车　在耳下曲颊端陷中。

大迎　在曲颔前一寸二分骨陷中动脉。

丝竹空　在眉后陷中。不灸。

瞳子髎　在目外去眦五分。

颧髎　在颧骨下缘凹陷中。

头上第一行九穴第二

上星　在颅上直鼻中央入发际一寸，陷容豆。

囟会　在上星后一寸陷中。

前顶　在囟会后一寸半骨陷中。

百会　在前顶后一寸半，顶中心。

后顶　在百会后一寸半，枕骨上。

强间　在后顶后一寸半，脑户前一寸半。

脑户　在枕骨上,强间后一寸半。不灸。

风府　入发际一寸大筋内宛宛中。不灸。一云在瘖门上一寸。

瘖门　在项后发际正中直上五分。不灸。一云在脑户下三寸。又名哑门。

头上第二行六穴第三

五处　在头上,去上星一寸半。

承光　在五处后一寸。不灸。一云一寸半。

通天　在承光后一寸半。

络却　在通天后一寸半。

玉枕　在络却后七分半,夹脑户旁一寸三分,起肉枕骨上入发际三寸。

天柱　夹项后发际大筋外廉陷中。

头上第三行六穴第四

临泣　当目上眦直入发际五分陷中。

目窗　在临泣后一寸。

正营　在目窗后一寸。

承灵　在正营后一寸。

脑空　在承灵后一寸半,夹玉枕骨下陷中。

风池　在颞颥后发际陷中。

伏人耳后六穴第五

颅息　在耳后青脉间。

瘈脉　在耳本鸡足青脉。不灸。

完骨　在耳后入发际四分。

窍阴　在完骨上枕骨下。

翳风　在耳后陷中,按之引耳中。

浮白　在耳后入发际一寸。此穴在翳风前,窍阴后,写时请为用心看。

伏人脊中第一行十一穴第六

大椎　在第一椎上陷中。

陶道　在大椎下节间。

身柱　在第三椎下节间。

神道　在第五椎下节间。

至阳　在第七椎下节间。

筋缩　在第九椎下节间。

脊中　在第十一椎下节间。不灸。

悬枢　在第十三椎下节间。

命门　在第十四椎下节间。

腰俞　在第二十一椎下节间。

长强　在脊骶端。

伏人脊中第二行二十一穴第七

大杼　在项第一椎下两旁各一寸半陷中。

风门热府　在第二椎下两旁各一寸半。

肺俞　在第三椎下两旁各一寸半。

心俞　在第五椎下两旁各一寸半。

膈俞　在第七椎下两旁各一寸半。

肝俞　在第九椎下两旁各一寸半。

胆俞　在第十椎下两旁各一寸半。

脾俞　在第十一椎下两旁各一寸半。

胃俞　在第十二椎下两旁各一寸半。

三焦俞　在第十三椎下两旁各一寸半。

肾俞　在第十四椎下两旁各一寸半。

大肠俞　在第十六椎下两旁各一寸半。

小肠俞　在第十八椎下两旁各一寸半。

膀胱俞　在第十九椎下两旁各一寸半。

中膂俞　在第二十椎下两旁各一寸半。

白环俞　在第二十一椎下两旁各一寸半。

上髎　在第一空腰髁一寸夹脊陷中。

次髎　在第二空夹脊陷中。

中髎　在第三空夹脊陷中。

下髎　在第四空夹脊陷中。

会阳　在阴尾骨两旁。

伏人脊中第三行十三穴第八

附分　在第二椎下附项内廉两旁各三寸。

魄户　在第三椎下两旁各三寸。

神堂　在第五椎下两旁各三寸。

噫嘻　在肩膊内廉夹第六椎下两旁各三寸。

膈关　在第七椎下两旁各三寸。

魂门　在第九椎下两旁各三寸。

阳纲　在第十椎下两旁各三寸。

意舍　在第十一椎下两旁各三寸。

胃仓　在第十二椎下两旁各三寸。

肓门　在第十三椎下两旁各三寸。

志室　在第十四椎下两旁各三寸。

胞肓　在第十九椎下两旁各三寸。

秩边　在第二十一椎下两旁各三寸。

侧人耳颈二十六穴第九

颔厌　在曲周颞颥上廉。

悬颅　在曲周颞颥上廉中。

悬厘　在曲周颞颥下廉。

天冲　在耳上如前三寸。

曲鬓　在耳上发际曲隅陷中。

角孙　在耳郭中间上，开口有穴。

率谷　在耳上入发际一寸半。

和髎　在耳前兑发下动脉。

耳门　在耳前起肉当耳缺。

听会　在耳前陷中,张口得之。

天容　在耳下颊后。

听宫　在耳中珠子,大如赤小豆。

天牖　在颈筋缺盆,天容后,天柱前,完骨下,发际上。一云在风池上一寸。

缺盆　在肩上横骨陷中。

天鼎　在颈缺盆直扶突气舍后一寸半。

天窗　在曲颊下,扶突后,动应手陷中。

扶突　在曲颊下一寸,人迎后。

人迎　在颈大筋脉,动应手,夹结喉旁,以候五脏气。不灸。

水突　在颈大筋前,直人迎下,气舍上。

气舍　在颈直人迎夹天突陷中。

侧胁十六穴第十

章门　一名长平。在大横外直脐季肋端。

京门　在监骨腰中,季肋下。

带脉　在季肋下一寸八分。

五枢　在带脉下三寸。一云在水道下一寸半。

维道　在章门下五寸三分。

居髎　在长平下八寸三分,监骨上。

泉腋　在腋下三寸宛宛中,举臂取之。

大包　在泉腋下三寸。

辄筋　在腋下三寸,复前行一寸着胁。

天池　在乳后一寸,腋下三寸,着胁直腋掘肋间。

胸部中央直下第一行七穴第十一

天突　在颈结喉下五寸中央宛宛中。

璇玑　在天突下一寸陷中,仰头取之。

华盖　在璇玑下一寸陷中,仰而取之。

紫宫　在华盖下一寸六分陷中,仰而取之。

玉堂　在紫宫下一寸六分陷中。

膻中　在玉堂下一寸六分,直两乳间陷中。

中庭　在膻中下一寸六分陷中。

胸部第二行六穴第十二

俞府　在巨骨下去璇玑旁各二寸陷中,仰卧取之。

彧中　在俞府下一寸六分陷中,仰卧取之。

神藏　在或中下一寸六分陷中,仰卧取之。

灵墟　在神藏下一寸六分陷中,仰而取之。

神封　在灵墟下一寸六分。

步郎　在神封下一寸六分陷中,仰而取之。

胸部第三行六穴第十三

气户　在巨骨夹俞府两旁各二寸陷中。

库房　在气户下一寸六分陷中。

屋翳　在库房下一寸六分陷中。

膺窗　在屋翳下一寸六分。

乳中　不灸刺。

乳根　在乳下一寸六分陷中。

胸部第四行六穴第十四

云门　在巨骨下气户两旁各二寸陷中,动脉应手,举臂取之。

中府　在云门下一寸,乳上三肋间,动脉应手陷中。

周荣　在中府下一寸六分陷中。

胸乡　在周荣下一寸六分陷中。

天溪　在胸乡下一寸六分陷中。

食窦　在天溪下一寸六分陷中,举臂取之。

腹中央第一行十四穴第十五

鸠尾　在臆前蔽骨下五分。不灸刺。

巨阙　在鸠尾下一寸。

上管　在巨阙下一寸,去蔽骨三寸。

中管　在上管下一寸。

建里　在中管下一寸。

下管　在建里下一寸。

水分　在下管下脐上一寸。

脐中　不刺。

阴交　在脐下一寸。

气海　在脐下一寸半。

石门　在脐下二寸。女子不灸。

关元　在脐下三寸。

中极　在脐下四寸。

曲骨　在横骨上,中极下一寸,毛际陷中。

腹第二行十一穴第十六

幽门　在巨阙旁半寸陷中。

通谷　在幽门下一寸陷中。

阴都　在通谷下一寸。

石关　在阴都下一寸。

商曲　在石关下一寸。

盲俞　在商曲下一寸,直脐旁五分。

中注　在肓俞下五分。

四满　在中注下一寸。

气穴　在四满下一寸。

大赫　在气穴下一寸。

横骨　在大赫下一寸。

腹第三行十二穴第十七

不容　在幽门旁一寸五分,去任脉二寸,直四肋端,相去四寸。

承满　在不容下一寸。

梁门　在承满下一寸。

关门　在梁门下,太一上一寸。《千金》云:梁门下五分。

太一　在关明下一寸。《千金》、《甲乙经》皆云:梁门下一寸。

滑肉门　在太一下一寸。

天枢　去肓俞一寸半,夹脐各二寸陷中。

外陵　在天枢下,大巨上。《千金》云:在天枢下半寸。

大巨　在长溪下二寸。《千金》云:在脐下一寸两旁各二寸。

水道　在大巨下三寸。

归来　在水道下二寸。

气冲　在归来下,鼠鼷上一寸。

腹第四行七穴第十八

期门　在第二肋端,不容旁各一寸半,上直两乳。

日月　在期门下五分。

腹哀　在日月下一寸半。

大横　在腹哀下三寸,直脐旁。

肠结　在大横下一寸三分。一云腹结。

府舍　在肠结下三寸。

冲门上　去大横五寸,在府舍下横骨两端约中动脉。一云冲门。

手太阴肺经十穴第十九

少商　在手大指端内侧去爪甲角如韭叶。

鱼际　在手大指本节后内侧散脉内。

太泉　在掌后陷中。

经渠　在寸口陷中。不灸。

列缺　去腕上一寸半。

孔最　在腕上七寸。

尺泽　在肘中约上动脉。

侠白　在天府下,去肘五寸动脉。

天府　在腋下三寸臂臑内廉动脉。不灸。

臑会　在臂前廉,去肩头三寸。

手阳明大肠经二十穴第二十

商阳　在手大指次指内侧去爪甲角如韭叶。

二间　在手大指次指本节前内侧陷中。

三间　在手大指次指本节后内侧陷中。

合谷　在大指歧骨间。

阳溪　在腕中上侧两筋间陷中。一云在合谷上三寸。

偏历　在腕后三寸。

温溜　在腕后小士五寸,大士六寸。

下廉　在辅骨下,去上廉一寸。

上廉　在三里下一寸。

三里　在曲池下二寸,按之肉起兑肉之端。

曲池　在肘外辅屈肘曲骨之中。一云在肘上横文中。

肘髎　在肘大骨外廉陷中。

五里　在肘上行马裹大脉中。不刺。《甲乙经》云:在肘上二寸。

臂臑　在肘上七寸,䐃肉端。

肩髃　在肩端臑上,斜举臂取之。

秉风　在夹天髎外肩上髃后,举臂有空。

肩井　在肩上陷解中,缺盆上大骨前。

天髎　在缺盆中上毖骨之际陷中。

巨骨　在肩端上行两叉骨间陷中。

肩髃　在肩端两骨间。

手少阴心经八穴第二十一

少冲　在手小指内廉之端去爪甲角如韭叶。

少府　在手小指本节后陷中，直劳宫。

神门　在掌后兑骨之端陷中。

阴郄　在掌后脉中，去腕半寸。

通理　在腕后一寸。

灵道　在掌后一寸半。

少海　在肘内廉节后陷中。

极泉　在腋下筋间动脉入胸。

手太阳小肠经九穴第二十二

少泽　在手小指之端去爪甲一分陷中。

前谷　在手小指外侧本节前陷中。

后溪　在手小指外侧本节后陷中。

腕骨　在手外侧腕前起骨下陷中。

阳谷　在手外侧腕中兑骨之下陷中。

养老　在手踝骨上一空在后一寸陷中。

支正　在腕后五寸。

小海　在肘内大骨外，去肘端五分陷中。

肩贞　在肩曲甲下两骨解间，肩髃后陷中。

手厥阴心主经八穴第二十三

中冲　在手中指之端去爪甲如韭叶陷中。

劳宫　在掌中央动脉。

内关　在掌后去腕二寸。

大陵　在掌后两筋间陷中。

间使　在掌后三寸两筋间陷中。

郄门　去腕五寸。

曲泽　在肘后内廉下陷中,屈肘得之。

天泉　在曲腋下去臂二寸,举腋取之。

手少阳三焦经十七穴第二十四

关冲　在手小指次指之端去爪甲角如韭叶。

腋门　在手小指次指间陷中。

中渚　在手小指次指后本节后间陷中。

阳池　在手表腕上陷中。

外关　在腕后二寸陷中。

支沟　在腕后三寸两骨间陷中。一云在阳池上一寸。

会宗　在腕后三寸空中。

三阳络　在臂上大交脉,支沟上一寸。不刺。

四渎　在肘前五寸外廉陷中。

天井　在肘外大骨后一寸两筋间陷中,屈肘得之。

清泠泉　在肘上三寸,伸肘举臂取之。

消泺　在肩下臂外开腋斜肘分下行。

天宗　在秉风后大骨下陷中。

臑俞　夹肩髎后大骨下甲上廉陷中。

肩外俞　在肩甲上廉去脊三寸陷中。

肩中俞　在肩甲内廉去脊二寸陷中。

曲垣　在肩中央曲甲陷中,按之应手痛。

足太阴脾经十二穴第二十五

隐白　在足大指端内侧去爪甲角如韭叶。

大都　在足大指本节后陷中。

太白　在足内侧核骨下陷中。

公孙　在足大指本节后一寸。

商丘　在足内踝下微前陷中。

三阴交　在足内踝上三寸骨下陷中。

漏谷　在足内踝上六寸骨下陷中。

地机　在膝下五寸。

阴陵泉　在膝下内侧辅骨下陷中,伸足得之。

血海　在膝膑上内廉白肉际二寸。

箕门　在鱼腹上越筋间,动应手,阴市内。一云在阴股内起脉间。

气冲　在阴股内动脉。此穴已见上腹第三行中。

足阳明胃经十五穴第二十六

厉兑　在足大指次指之端去爪甲角如韭叶。

内庭　在足大指次指外间陷中。

陷谷　在足大指次指外间本节后,去内庭二寸。

冲阳　在足跗上五寸骨间,去陷谷三寸。

解溪　在冲阳后一寸半腕上陷中。

丰隆　在外踝上八寸,下廉胻外廉陷中。

上廉　在三里下三寸。一名上巨虚。

下廉　在上廉下三寸。一名下巨虚。

条口　在下廉上一寸。

三里　在膝下三寸胻外廉。

犊鼻　在膝膑下骱上夹解大筋中。

阴市　在膝上三寸,伏菟下,若拜而取之。

伏菟　在膝上六寸起肉。

髀关　在膝上伏菟后交分中。

梁丘　在膝上二寸两筋间。

足厥阴肝经十一穴第二十七

大敦　在足大指端去爪甲如韭叶及三毛中。

行间　在足大指间动应手陷中。

太冲　在足大指本节后二寸或一寸半陷中。

中封　在足内踝前一寸,仰足取之,伸足乃得。

蠡沟　在足内踝上五寸。

中郄　在足内踝上七寸胻骨中,与少阴相直。

膝关　在犊鼻下三寸陷中。《甲乙经》云:二寸。

曲泉　在膝内辅骨下大筋上小筋下陷中,屈膝而得之。

阴包　在膝上四寸股内廉两筋之间。

五里　在阴廉下二寸。《甲乙》《针经》云:在阴廉下,去气冲三寸阴股中动脉。

阴廉 在羊矢下,去气冲二寸动脉。

足少阳胆经十五穴第二十八

窍阴 在足小指次指之端去爪甲角如韭叶。

侠溪 在足小指次指歧间本节前陷中。

地五会 在小指次指本节后陷中。不灸。

丘墟 在足外踝如前陷中,去临泣三寸。_{一云伸脚取之。}

临泣 在小指次指本节后间,去侠溪一寸半。

付阳 在外踝上三寸,太阳前少阳后筋骨间。

悬钟 一名绝骨。在外踝上三寸动者中。

光明 在足外踝上五寸。

外丘 在足外踝上七寸。

阳辅 在足外踝上辅骨前绝骨端如前三分许,去丘墟七寸。

阳交 在足外踝上七寸,斜属三阳分肉间。

阳陵泉 在膝下一寸外廉陷中。

阳关 在阳陵泉上五寸,犊鼻外陷中。

环跳 在髀枢中,侧卧伸下足屈上取上足。

中渎 在髀外膝上五寸分肉间陷中。

足少阴肾经十一穴第二十九

涌泉 在足心陷中,屈足卷指宛宛中。

然谷 在足内踝前起大骨下陷中。

太溪 在足内踝后跟骨上动脉陷中。

太钟　在足踝后。

水泉　去太溪下一寸，在内踝下。

照海　在足内踝下。

复溜　在足内踝上二寸陷中。

交信　在足内踝上二寸，少阴前太阴后廉筋骨间。

筑宾　在内踝上端分中。

阴谷　在膝内辅骨之后，大筋之下，小筋之上，按之应手，屈膝得之。

会阴　在大便前小便后两阴间。

足太阳膀胱经十七穴第三十

至阴　在足小指外侧去爪甲角如韭叶。

通谷　在足小指外侧本节前陷中。

束骨　在足小指外侧本节后陷中。

京骨　在足外侧大骨下赤白肉际陷中。

申脉　在足外踝下陷中，容爪甲。

金门　在足外踝下。名曰关梁。

仆参　在足跟骨下陷中。

昆仑　在足外踝后跟骨上陷中。一云在外踝从地直上三寸两筋骨中。

承山　在兑腨肠下分肉间陷中。

飞扬　在外踝上七寸。

承筋　在腨中央陷中。不刺。《千金》云：在胫后从脚跟上七寸腨中。

合阳　在膝约中央下二寸。

委中 在腘中约文动脉。

委阳 在足太阳后出于腘中外廉两筋间,承扶下。

浮郄 在委阳上一寸,展足得之。

殷门 在肉郄下六寸。

扶承 一名肉郄。在尻臀下股阴下文中。

三阴三阳流注法

肺手太阴 少商、鱼际、大泉、列缺、经渠、尺泽,幕中府,俞三椎。

大肠手阳明 商阳、二问、三间、合谷、阳溪、曲池,募天枢,俞十六椎。

心主手厥阴 中冲、劳宫、大陵、内关、间使、曲泽,募巨阙,俞五椎。

心手少阴 少冲、少府、神门、通里、灵道、少海。

小肠手太阳 少泽、前谷、后溪、腕骨、阳溪、小海,募关元,俞十八椎。

脾足太阴 隐白、大都、大白、公孙、商丘、阴陵泉,募章门,俞十一椎。

胃足阳明 厉兑、内庭、陷谷、冲阳、解溪、三里,募中管,俞十二椎。

肝足厥阴 大敦、行间、太冲、中封、中郄、曲泉,募期门,俞第九椎。

胆足少阳 窍阴、侠溪、临泣、丘墟、阳辅、阳陵泉,募日月,俞第十椎。

肾足少阴　涌泉、然谷、太溪、水泉、复溜、阴谷，募京门，俞十四椎。

膀胱足太阳　至阴、通谷、束骨、京骨、昆仑、委中，募中极，俞十九椎。

三焦手少阳　关冲、腋门、中渚、阳池、支沟、天井，募石门，俞十三椎。

上五脏六腑三阴三阳十二经脉，藏腑出井流荥，注俞过原，行经入合，募前后法。假令肺手太阴为脏，出于少商为井，流于鱼际为荥，注于大泉为俞，过于列缺为原，行于经渠为经，入于尺泽为合，募在中府，俞在第三椎。他皆仿此。

阳井为金，阴井为水；阳荥为水，阴荥为火；阳俞为木，阴俞为火；阳原为火，阴原为金；阳经为火，阴经为金；阳合为土，阴合为水。

妇人第二法四十五首

绝子　灸然谷五十壮。穴在内踝前直下一寸。

胞门闭塞绝子，灸关元三十壮，报之。

妊胎不成，若堕胎腹痛，漏胞见赤灸胞门五十壮。关元左边二寸是也，右边名子户。

又　灸气门，穴在关元旁三寸，各五十壮。《千金》云：百壮。

子脏闭塞不受精，灸胞门五十壮。

绝嗣不生漏下赤白，灸泉门十壮，三报之。穴在横骨当阴上际。石门穴在气海下一寸，针入一分，留三呼，得气即写，主妇人气痛坚硬，产后恶露不止，遂成结块，崩中断绪，日灸二七至一百止。

关元在石门下一寸,主断绪,产道冷,针入八分,留三呼,泻五吸。灸亦佳,但不及针,日灸一百止。

崩中带下,因产恶露不止。中极穴在关元下一寸,妇人断绪最要穴,四度针即有子。若未有更针,入八分,留十呼,得气即泻。灸亦佳,但不及针,日灸三七至三百止。

白崩中,灸少腹横纹当脐孔直下一百壮。

又灸内踝上三寸,左右各一百壮。

带下灸间使三十壮。又淋,小便赤、尿道痛、脐下结块如覆杯,或因食得,或因产得,恶露不下,遂为疝瘕,或因月事不调,血结成块,皆针之如上。

妇人遗尿,不知时出,灸横骨当阴门七壮。

妊不成,数堕落,灸玉泉五十壮,三报之。中极是。

灸夹丹田两边相去各一寸名四满,主月水不利,贲血上下,并无子,灸三十壮。丹田在脐下二寸。

妇人胞落癞,灸脐中二百壮。

水泄痢,灸气海百壮,三报之。

胞落癞,灸身交五十壮,三报之。是脐下横纹中。

又灸背脊当脐五十壮。

又灸玉泉五十壮,三报之。

又灸龙门二十壮,三报之。是阴中上外际。

胞下垂注,阴下脱,灸夹玉泉三寸,随年壮,三报之。

阴冷肿痛 灸归来三十壮,三报之。夹玉泉两旁五寸。

妇人无乳法 初针两手小指外侧近爪甲深一分,两手腋门深三分,两手天井深六分,若欲试之,先针一指即知之,神验不传。

妇人逆产足出,针足太阴入三分,足入乃出针。穴在内踝后白肉际陷骨宛宛中。

横产手出,针太冲入三分,急补百息。去足大指奇一寸。

胞衣不出,针足太阳入四寸。在外踝下后一寸宛宛中。

又针足阳跷入三分。在足外踝下白肉际。

产后脉绝不还,针合谷入三分,急补之。又主胎上抢心。

心一作阴中懊恼痛,针涌泉入三分。

心中懊恼痛,针劳宫入五分,补之。

产后出汗不止,针太冲,急补之。

产难,月水不禁,横生胎动,皆针三阴交。

胞衣不出,或腹中积聚,皆针胞门入一寸,先补后泻。去关元左二寸。

又针章门入一寸四分。

子死腹中及难产,皆针胞门。

胎动及崩中下痢,贲气上逆,针丹田入一寸四分。在脐下二寸。

凡难产,针两肩井一寸,泻之,须臾即生也。

漏胞下血不禁,灸关元两旁相去三寸百壮。

妇人阴中痛,引心下少腹绞痛,灸膝外边上去一寸宛宛中。

妇人下血,泄痢赤白,漏血,灸足太阴五十壮,在内踝上三寸,百壮。主腹中五寒。

妇人漏下赤白,月水不利,灸交仪。穴在内踝上五寸。

妇人下血,漏赤白,灸营池四穴三十壮。在内踝前后两边池上脉,一名阴阳。

妇人漏下赤白,四肢酸削,灸漏阴三十壮。穴在内踝下五分微动脉上。

妇人下赤白漏,泄注,灸阴阳穴,随年壮,三报之。在足拇指下屈里表头白肉际。

小儿惊痫第三_{法二十一首}

曲泽　主心下澹澹,喜惊。

阴交、气海、大巨　主惊不得卧。

阴跷　主卧惊,视如见星。

大钟、郄门　主惊恐畏人,神气不足。

然谷、阳陵泉　主心中悚惕,恐人将捕之。

解溪　主瘛疭而惊。

少冲　主太息烦满,少气悲惊。

行间　主心痛数惊,心悲不乐。

阳谷　主风眩惊,手卷。

厉兑　主多卧好惊。

腋门　主喜惊妄言,面赤。

神门　主数噫,恐悸少气。

间使　主喜惊,瘖不能言。

三间、合谷　主喜惊。

阳溪　主惊瘛。

通里　主心下悸。

大陵　主心中澹澹惊恐。

手少阴、阴郄　主气惊心痛。

天井　主惊瘛。

后溪　主泪出而惊。

腕骨　主烦满,惊。

鼻病第四_{法七首}

鼻中壅塞　针手太阳入三分。在小指外侧后一寸白肉际宛宛中。

囟一穴,主鼻塞不闻香气,日灸二七至七百壮,初灸时痛,五十壮已去不痛,七百壮还痛,即止,至四百壮渐觉鼻轻。

治鼻中息肉,灸上星二百壮。入发际一寸。

又夹上星相去三寸各百壮。

衄时痒,便灸足大指节横理三毛中十壮,剧者百壮,衄不止灸之,并主阴卵肿。

鼻衄不止,灸涌泉二穴百壮。

灸鼻二孔与柱七壮,主鼻涕出不止。

舌病第五_{法二十五首}

重舌,灸行间,随年。穴在足大指歧中,二穴。

小儿重舌,灸左足踝上七壮。

又灸两足外踝上三壮。

紧唇,灸虎口,男左女右,七壮。

又灸承浆三壮。

牙齿疼,灸两手中指背第一节前有陷处七壮,下火立愈。

齿疼,灸外踝上高骨前交脉上七壮。

风牙疼逐左右,以绳量手中指头至掌后第一横文,折为四分,以度横纹后当臂两筋间,当度头灸三壮,随左右灸之,两相患,灸两臂,至验。

耳聋鸣,客主人一名上关,在听会上一寸动脉宛宛中,针入一分,主耳聋鸣如蝉。又聤耳脓出,亦宜灸,日三壮至二百壮,侧卧张口取之。

又听会在上关下一寸动脉宛宛中,一名耳门,针入三分,主耳聋,耳中如蝉鸣,通耳灸,日五壮至七壮止,十日后还依前灸之。慎生冷醋滑酒面羊肉蒜鱼热食。

又合谷在虎口后纵纹头立指取之宛宛中,主耳聋,飔飔然如蝉鸣,宜针入四分,留三呼五吸。忌灸。慎洗手,凡针手足皆三日勿洗也。

耳风聋雷鸣,灸阳维五十壮。在耳后引耳令前弦弦筋上是。

耳聋,不得眠,针手小指外端近甲外角肉际,入二分半,补之。

又针关冲入一分半,补之。

又针腋门,在手小指次指奇间,入三分,补之。

牙车失欠蹉跌,灸第五椎,日二七壮。满三百壮不瘥,灸气冲二百壮,胸前喉下寅骨中是。

又灸足内踝上三寸宛宛中三百壮,三报之。

听会,主牙车急及脱臼相离二寸,在上关下一寸,一名耳门,侧卧张口乃得之,针入三分,留三呼,得气即泻,不补,宜灸,日五壮至七壮止,十日后还依前灸。慎生冷醋滑。

又法,下关在耳门下一寸宛宛中动脉际是也,主牙车脱关,不得嚼食,侧卧开口取之,针入四分,与上同法,灸数亦同。忌热食酒面。

颊车,在耳下二韭叶宛宛中,主牙车不开,口噤不言,及牙疼不得食,牙颊肿,侧卧张口取之,针入四分,得气即写,不补,宜灸,日七壮至七七壮,即止。

喉痹,针两手小指爪纹中,出血三大豆许,即愈,左刺左,右刺右。

又手无名指甲后一韭叶名关冲,主喉痹,不得下食饮,心热噏噏,常以缪刺之,患左刺右,患右刺左也,都患刺两畔。

咽喉酸辛,灸少冲七壮雀屎大炷。

神门、合谷,主喉痹心烦。

脚气第六法三首　论一首

初灸风市,次伏兔,次犊鼻,次膝目,次三里,次上廉,次下廉,次绝骨,凡八穴。风市穴,令病人起,正身平立,垂两手直下,舒十指掩着两髀,便点手中指头髀大筋上,灸百壮,逐轻重灸之,轻者不可减百壮,重者一穴五六百壮。伏兔穴,令病人累夫端坐,以病人手夫横掩膝上,夫下旁与曲膝头齐,上旁侧夫际当中央是,灸百壮,亦可五十壮。犊鼻穴,在膝头盖骨上际外角平处,以手按之,得节解是,一法云在膝头下近外三骨箕踵中,动脚,以手按之,得窟解是,灸五十壮,可至百壮。膝目穴,在膝头下两旁陷者宛宛中是,灸百壮。三里穴,在膝头骨节下一夫附胫骨外是,一法云在膝头骨节下三寸,人有长短大小,当以病人手夫度取,灸百壮。上廉穴,在三里下一夫,亦附胫骨外是,灸百壮。下廉穴,在上廉下。一夫亦附胫骨外是,灸百壮。绝骨穴,在足外踝上。一夫亦云四寸是,灸百壮。凡此诸灸,不必一顿灸尽壮数,可日日报灸之,三日之中令尽壮数为佳。凡病一脚,灸一脚,病两脚,便灸两脚也。凡脚弱病,多着两脚。一方云觉脚异,便灸三里及绝骨各一处,两脚异者合四穴灸之。多少逐病轻重,大要虽轻不可减百壮。不瘥,速令以次灸之,多则佳。

脚疼,三阴交三百壮,神良。一云灸绝骨最要。论曰:有人得之,不以为事,不觉忽然入腹,腹肿心热,其气大上,遂至绝命。当知微觉有异,即须大灸之,乃得应手即瘥。亦依旧支法存灸之,梁丘、犊鼻、三里、上廉、下廉、解溪、太冲、阳陵泉、绝骨、昆仑、阴陵泉、三阴交、足太阳、复溜、然谷、涌泉、承山、束骨等凡一十八穴。旧法多灸百会、风府、五脏六府俞募,顷来灸者悉觉引气向上,慎不得灸以上,大忌之。

又灸足十指奇端去奇一分,两足凡八穴,名曰八冲,极下气。足十指端名曰气端,日灸三壮。其八冲可日灸七壮,气下即止。艾炷须小作之。

诸风第七法六十九首 论一首

肺中风者,其人偃卧而胸满短气,冒闷汗出者,肺风之证也。视眼以下鼻上两边下行至口色白者,尚可治,速灸肺俞百壮,小儿减之;若色黄者,此为肺已伤,化为血矣,不可复治。其人当妄言,掇空指地,或自拈衣寻缝,如此数日死。若为急风所中,便迷妄恍惚,狂言妄话,或少气惙惙,或不能言,若不速治,宿昔而死。亦觉便灸肺俞、膈俞、肝俞数十壮,急服续命汤,可救也。若涎唾不止者,既灸,当与汤也。

肝中风者,但踞坐,不得低头,绕两眼连额微有青者,肝风之证也。若唇色青,面黄,尚可治,急灸肝俞百壮,急服续命汤;若色大青黑者，此为肝已伤，不可复治，数日而死。

心中风者，其人但得偃卧，不得倾侧，闷乱冒绝汗出，心风之证也。若唇正赤，尚可治，灸心俞百壮，急服续命汤；若或青或白或黄或黑，此为心已坏，为水，不可复治，旬日死。一云五六日死。

脾中风者，其人但踞坐而腹满。视身通黄，口吐咸汁，尚可治，灸脾俞百壮，急服续命汤；若目下青，手足青，不可复治。

肾中风者，其人踞坐腰痛。视胁左右未有黄色如饼粢大，尚可治，灸肾俞百壮，急服续命汤；若齿黄赤，鬓发直，面土色，不可复治。

大肠中风者，卧而肠鸣不止，灸大肠俞百壮，服续命汤。

论曰：凡风病内外沉浮者，内是五脏，外是皮肤，沉是骨髓，浮是血脉。若在腠理，汤药所及；若在五脏，酒醪所至；若在血脉，针灸所中；深在骨髓，扁鹊自云不能如何。

风痱者，卒不能言，口噤，手不随而强直。

灸法：度病者手小指内歧间至指端为度，以置脐上，直望心下，丹注度上端毕，又作两度，续在注上合其下开上，取其本度，横置其开上令三合，其壮如倒作厶字形也。男度右手，女度左手，嫌不分明，故以丹注。三处起火，各百壮。夫眼瞤动，口偏㖞，舌不转者，灸口吻边横纹赤白际逐左右，随年壮，三报之，不瘥更报。

肝风占候，口不能言，灸鼻下人中，次大椎，次肝俞，各五十壮。

心风，灸心俞各五十壮。

脾风，灸脾俞各五十壮。

脾风占候，言声不出，或手上下灸手十指头，次灸人中、大椎、两耳门前脉去耳门上下行一寸，次两大指节上下六穴各七壮。

卒中风口㖞　以苇筒长五寸，以一头刺耳孔中，四畔以面密塞，勿令泄气,一头内大豆一颗,并艾烧之令然,灸七壮,差。患右灸左,患左灸右,千金不传。

又灸手交脉三壮,左灸右,右灸左,其炷如鼠矢,横安之,两头放火烧之。

凡卒中风,中噤不得开,灸颊车二穴,穴在耳下八分小近前,灸五壮,即得语,又随年壮。口僻,左右灸之。

治尸厥法 凡尸厥如死,脉动如故,针百会入二分,补之,灸熨两胁,又针足中指头去甲如韭叶,又针足大指甲下肉侧去甲三分。

灸失瘖不语法 先灸天窗五十壮讫,息火,乃移灸百会五十壮,毕,还灸天窗五十壮。若初发先灸百会,则风气不得泄,内攻五脏,当闭伏,更失瘖也,所以先灸天窗次灸百会乃佳。一灸五十壮,息火泄气,复灸之。视病轻重,重者处各三百壮,轻者以意。一云次灸肩井得二百壮,即灸二里三壮若五壮,以下气也。鸠尾可灸百壮,灸至五十壮暂息火也。

又法 凡一切中风服药益剧者,但是风穴,皆灸之三壮,神良。欲除根本,必须火艾,专恃汤药则不可差。

灸角弓反张法 唇青眼戴,角弓反张,始觉发动,即灸神庭七壮,穴在当鼻直上发际。次灸曲差二穴各七壮,穴在神庭两旁各一寸半。次灸上关二穴各七壮,在耳前上廉起骨陷中,一名客主人。次灸下关二穴各七壮,在耳前动脉下空下廉陷中。次灸颊车二穴各七壮,穴在前下曲颊端陷中。次灸廉泉一穴七壮,在当颐直下骨后陷中。次灸囟会一穴七壮,在神庭上一寸。次灸百会一穴七壮,在当顶上正中央。次灸本神二穴各七壮,在耳直上入发际二分。次灸天柱二穴各七壮,在项后大筋外入发际陷中。次灸陶道一穴七壮,在大椎下间。次灸风门二穴各七壮,在第二椎下两旁各一寸半。次灸心俞二穴各七壮,在第五椎下两旁各一寸半。次灸肝俞二穴各七壮,在第九椎下两旁各一寸半。次灸肾俞二穴各七壮,在第十四椎下两旁各一寸半。次灸膀胱俞二穴各七壮,在第十九椎下两旁各一寸半。次灸曲池二穴各七壮,穴在肘外曲头陷中,屈肘取之。次灸肩髃二穴各七壮,在两肩头止中两骨间陷中。次灸支沟二穴各七壮,在手腕后二寸两骨间陷中。次灸合谷二穴各七壮,在手大指虎口两骨间陷中。次灸间使二穴各七壮,在掌后三寸两筋间。次灸阳陵泉二穴各七壮,在膝下骨前陷中。次灸阳辅二穴各七壮,在外踝上绝骨陷中。次灸昆仑二穴各七壮,在外踝后跟骨上陷中。

上以前主久风卒风,缓急诸风,发动不自觉知,或心腹胀满,或半身不遂,或口噤不言,涎唾自出,目闭耳聋,或举身冷直,或烦闷恍惚,喜怒无常,凡有风皆灸之,神验。鼻交额中一穴,针入六分,得气即泻,留三呼,泻五吸,不补,亦宜灸,然不如针。此主癫风,角弓反张,羊鸣,大风青风,面风如虫行,卒风,多睡健忘,心中愦愦,口噤,昏倒不识人,黄疸急黄,八种大风,此之一穴皆主之,莫不神验。慎酒面生冷醋滑猪鱼荞麦浆水。

杂灸法

凡风,灸上星二百壮,又前顶二百壮,百会一百壮,脑户三百壮,风府三百壮。

凡大风,灸百会七百壮。

凡百诸风,灸大椎平处两相二寸三分,以病人指寸量之,各一百壮。

治风,耳后八分半有穴,灸一切风,若狂者亦瘥,耳门前灸百壮。

治卒病恶风,欲死不言,及肉痹不知人,灸第五椎名曰脏俞各一百五十壮。

扁鹊曰:凡心风,灸心俞各五十壮,第五节对心是也。

肝俞,主肝风腹胀,食不消化,吐血酸削,四肢羸露,不欲食,鼻衄,目眴眊眊,眉头胁下痛,少腹急,灸百壮。

大肠俞,主风,腹中雷鸣,大肠灌沸,肠澼泄痢,食不消化,少腹绞痛,腰脊疼强,大小便难,不能饮食,灸百壮,三报之。

治卒中恶闷热毒欲死,灸足大指横纹,随年壮。若筋急不能行者,若内筋急灸内踝上三十壮,外筋急灸外踝上三十壮,愈;若戴睛上插者,灸两目后眦二七壮;若不语,灸第三椎五百壮;若不识人,灸季肋头七壮;若眼反口噤,腹中切痛,灸阴囊下第一横理十四壮。

腋门二穴,主风,灸五十壮,亦可九壮。

治风,身重心烦,足胫疼,灸绝骨百壮。在外踝上三寸。一云四寸,又云一夫。

凡卒中风,口噤不开,灸机关二穴,在耳下八分近前,灸五壮即愈。一云随年壮。僻者逐左右灸之。

治头风摇动,灸脑后玉枕中间七壮。

治猥退风偏风半身不随法　肩髃主偏风,半身不随,热风头风刺风,手不上头,捉物不得,挽弓不开,臂冷酸疼无力,针入八分,留三呼,泻五吸,在膊骨头陷中平手取之。偏风不遂,可至二百壮,过多则臂强。慎酒肉五辛热食浆水。

又针曲池入七分,得气即泻,然后补之,大宜灸,日十壮至一百壮止,十日更报,下少至二百壮。

又针列缺入三分,留三呼,泻五吸,亦可灸之,日七壮至一百,总至三百壮。

阳池上一夫两筋间陷中,主剌风热风,耳聋鸣,手不仁,冷风手战,偏风半身不随。阳池,支沟下一夫,覆腕当纹宛宛中。亦主或因损后把捉不得。针入三分,留三呼,泻五吸。忌灸。

商丘,在内踝前陷中,主偏风痹,脚不得履地,剌风头风,热风阴痹,针入三分,留三呼,泻五吸,疾出之。忌灸。偏风,半身不随,脚重热风疼,不得履地,针入四分,留三呼,得气即泻,疾出针,于痕上灸之良,七壮。

灸猥退风半身不遂法 先灸天窗,次大门脑后尖骨上一寸,次承浆,次风池,次曲池,次手髓孔腕后尖骨头宛宛中,次手阳明大指奇后,次脚五指,屈两脚膝腕纹,次脚髓孔足外踝后一寸,次足阳明足拇指奇三寸,各灸百壮。若有手足患不遂,灸百会,次本神,次肩髃,次心俞,次手少阳,次足外踝下容爪外,并依左右五百壮。面上游风,如虫行习习然,起则头旋眼暗,头中沟垄起,灸天窗,次两肩上一寸当瞳仁,次曲眉在两眉间,次手阳明,次足阳明,各灸二百壮。

时行法第八 法四首

初得一日二日,但灸心下三处。第一去心下一寸名巨阙,第二去心下二寸名上管,第三去心下三寸名胃管,各灸五十壮。然或人形小大不同,恐寸数有异,可以绳度之,随其长短寸数最佳。取绳,从心骨鸠尾头少度至脐孔,中屈之取半,当绳头名胃管,又中屈更为二分,从胃管向上度是上管,上度取一分是巨阙。大人可五十壮,小儿可一七二七壮,随其年灸,以意量之。

若病者三四日以上，宜先灸囟上二十壮。以绳度鼻正上尽发际，中屈绳断去半，便从发际度入发中，灸绳头，名天窗。又灸两颞颥，又灸风池，又灸肝俞百壮，余处各二十壮。又灸太冲三十壮，神验无比。

豌肉疮，灸两手腕研子骨尖上三壮，男左女右。

黄疸第九 法一十一首

唇里　正当承浆边，逼齿龈针三锃，治马黄黄疸。

颞颥　在眉眼尾中间上下有来去络脉，是针灸之，治疸气温病。

夹人中　火针，治马黄疸通身并黄，语音已不转者。

灸钱孔百壮　度乳至脐中屈肋头骨是，灸百壮，治黄疸。

夹承浆两边各一寸　治马黄急疫。

灸太冲七壮。又云针灸随便。

又灸风府、热府、肺俞、心俞、肝俞、脾俞、肾俞，男阴缝拔阴反向上灸治马黄黄疸。若女人玉门头是穴，针灸无在。

脚跟　在白肉后际，针灸随便，治马黄黄疸。

臂石子头　还取病人手自捉臂，从腕中大渊纹向上一夫接白肉际，灸七壮，治马黄黄疸。

黄疸　灸第七椎七壮，黄汁出。

疟病第十 法一十三首

疟　灸上星及大椎，至发时令满百壮，艾炷如黍米粒。俗人不解，务大炷也。

又　觉小异，灸百会十壮，若更发更七壮，极难差不过三灸。

又　灸风池二穴三壮。

又　灸肾俞百壮。

又　灸三间,在虎口第二指节下一寸,三年疟欲发即下火。

治一切疟　无问处所,仰卧,以绳量其两乳间,中屈,从乳向下灸度头,随年壮,男左女右。

治疟　刺足少阴出血,愈。

治诸疟而脉不见者　刺十指间见血,血去必已。先视身赤如小豆者,皆取之。

疟日西发者　临泣主之。

疟实则腰背痛,虚则鼻衄　飞扬主之。

疟,多汗腰痛,不能俯仰,目如脱,项如拔　昆仑主之。

灸一切疟　尺泽主之。

凡疟有不可瘥者　从未发前灸大椎,至发时满百壮,无不瘥。

卷第二十七　针灸中

肝病第一五十一法

治眼目法

攒竹,主目视不明脘脘,目中热痛及睊,针入一分,留二呼,泻三吸,徐徐出之。忌灸,宜出血涂盐。

肤翳白膜覆瞳仁,目暗及眯,雀目冷泪,目视不明,努肉出　皆针睛明,入一分半,留三呼,泻五吸。冷者,先补后泻,复补之;雀目者,可久留十吸,然后速出。

视眼㖞不正,口㖞目眴,面动叶叶然,眼赤痛,目脘脘,冷热泪,目睑赤皆针承泣,在目下七分匡骨中,当瞳子直下陷中,入二分半,得气即泻。忌灸。

目暗不明,针中渚,入二分,留三呼,泻五吸。灸七壮,炷如雀矢大。在手小指次指本节后间。眯目,偏风眼㖞,通睛耳聋,针客主人,一名上关,入一分,久留之,得气即泻。亦宜灸,日三七壮至二百壮,炷如细竹箸大,侧卧张口取之。眼暗,灸大椎下第十节正当脊中二百壮,唯多佳,可以明目,神良,灸满千壮,不假汤药。

肝劳邪气眼赤,灸当容一百壮,两边各尔。在眼后耳前三阴三阳之会处,以手按之有上下横脉,是与耳门相对也。

肝俞,主目不明,灸二百壮,小儿寸数斟酌,灸可一二七壮。

治目急痛,不可远视,灸当瞳子上入发际一寸,随年壮。

治风翳,灸手中指本节头骨上五壮,炷如小麦大,逐病左右灸之。

治风痒赤痛,灸人中、鼻柱二壮,仰卧灸之。

治目卒生翳,灸大指节横纹三壮,逐左右灸之。

治眼暗,若一眼暗,灸腕后节前陷中。两眼暗,两手俱灸,随年壮。

治温病后食五辛即不见物,遂成雀目,灸第九椎名肝俞二百壮,永瘥。

治脚转筋法

治脚转筋,针内昆仑,穴在内踝后陷中,入六分,气至泻之。

又灸承山,随年壮,神验。

第二十一椎,主腰背不便,筋转痹,灸随年壮。

治筋挛转筋,十指筋挛急,不得屈伸,灸足外踝骨上七壮。

治失精筋挛,阴缩入腹,相引痛灸中封五十壮。又下满灸五十壮,两脚一百壮。此二穴亦主喉肿厥逆,五脏所苦,膜胀,悉主之。老人加之,五十以下及小儿并随年壮。

治转筋,胫骨痛不可忍,灸屈膝下廉横筋上三壮。

腹胀转筋,灸脐上一寸二七壮。

治癥瘕法

少腹坚大如盘盂,胸腹中胀满,饮食不消,妇人癥聚瘕痔,灸三焦俞百壮,三报之。灸内踝后宛宛中,随年壮。灸气海百壮。

久冷及妇人癥癖,肠鸣泄痢,绕脐绞痛,灸天枢百壮,三报之。勿针。脐两旁各二寸。

积聚坚满痛,灸脾募百壮。章门是也。

治瘕癖,患左灸左,患右灸右。第一屈肋头近第二肋下即是灸处,第二肋头近第三肋下向肉翅前亦是灸处,初日灸三,次日五,后七,周而复始,至十止。惟忌大蒜,余不忌。

又灸关元五十壮。

又灸脐上四指五十壮。

膏肓俞两穴,主无病不疗方。

先令病人正坐,曲脊,伸两手,以臂着膝前令正直,手大指与膝头齐,以物支肘,勿令臂得动也,从胛骨上角摸索至胛骨下头,其间当有四肋三间,灸中间依胛骨之里去胛骨容侧指许,摩胭去表肋间空处,按之自觉牵引肩中,灸两胛内各一处至六百壮,多至千壮,数百壮当气下砻砻然如流水,当有所下,若停痰宿疾亦必下也。此灸无所不治,主诸羸弱瘦损虚劳,梦中失精,上气咳逆,及狂惑妄误,皆有大验。若病人已困,不能正坐,当令侧卧,挽上臂令前索孔穴灸之。求穴大较,以右手从左肩上住指头表所不及者是也,左手亦然,及,以前法灸。若不能久正坐伸两臂者,亦可伏衣襆上伸两臂,令人挽两甲骨使相远,不尔甲骨覆穴,不可得也。所伏衣襆当令大小有常,不尔则前却失其穴也。此穴灸讫后,令人阳气盛,当消息自养,令得平复。其穴近第五椎相准望求索。

治头重臂肘重法。

头重风劳　灸脑户五壮,针入三分,补之。

头重不能胜　灸脑户下一寸半。

身体重,四肢不能自持,灸脾俞,随年壮,针入五分,补之。

身重,嗜眠不自觉　灸天府五十壮,针入三分,补之。

身重　灸水分百壮,针入一寸,补之。

体重,四肢不举,灸天枢五十壮。忌针。

身重肿,坐不欲起,风劳脚疼灸三里五十壮,针入五分,补之。

又　灸足太阳五十壮,针入三分,补之。

臂重不举　灸肩井,随年壮,可至百壮,针入五分,补之。

又　灸足泽三十壮,针入三分,补之。

第一椎　名大杼,无所不主,侠左右一寸半或一寸二分,主头项痛不得顾,胸中烦急,灸随年壮。

诸烦热,时气温病　灸大椎百壮,针入三分,泻之,横三间寸灸之。

心烦上气　灸肺俞,针入五分。

心烦短气　灸小肠俞。

又　灸巨阙、期门各一百壮,针入五分。

又　灸心俞百壮,针入五分。

头身热　灸胃管百壮。勿针。

烦闷忧思　灸大仓百壮。

烦热头痛　针虎口入三分。

烦躁恍惚　灸间使三十壮,针入三分。

骨热烦,胸满气闷　针三里入五分。

身体烦热　针中府。

又　灸绝骨五十壮。

胆病第二十二法

左手关上阳绝者,无胆脉也,苦口中无味一云苦眯目,恐畏如见鬼,多惊少力,刺足厥阴,治阴,在足大指间,或刺三毛中。

左手关上阳实者,胆实也,苦腹中不安,身躯习习,刺足少阳,治阳,在足第二指本节后一寸。

侠胆俞旁行相去五寸名浊浴,主胸中胆病,随年壮。

胆虚,灸足内踝上一夫,名三阴交,二十壮。

治吐血法

虚劳吐血　灸胃管三百壮。亦主呕逆吐血,少食多饱,及多睡百病。

凡口鼻出血者,名曰脑衄　灸上星五十壮。

吐血唾血　灸胸堂百壮。忌针。

吐血,腹痛雷鸣　灸天枢百壮。

吐血唾血,上气咳逆　灸肺俞,随年壮。

吐血酸削　灸肝俞百壮。

吐血呕逆　灸手心主五十壮。大陵是。

吐血　灸颈项上二七壮。

心病第三一十八法

心俞,各灸二七壮,主心病,老小减之。不能食,胸中满,膈上逆气闷热,皆灸之。

卒心疝暴痛,汗出　刺大敦,左取右,右取左,男左女右,刺之出血,立已。

夹巨阙两边相去各半寸名曰上门。主胸中痛引腰背,心下呕逆,面无滋润,各灸随年壮。

凡颜色焦枯,劳气失精,肩背痛,手不得上头　灸肩髃百壮。穴在肩外头近后,以手按之有解宛宛中。

当心下一寸名巨阙,主心闷痛,上气,引少腹冷,灸二七壮。

脉不出　针不容两穴。在幽门两旁各一寸五分。

健忘忽忽　针间使入五分。掌后三寸。

心里懊恼,彻背痛,烦逆,灸心俞百壮。

心痛如锥刀刺,气结,灸膈俞七壮。

心痛,冷气上,鸠尾上二寸半名龙颔,灸百壮。不针。

心痛,恶气上,胁痛急,灸通谷五十壮。在乳下二寸。

心痛,暴恶气叉心,灸巨阙百壮。

心痛,胸胁满,灸期门,随年壮。

心痛,坚烦气结,灸太仓百壮。

心痛暴绞急欲绝,灸神府百壮。附鸠尾正当心,有忌。

胸痹心痛,灸膻中百壮。忌针。两乳间。

心痛,灸臂腕横纹三七壮。

心痛,灸两虎口白肉际七壮。

小肠病第四八十一法　诀二首

左手关前寸口阳绝者,无小肠脉也,苦脐痹,少腹中有疝瘕,主月即冷上抢心,刺手心主,治阴,在掌后横纹中入一分。

左手关前寸口阳实者,小肠实也,苦心下急热痹,小肠内热,小便赤黄,刺手太阳,治阳,在手第二指本节后一寸动脉。

夹中管两边相去半寸名曰阴都,灸随年壮,主小肠热病。

夹脐两边相去一寸名魂舍,灸一百壮,主小肠泄利脓血,小儿减之。

又灸小肠俞七壮。

灸风眩法　以绳横度口至两边,既得度口之寸数,便以绳一头更度鼻,尽其两边两孔间,得鼻度之寸数,中屈之取半,合于口之全度,中屈之,先觅头上回发,当回发中灸之,以度度四边左右前后,当绳端而灸,前以面为正,并依年壮多少,一年凡三灸,皆须疮,瘥又更灸之,壮数如前。若速灸,火气引上。其数处回发者,则灸其近当鼻也。若回发近额者亦宜灸。若惜面为瘢,则缺其面处,然病重者亦不得计此也。

治卒癫法 灸阴茎上宛宛中三壮,得小便通即差。当尿孔上是穴。

又 灸阴茎头三壮。

又 灸乳头三壮。

又 灸足大指上聚毛中七壮。

又 灸督脉三十壮,在直鼻人中上入发际,三报之。

又 灸天窗、百会,各渐灸三百壮,炷惟小作。

一法 灸耳上发际各五壮。

治卒中邪魅,恍惚振噤法 鼻下人中及两手足大指爪甲,令艾炷半在爪上,半在肉上,七炷不止,十四壮,炷如雀矢大作之。

狂鬼语,针其足大拇指爪甲下入少许,即止。

治大人癫,小儿惊痫法 灸背第二椎及下穷骨两处,以绳度,中折,绳端一处是脊骨上也,凡三处毕,复断此绳作三折,令各等而参合如厶字,以一角注中央灸,下二角侠脊两边便灸之,凡五处也,以丹注所灸五处,各百壮。削竹为度,胜绳也。

狂风骂詈挝斫人,名为热阳风,灸口两吻边燕口处赤白际各一壮。

又 灸阴囊缝三十壮,令人立,以笔正注,当下已卧却核卵令上乃灸之。勿令近前中卵核,恐害于阳气也。

卒发狂言鬼语法 以甑带急合缚两手大指,便灸左右胁当对屈肘头,两处火俱下,各七壮,须臾鬼语,自道姓名乞去,徐徐语问,乃解其手。

狂痫不识人,癫病眩乱,灸百会九壮。

狂走瘈疭,灸玉枕上三寸。一法,项后一寸百壮。

狂邪鬼语,灸天窗九壮。

又灸口吻十五壮。

狂癫哭泣,灸手逆注三十壮。在手腕后六寸。

狂走惊痫,灸河口五十壮。在手腕后陷中动脉,此与阳明同也。

狂癫风痫,吐舌,灸胃管百壮。不针。

又灸大幽一百壮。

又灸季肋端三十壮。《千金》云:治狂走癫痫。

狂言恍惚　灸天枢百壮。

又灸间使三十壮。《千金》云:治狂言妄语。

狂走,喜怒悲泣,灸巨觉,随年壮。在背上胛内侧反手所不及者,骨芒穴上六分,捻之痛是也。一云巨阙俞。

狂邪惊痫,灸承命三十壮。在内踝后上行三寸动脉上。

又灸巨阳五十壮。《千金》云治狂癫风惊,厥逆心烦。

又灸足太阳五十壮。《千金》云:治狂癫鬼语。

又灸足少阳,随年壮。《千金》云:治狂,癫痫狂易。

又灸足阳明三十壮。《千金》云:治狂走惊,恍惚。

狂走,癫厥如死人　灸足大敦九壮。《千金》云:灸足大指三毛中。

狂走骂詈,灸八会,随年壮。在阳明下五分。

狂癫惊走,风恍惚瞋喜,骂笑歌哭,鬼语吐舌　悉灸上星、脑户、风池,手太阳、阳明、太阴、足太阳、阳明、阳跷、少阳、太阴、阴跷、足跟,悉随年壮。

惊怖心忪,少力,灸大横五十壮。

邪鬼妄语,灸悬命一十四壮。在口唇里中央弦弦者是,一名鬼禄。一法以钢刀断弦弦乃佳。

狂邪鬼语,灸伏兔百壮。

又灸慈门五十壮。《千金》云:治悲泣邪语,鬼忙歌笑。

悲泣鬼语,灸天府五十壮。

狂邪发无常,披头大唤欲杀人,不避水火者 灸间使,男左女右,随年壮。

狂走刺人,或欲自死,骂詈不息,称鬼神语 灸口吻头赤白际一壮。

又灸两肘内屈中五壮。

又灸背胛中间三壮,报之。

惊狂走 灸内踝上三寸近后动脉上七壮。

邪病,四肢重痛,诸杂候 尺泽主之。一名鬼堂。

邪病语不止及诸杂候 人中主之。一名鬼市。《千金》云:一名鬼客厅,凡人中恶先掐鼻下是也。

邪病卧,冥冥,不自知,风府主之。一名鬼穴。

邪病大唤骂詈走,十指端去爪一分主之。一名鬼城。

邪病鬼癫,胸上主之。一名鬼门。并主四肢重。

邪病大唤骂走,三里主之。名鬼邪。

劳宫一名鬼路。阳泽一名鬼臣。耳前发际宛宛中名鬼床。尺中动脉名鬼受。足太阳名鬼路。

癫狂二三十年者 灸天窗,次肩井,次风门,次肝俞,次肾俞,次手心主,次曲池,次足五册,次涌泉,各五百壮,日七壮。

针邪鬼病图诀法

　　凡百邪之病,源起多途,其有种种形相,示表癫邪之端而见其病。或有默然而不声,或复多言而谩语,或歌或哭,或笑或吟,或眠坐沟渠,啖食粪秽,或裸露形体,或昼夜游走,或嗔骂无度,或是飞蛊精灵,手乱目急,如斯种类癫狂之人,今针灸与方药并主治之。

　　扁鹊曰:百邪所病者,针有十三穴。凡针之体,先从鬼宫起,次针鬼信,便至鬼垒,又至鬼心,未必须并针,止五六穴即可知矣。若是邪蛊之精,便自言说,论其由来,往验有实,立得精灵,未必须尽其命,求去与之。男从左起针,女从右起针,若数处不言便遍针也。依诀而行针灸等处,并备主之。

　　第一初下针从人中,名鬼宫,在鼻下人中,左边下针,出右边。

　　第二次下针手大指爪甲下三分,名鬼信,入肉三分。

　　第三次下针足大指爪甲下入肉二分,名鬼垒,五指皆针。

　　第四次下针在掌后横纹入半解,名鬼心。

　　第五次下针在外踝下白肉际,火针七锃,锃三下,名鬼路。

　　第六次下针入发际一寸,大椎以上,火针七锃,锃三下,名鬼枕。

　　第七次下针去耳垂下五分,火针七锃,锃三下,名鬼床。第八次下针承浆,从左刺出右,名鬼市。

　　第九次下针从手横纹三寸两筋间,针度之,名鬼路,此名间使。

　　第十次下针入发际直鼻上一寸,火针七锃,锃三下,名鬼堂。

　　第十一次下针阴下缝,灸三壮,女人玉门头三壮,名鬼藏。

　　第十二次下针尺泽横文中内外两纹头接白肉际,七锃,锃三下,名鬼臣,此名曲池。

　　第十三次下针去舌头一寸,当舌中下缝刺,贯出舌上,仍以一板横口吻安针头,令舌不得动,名鬼封。

上以前若是手足,皆相对针两穴,若是孤穴即单针也。

治风邪法

灸间使,随年壮。

又　灸承浆七壮,三报之。

又　灸心俞七壮。

又　灸三里七壮。

治鬼魅　灸入发际一寸百壮,灸间使、手心各五十壮。

野狐魅　合手大指急缚大指,灸合间二七壮,当狐鸣而愈。

脾病第五三十二法

脾俞　主四肢寒热,腰疼不得俯仰,身黄,腹满食呕,舌根直,并灸椎上三穴各七壮。

治老小大便失禁法　灸两脚大指去甲一寸三壮。

又灸大指奇间各三壮。

大小便不通,灸脐下一寸三壮。

又灸横纹百壮。

治大便难法　灸第七椎两旁各一寸七壮。

灸夹玉泉相去二寸半,名肠遗,随年壮。一云二寸。

又灸承筋二穴三壮。

又灸大都,随年壮。

又灸大敦四壮。

腹中热闭,时大小便难,腰痛连胸灸团冈百壮,在小肠俞下二寸,横三间寸灸之。

　　大便闭塞,气结,心坚满,灸石门百壮。

　　大小便不利,欲作腹痛　灸荣卫四穴各百壮。在背脊四面各一寸。

　　大小便不利,灸八髎百壮。在腰目下三寸,夹脊相去四寸,两边各四穴。

　　小儿大小便不通,灸口两吻各一壮。

　　小便不利,大便数泄注,灸屈骨端五十壮。

　　又灸天枢百壮。在夹脐相去各二寸。魂魄之舍,不可下针。一云相去三寸。

治痢法

　　大便下血,灸第二十椎,随年壮。恐是中膂肉俞。

　　赤白下痢,灸穷骨头百壮,多多益佳。

　　食不消化,泄痢,不作肌肤,灸脾俞,随年壮。泄注五痢,便脓血,重下腹痛,灸小肠俞百壮。泄痢久下,失气劳冷,灸下腰百壮,三报之,在八魁正中脊骨上,灸多益佳,三宗骨是。忌针。少腹绞痛,泄痢不止,灸丹田百壮,三报之,在脐下二寸,针入五分。

　　下痢,不嗜食,食不消,灸长谷五十壮,三报之。在夹脐相去五寸,一名循际。

　　下痢赤白,灸足太阴五十壮,三报之。

　　久冷,五痔便血,灸脊中百壮。

　　五痔,便血失屎,灸回气百壮。在脊穷骨上。赤白下,灸穷骨,惟多为佳。

　　久痢百治不瘥　灸足阳明下一寸高骨之上中去大指奇间三寸,灸随年壮。

又灸关元三百壮,十日灸。并治冷痢腹痛。

又先屈竹量正当两胯脊上,点记,下量一寸点两旁各一寸,复下量一寸当脊上,合三处,一灸三十壮,灸百壮以上,一切痢皆瘥。亦主痔湿。脊上当胯点处不灸。

又灸脐中,稍稍至二三百壮。

胃病第六三十四法

治胃补胃,灸胃俞百壮。主胃中寒,不能食,食多身羸瘦,肠鸣腹满,胃胀。

灸三焦俞,主五脏六腑积聚,心腹满,腰背痛,饮食不消,吐逆,寒热往来,小便不利,羸瘦少气,随年壮。

又灸心下二寸,名胃管,百壮至千壮,佳。

小肠俞,主三焦寒热,灸随年壮。

治胃中热病,膝下三寸名三里,灸三十壮。

反胃,食即吐出,上气　灸两乳下各一寸,以差为限。

又灸脐上一寸二十壮。

又灸内踝下三指稍斜向前有穴三壮。《外台秘要》云:一指。

灸胸胁胀满法

胪胀,胁腹满,灸膈俞百壮,三报之。

胀满水肿,灸脾俞,随年壮,三报之。

胀满雷鸣,灸大肠俞百壮,三报之。

胀满气聚,寒冷　灸胃管,在心鸠尾下三寸,百壮,三报之。

胀满,绕脐结痛,坚不能食　灸中守百壮。在脐上一寸,一名水分。

胀满瘕聚,滞下,疼,灸气海百壮。在脐下一寸,忌针。

胀满气如水肿状,少腹坚如石　灸膀胱募百壮。在中极脐下四寸。

胀满肾冷,瘕聚泄痢,灸天枢百壮。

胸满,心腹积聚痞疼痛,灸肝俞百壮。

灸干呕法

干呕不止,所食即吐不停　灸间使三十壮。若四厥脉沉绝不至者,灸之便通,此法起死人。

又灸心主尺泽,亦佳。

又灸乳下一寸三十壮。

凡哕,令人愧恨,灸承浆,炷如麦大七壮。

又　灸脐下四指七壮。

治卒哕,灸膻中、中府、胃管各数十壮。灸尺泽、巨阙各七壮。

灸吐法

吐逆不得食,灸心俞百壮。

吐逆不得下食,今日食明日吐,灸膈俞百壮。

卒吐逆,灸乳下一寸七壮。

吐变不下食,灸胸堂百壮。

又灸巨阙五十壮。

又灸胃管百壮,三报之。

又灸脾募百壮,一名章门,在大横外直脐季肋端,三报之。

呕吐宿汁,吞酸　灸神光,一名胆募,百壮,三报之。《甲乙经》云:日月,胆募也,在期门下五分。

呕吐咳逆,霍乱吐血,灸手心主五十壮。

噫哕,膈中气闭塞,灸腋下聚毛下附肋宛宛中五十壮,神良。

噫哕呕逆,灸石关百壮。

肺病第七四十五法

肺胀气抢,胁下热痛,灸夹胃管两边相去一寸,名阴都,随年壮。

又　刺手太阴出血,主肺热气上咳嗽,寸口是也。

肺胀胁满,呕吐上气等,灸大椎并两乳上第三肋间各三壮。

凡肺风气痿绝,四肢胀满,喘逆胸满,灸肺俞各两壮。肺俞对乳引绳度之。

肺俞,主喉痹,气逆咳嗽,口中涎唾,灸七壮,亦随年壮,可至百壮。

呕吐上气,灸尺泽,在肘中,不三则七。

腹中雷鸣相逐,食不化,逆气,灸上管下一寸,名太仓,七壮。

治奔豚上气法

章门一名长平,二穴在大横外直脐季肋端,主奔豚腹肿,灸百壮。

又灸气海百壮。在脐下一寸半。

又灸关元五十壮,亦可百壮。在脐下三寸。

中极,一名玉泉,在脐下四寸,主奔豚抢心不得息,灸五十壮。

心中烦热,奔豚,胃气胀满,不能食,针上管入八分,得气即泻。若心痛,不能食,为冷气,宜先补后泻,神验。灸之亦佳,日二七至一百止,不瘥倍之。大忌房室。

奔豚冷气,心间伏梁,状如覆杯,冷结诸气　针中管入八分,留七呼,在上管下一寸,泻五吸,疾出针。须灸,日二七壮至四百止。慎忌房室。

又中府二穴主奔豚上下,腹中与腰相引痛,灸一百壮。

又期门二穴直乳下二肋端旁一寸五分,主奔豚,灸百壮。

又四满侠丹田两旁相去三寸,灸百壮一云三十壮,主奔豚气,上下抢心,腹痛。

凡上气冷发,腹中雷鸣转叫,呕逆不食　灸太冲,不限壮数,从痛至不痛止,炷如雀矢大。

第四椎,名巨阙俞,主胸膈中气,灸随年壮。

太仓一穴,一名胃募,心下四寸,主心腹诸病,坚满烦痛,忧思结气,寒冷霍乱,心痛吐下,食饮不消,肠鸣泄痢,灸百壮。

肓募二穴,在乳头斜度至脐中,屈去半,从乳下行尽度头是。主结气囊裹,针药所不及,灸随年壮。

脐下结痛,流入阴中,发作无时,此冷气　灸关元百壮。

又灸天井百壮。

气短不语　灸大椎,随年壮。

又灸肺俞百壮。

又灸肝俞百壮。

又灸尺泽百壮。

又灸小指第四指间交脉上七壮。

又灸手十指头各十壮。

少年房多短气,灸鸠尾头五十壮。

又灸脐孔中二七壮。

乏气,灸第五椎下,随年壮。

下气,灸肺俞百壮。

又灸太冲五十壮。此穴并主肺痿。

灸飞尸法

以绳量病人两乳间，中屈，又从乳头向外量使肋罅于绳头，灸随年壮，主一切疰。《千金》云：三壮或七壮，男左女右。

胃管，主五毒注，不能食饮，百病，灸至千壮。

忤注，灸手肘尖，随年壮。尖一作文。

又第七椎，灸随年壮。

又灸心下一寸三百壮。

食注，灸手小指头，随年壮，男左女右。

水注，口中涌水出，经云肺来乘肾，食后吐水　灸肺俞及三阴交，随年壮，泻肺补肾。

灸一切注无新久者，先仰卧，灸两乳两边斜下三寸，名注市，随年壮。

第二肋间，名期门，灸随年壮。凡中尸者，飞尸、遁尸、风尸、尸注也，今皆取一方治之。其状皆腹胀痛急，不得气息，上冲心胸两胁，或踠踊起，或挛引腰脊，灸乳后三寸，男左女右，可二七壮。不止者，多其壮数即愈。

又两手大指头各灸七壮。

乳下一寸　逐病所在灸之，病瘥止。

一切恶注，气急不得息，欲绝者及积年不差者　男左手虎口文于左乳头并四指当小指节下间灸之。妇人以右手也。

大肠病第八二十二法　论一首

大肠俞，主肠中肘胀，食不消化，灸四十壮。

夹巨阙相去五寸名承满　主肠中雷鸣相逐，痢下，两边一处各灸五十壮。

治咳嗽法

肝咳刺足太冲,心咳刺手神门,脾咳刺足太白,肺咳刺手太泉,肾咳刺足大溪,胆咳刺阳陵泉,厥阴咳刺手太阴。

嗽,灸两乳下黑白肉际各一百壮,即瘥。

又以蒲当乳头周匝围身,令前后正平,当脊骨解中灸十壮。

又以绳横度口中,折绳从脊,灸绳两头边各八十壮,三报之,三日毕,两边者口合度也。

又灸大椎下数下行第五节下第六节上穴中间一处,随年壮。并主上气。

呀嗽　灸两屈肘里大横文下头,随年壮。

上气咳逆,短气气满,食不下,灸肺募五十壮。

上气咳逆,短气,风劳百病,灸肩井二百壮。

上气短气,咳逆,胸背彻痛,灸风门、热府百壮。

上气咳逆,短气,胸满多唾,唾血冷痰,灸肺俞,随年壮。《千金》云:五十壮。

上气气闷,咳逆,咽塞声坏,喉中猜猜,灸天瞿五十壮。一名天突。

上气胸满,短气　灸云门五十壮。

上气咳逆,胸痹彻背痛,灸胸堂百壮。忌刺。

上气咳逆,灸亶中五十壮。

上气咳逆,胸满短气,牵背彻痛灸巨阙、期门各五十壮。

灸咳　手屈臂中有横纹外骨捻头得痛处二七壮。

又内踝上三寸绝骨宛宛中灸五十壮,主咳逆虚劳,寒损忧恚,筋骨挛痛,又主心中咳逆,泄注腹痛,喉痹,项颈满,肠痔逆气,痔血阴急,鼻衄骨疮,大小便涩,鼻中干燥,烦满,狂易走气,凡二十二种病皆当灸之也。

论曰:凡上气有服吐药得瘥,亦有针灸得除者,宜深体悟之。

治痰饮法

诸结积留饮,澼囊胸满,饮食不消灸通谷五十壮。

又灸胃管三百壮,三报之。

心下坚,积聚,冷热腹胀,灸上管百壮,三报之。

肾病第九二十四法

对脐当脊两边相去各一寸五分名肾俞,主肾间风虚,各灸百壮。

治小便失精法,灸第七椎两旁三十壮。

又灸第十椎两旁三十壮。

又灸阳陵泉、阴陵泉,各随年壮。

灸第十九椎两旁各三十壮。

梦泄精,灸中封五十壮。

男女梦与人交,泄精,三阴交灸五壮,喜梦泄,神良。

丈夫梦失精,小便浊难,灸肾俞百壮。

男子阴中疼痛,尿血精出,灸列缺五十壮。失精,五脏虚竭,灸屈骨端五十壮。阴上横骨中央宛曲如却月中央是也,一名横骨。

男子失精,阴上缩,茎中痛,灸大赫三十壮。在侠屈骨端三寸。

男子腰脊冷疼,小便白浊,灸脾募百壮。

男子失精,膝胫疼冷,灸曲泉百壮。

男子失精,阴缩,灸中封五十壮。

第二十二椎,主腰背不便,筋挛痹缩,虚热闭塞,灸随年壮。两旁各一寸五分。

小肠俞,主小便不利,少腹胀满,虚乏,灸随年壮。

骨髓冷疼,灸上廉七十壮。三里下三寸。

治腰疼法

腰卒痛,去穷脊上一寸灸七壮。

肾俞,主五脏虚劳,少腹弦急胀热,灸五十壮,老小损之。若虚冷,可至百壮,横三间寸灸之。腰痛不得动者,令病人正立,以竹杖柱地度至脐,取杖度背脊,灸杖头处,随年壮,良。灸讫,藏竹杖勿令人得之。丈夫痔下血,脱肛不食,长泄痢,妇人崩中去血,带下淋露,去赤白杂汁,皆灸之。此夹两旁各一寸,横三间寸灸之。腰痛,灸足跟上斜纹中白肉际十壮。

又灸巨阳十壮。巨阳在外踝下。

又灸腰目髎。在尻上约左右是。

又灸八髎及外踝上骨约中。

膀胱病第十三十二法

灸转胞法

玉泉,主腰痛,小便不利,若胞转,灸七壮。

第十七椎灸五十壮。

又灸脐下一寸。

又灸脐下四寸,各随年壮。

第四椎,名厥阴俞,主胸中膈气,积聚好吐,随年壮灸之。

侠屈骨相去五寸名水道,主三焦膀胱肾中热气,随年壮。屈骨在脐下五寸,屈骨端水道夹两旁各二寸半。

夹脐旁相去两边各二寸半名大横主四肢不可举动,多汗洞痢,灸之随年壮。

第十五椎,名下极俞,主腹中疾,腰痛,膀胱寒,澼饮注下,随年壮灸之。

小肠俞,主膀胱三焦津液下,大小肠寒热,赤白泄,洞痢,腰脊痛,又主小便不利,妇人带下,灸之各五十壮。

小肠俞,主三焦寒热,一如灸肾法。

治霍乱法

凡霍乱,灸之或虽未即瘥,终无死忧,不可逆灸,或但先腹痛,或先下后吐,当随病状灸之,内盐脐中,灸二七壮。并主胀满。

治霍乱转筋　令病人正合面卧,伸两手著身,以绳横两肘尖头,依绳下夹脊骨两旁相去一寸半,灸一百壮,无不瘥者。《肘后》云:此华佗法。

若先心痛先吐,灸巨阙二七壮,不瘥,更二七壮。

若先腹痛,灸太仓二七壮,不瘥,更二七壮。

若先下痢,灸谷门,在脐旁二寸,男左女右,一名大肠募,灸二七壮,不止,更灸二七壮。

吐痢不禁,三阴三阳但数者,灸心蔽骨下三寸。

又灸脐下三寸,各六七十壮。

霍乱,上下吐泻　灸脐下十四壮。

又灸关元三七壮。

手足逆冷,灸三阴交各七壮,不瘥,更七壮。

转筋,灸涌泉三七壮。不止,灸足踵聚筋上白肉际七壮,立愈。

又灸慈宫二七壮。

走哺转筋,灸踵踝白肉际左右各二十一壮。

又灸少腹下横骨中央,随年壮。

转筋四厥,灸两乳根黑白际各一壮。

转筋在两臂及胸中,灸手掌白肉际七壮。

又灸膻中、中府、巨阙、胃管、尺泽。

又灸承筋五十壮。

又灸承山一百壮。

下若不止,灸大都,在足大拇指本节内侧白肉际,各七壮。

若转筋入腹欲死,四人持其手足,灸脐上一寸十四壮,四五壮自不动,勿持之。

又中管、建里二穴皆主霍乱肠鸣,腹痛胀满,弦急上气,针入八分,留七呼,泻五吸,疾出针。可灸百壮,日二七壮。

卷第二十八　针灸下

消渴第一—十二法　论一首

消渴,咽喉干,灸胃下俞三穴各百壮,在背第八椎下,横三间寸灸之。

消渴,口干不可忍,小肠俞百壮,横三间寸灸之。

消渴咳逆,灸手厥阴,随年壮。

消渴口干,灸胸堂五十壮。

又灸足太阳五十壮。

消渴口干,烦闷,灸足厥阴百壮。

又灸阳池五十壮。

建氏灸消渴法

初,灸两手足小指头及项椎,随年壮。

又灸膀胱俞,横三间寸灸之,各三十壮,五日一报之。

又灸背脾俞下四寸侠脊梁一寸半二穴,随年壮。

论曰:灸上诸穴讫,当煮白狗肉作羹汁,饮食不用姜、酱、豉,可用葱、薤随意,当煮肉骨汁作淡羹,可食肉,当稍渐进。忌食猪肉。法须二百日乃善。

又灸肾俞二穴并腰目。在肾俞下三寸,夹脊两旁各一寸半,以指按陷中。

又关元夹两旁各二寸一处。

又阴市二穴,在膝上当伏兔上三寸,临膝取之。

曲泉、阴谷、阴陵泉、复溜,凡此诸穴断小便利大佳,不损阳气,亦云止遗尿也。太溪、中封、然谷、太白、大都、跌阳、行间、大敦、隐白、涌泉,凡此诸穴各一百壮。腹背两脚凡三十七穴,其肾俞、腰目、关元、水道可灸三十壮,五日一报之,各得一百五十壮佳。涌泉可灸十壮,大敦、隐白、行间可灸三壮,余者悉七壮,皆五日一报之,余三灸可山也。若灸诸阴不瘥,可灸诸阳。诸阳在脚表,宜审用之,无有不验。造次则并灸肺俞募,按流注孔穴,壮数如灸阴家法。

灸小便数而少且难,用力辄失精,此方万验也。令其人舒两手合掌,并两大指令齐,急逼之令两爪甲相近,以一炷灸两爪甲本肉际,际方后自然有角,令炷当两角中,小侵入爪上,此两指共当一炷也,亦灸脚大指,与手同法,各三炷,经三日又灸之。此法甚验。

淋病第二十三法

着盐脐中,灸三壮。

五淋,不得尿　灸悬泉二七壮。在内踝前一寸斜行小脉间是,中封之别名。

五淋,灸大敦三十壮。

气淋,灸关元五十壮。

又夹玉泉相去一寸半灸三十壮。

劳淋,足太阴百壮,在内踝上三寸,三报之。

石淋,脐下三十六种疾,不得小便灸关元三十壮。一云百壮。

血淋,灸丹田,随年壮。

血淋,灸腹溜五十壮。

卒淋,灸外踝尖七壮。

失禁,尿不自觉知,针阴陵泉入五分,灸随年壮。

茎中痛,灸行间三十壮。

屈骨端,主腹中满,小便数,灸二七壮,小儿以意量之。

不得尿,灸太冲五十壮。

失尿不禁法,灸大敦七壮。

又灸行间七壮。

小儿遗尿,灸脐下一寸半,随年壮。

又大敦一壮。

尿床灸法,垂两手髀上,尽指头上陷处灸七壮。

又脐下横文七壮。

遗尿,针遗道入二寸,补之。在侠玉泉五寸。灸随年壮。

又灸阴陵泉,随年壮。

又足阳明,随年壮,针入三分。

尿血第三七法

第七椎两边各五寸,主尿血。

又灸大敦,各随年壮。

虚劳,尿血白浊,灸脾俞百壮。

又灸三焦俞百壮。

又灸肾俞百壮。

又灸章门百壮。

尿黄,灸石门五十壮。

水病第四一十五法

灸足第二指上一寸,随年壮。

又两手大指缝头各灸七壮。

虚劳浮肿,灸太冲百壮。

灸肾俞百壮,主百病水肿。

灸胃仓,随年壮。

水肿,灸陷谷,随年壮。

水肿,气上下,灸阴交百壮。

水肿胀,灸曲骨百壮。

大腹,灸阴市,随年壮。

人中满,唇肿及水肿,大水　灸脐中、石门各百壮。

风水,灸上廉,随年壮。

水肿,不得卧,灸阴陵泉百壮。

石水,灸然谷、气冲、四满、章门。

水分,主水肿胀满,不能食,坚硬,灸日七壮,至四百即止。忌针,针水出尽即死。水病灸至瘥止,在下管下一寸。

䐜胀,灸中封二百壮。

痈疽第五七法　论一首

卒疽着五指,急不得屈伸,灸踝尖上数壮,亦可至百壮。

凡卒患腰肿,附骨肿,痈疽疔肿,风游毒热肿此等诸疾,但初觉有异,即急灸之,立愈。遇之肿成,不须灸,从手掌后第一横纹后两筋间当度头灸五壮,立愈,患左灸右,患右灸左。当心胸中者,灸两手俱下火。

疔肿,在左,灸左臂曲肘纹前,取病人三指外于臂上处中,灸之两筋间,从不痛至痛;肿在右,从右灸,不过三四日瘥。

又,灸掌后横文从五指,男左女右,七壮即验,已用得效。

论曰:丁肿灸法稍多,然此一法亦甚效验,出于意表也。

瘾疹,灸曲池二穴,随年壮,神良。

头痛瘾疹,灸天窗七壮。

白癜白駮,浸淫沥疡,着头及胸前灸两乳间,随年壮,立瘥。

痔漏第六十八法

针漏法

少海在臂曲侧肘内横长纹头,屈手向头取之,主腋下瘰疬漏,臂疼,屈伸不得,风痹瘙漏,针入三分,留七呼,写五呼。

针病瘰,先拄针皮上三十六息,推针入内之,追核大小,勿出核,三上三下,乃拔出针。

灸漏法

颈漏,灸天池百壮。穴在乳后一寸,腋下着胁直腋屈肋间。

又灸两耳后发际直脉七壮。

又灸背后两边腋下后文头,随年壮。

又灸心鸠尾下宛宛中七十壮。

又两胯内有患病处宛宛中百壮。

又灸章门、临泣、支沟、阳辅各百壮。

又以艾炷绕四畔周匝,灸七壮,即止。

又灸肩井,随年壮。一云二百壮。

诸恶漏中冷息肉出,灸足内踝上各三壮,二年者六壮。

针痔法

长强,在穷脊骨下宛宛中,主下漏五痔,甘虫食下部,针入三寸,伏地取之,以大痛为度。灸亦良,不及针,灸日三十壮,至七日止。特忌房室。

针足太阴穴,在内踝上一夫,一名三阴交,亦主大便不利,针入三分。

飞扬、商丘、复溜、劳宫、会阴、承筋、扶承、委阳、委中　并主之。

灸肠痈法

屈两肘正尖头骨,各灸百壮,则下脓血者愈。

灸乳痈妒乳法

灸两手鱼际各二七壮,断痈脉也。

又以绳横度口,以度从乳上行,灸度头二七壮。

指忽掣痛不可忍,灸指端七壮。

脱肛第七四十法

灸尾翠骨,七壮立愈,主脱肛,神良。

又灸脐中,随年壮。

灸瘿法

灸风池夹项两边两穴耳上发际百壮。又大椎百壮,大椎两边相去各一寸半小垂下各三十壮。又颈冲在两伸手直向前,令臂着头对鼻所住处,一名臂臑,灸随年壮。凡五处共九穴。又垂两手,两腋上文头各灸三百壮。针亦良。

灸瘿,肩髃左右陌宛宛中,男左十八壮,右十七壮,女右十八壮,左十七壮,再三,以瘥止。

瘿,上气短气,灸肺俞一百壮。

瘿,上气胸满,灸云门五十壮。

瘿,恶气　灸胸堂百壮。

又灸天府五十壮。

又灸大椎,横三间寸灸之。

又灸冲阳,随年壮。在肘外屈横纹外头。据此是曲池穴,冲阳在足跗上五寸。

瘿,灸天瞿三百壮,横三间寸灸之。

瘿气面肿,灸通天五十壮。

瘿,灸中封,随年壮。

灸癫卵法

以蒲横度口,如横折之,一倍增之,以布着少腹横理,令度中央,上当脐勿令偏僻,灸度头及中央合二处,随年壮。好自养,勿劳动作役,大言大怒大笑。

又牵阴头正上行,灸头所极,牵向左右髀直下行,皆仿此,随年壮。

又灸足厥阴,在右灸左,在左灸右,各三壮。厥阴在足大指本节间。

男癞有肠癞、卵癞、气癞、水癞四种,肠癞、卵癞难瘥,气癞、水癞针灸易瘥。

卵偏大入腹,灸三阴交,随年壮。在内踝上八寸。

又肩井肩臂接处,灸随年壮。

又灸关元百壮。

又灸手小指端七壮,在左灸右,在右灸左。

癞卵偏大,灸玉泉百壮,报之。

又灸泉阴百壮,三报之。在横骨边三寸。

凡癞病阴卒肿者,令并足,合两拇指爪甲相并,以一艾炷两爪端方角上七壮。

阴肿欲溃困,灸足大拇指本节横纹中五壮。

又灸足太阳五十壮,报之。

又灸足太阴五十壮。在内踝上一夫。

又灸大敦,在足大指三毛中,随年壮。

又灸足大指内侧去端一寸白肉际,随年壮,甚验。若双癞,灸两处。

又横骨两边二七壮,夹茎灸之。

又足大指下理中十壮,随肿边灸之,神验。

小儿癞,先时将儿至碓头,咒之曰:坐汝令儿某甲阴囊癞,故灸汝三七二十一。灸讫,便牵儿令雀头向下着囊缝,当阴头灸缝上七壮,即消,已用有验。艾炷如帽簪头大。

凡男癞,当骑碓轴,以茎中置轴上,齐阴茎头前灸轴木上,随年壮,即愈。

卵肿如瓜,入腹欲死,灸足大指下横文中,随年壮。

灸汗法

多汗寒热,灸玉枕五十壮,针入三分。

多汗疟病,灸噫嘻五十壮。

盗汗寒热,恶寒,灸肺俞,随年壮,针入五分。

又灸阴都各一百壮,针入八分补之。穴在侠胃管相去三寸。

多汗,四肢不举,少力,灸横文五十壮。在侠脐相去七寸。

又灸长平五十壮。在侠脐相去五寸,不针。

卒死第八十三法

针间使百息。

又灸人中。

灸魇不觉法,灸两足大指聚毛中二十一壮。

治卒忤法,灸人中三十壮。

又灸肩井百壮。

又灸间使七壮。

又灸巨阙百壮。

又灸十指爪甲下各三壮。

治鬼击法,夫鬼击之为病,卒著人如刀刺状,胸胁及心腹绞切急痛,不可按抑,或即吐血,或即鼻中出血,或下血,一名鬼排。灸人中一壮,立愈。若不止,更加灸脐上一寸七壮,又灸脐下一寸三壮。一云七壮。

中恶，灸胃管五十壮。

治蛇毒，灸毒上三七壮。无艾，以火头称疮孔大小辱熱之。

治热暍，灸两乳头七壮。

治狂犬咬人，令人吮去恶血尽，灸百壮，以后日日灸，一百日乃止，瘥，血不出。慎酒猪肉，一生慎之。

杂法第九用针法

凡用针者，虚则实之，满则泄之，宛陈则除之，邪胜则虚之。大要徐而疾则实，疾而徐则虚。言实与虚，若有若无；察其后先，若存若亡；为虚为实，若得若失。虚实之要，九针最妙。补泻之时，以针为之。重则为补，轻则为泻。虽有分寸，得气即止。明堂偃侧，针讫皆无不灸。凡病皆由血气拥滞，不得宣通，针以开道之，灸以温暖之。灸已，好须将护，生冷醋滑等，若不谨慎之，反增疾矣。

黄帝曰：五脏五行五时病，何以故？歧伯曰：假令春月和畅，条芳水渌，心荡意盈，神乱于内，而形病于外。卒有西方飘风，凛然毛耸，因腠理开，不复得散，便居孙脉，孙脉满，流入络脉，络脉入大经，大经注府，府归脏，四时同然，故风病多归于心也。手心主灸刺血出多，令人心惊。三里刺入四分，令人气上。涌泉刺深杀人，阴交灸多绝孕。

凡诸孔穴，名不徒设，皆有深意。故穴名近于木者属肝，穴名近于神者属心，穴名近于金玉者属肺，穴名近于水者属肾。是以神之所藏，亦各有所属。穴名府者，神之所集；穴名门户者，神之所出入；穴名舍宅者，神之所安；穴名台者，神所游观。穴名所主，皆有所况,以推百方,庶事皆然。穴名五脏元缺脾。

凡孔穴者,是经络所行往来处,引气远入抽病也,故经云灸三壮者,即为足数也。

禁忌法

凡灸头与四肢,皆不欲少,须熟,宜令灸计壮满三百,足以愈病。头手足肉薄,若并灸,则血气绝于下,宜时歇火气,少时令血气遂通,使火气流行,积数大足,自然邪除疾瘥也,乃止火耳。本经多云刺入三分,灸三壮,兹乃举其大纲,未尽圣心。且手足皮薄,炷小数少,腹背肉厚,炷大壮多,斯皆以意商量也。背欲热,即为佳也。凡灸生熟,候人盛衰老少肥盛灸之。

凡微数之脉及新得汗后,并忌灸。

凡孔穴皆逐人形大小。取手中指第一节为寸,男左女右。一云三寸者,尽一中指也。人年三十以上,若灸头不灸三里穴,令人气上眼暗,所以三里穴下气也。

一切病皆灸三里三壮,每日常灸下气,气止,停也。

凡灸法,先发于上,后发于下,先发于阳,后发于阴。凡针刺,大法在午时后,不欲午时前。

治冷痹胫膝疼,腰脚挛急,足冷气上,不能久立,有时厌厌嗜卧,手脚沉重,日觉羸瘦,此名复连病,令人极无情地,常愁不乐,健忘嗔喜。有如此候,即宜灸之。当灸悬钟,穴在足外踝上三指当骨上,各灸随年壮,一灸即愈,不得再灸也。取法,以草从手指中纹横三指令至两畔齐,将度外踝从下骨头与度齐,向上当骨点之,两脚令三姓人灸之,候天晴日午后,在门外四达道上灸之,神良。若年月久更发,依法更灸。若意便欲多者,七日外更灸七壮。

巨厥可百壮。上管可二百壮。中管可千壮,下至五百壮。下管可百壮。中守可一百壮。阴交可三百壮。中极可五百壮。大椎可三百壮。风门可二百壮。魂门可五壮。阳纲可五壮。意舍可百壮。肓门、胞门可各一百壮。悬枢可五壮。命门可七壮。白环俞可三壮。又云一壮。

心俞、肝俞、肺俞、脾俞、肾俞、小肠俞、胆俞、大肠俞、胃俞、膀胱俞、三焦俞、膈俞,右五脏六府俞皆得满一百壮。

肺募中府,心募巨阙,肝募期门,胆募日月,脾募章门,肾募京门,小肠募关元,三焦募石门,大肠募天枢,膀胱募中极,胃募中管,右五脏六府募亦得满百壮。

鸠尾三十三壮,三报之,巨阙五十壮,上管、胃管、建里、下管、水分、脐中各五十壮,三报之,阴交、气海、石门、关元五十壮,中极五十壮,右从鸠尾下第一行皆得百壮,以此为大率。自外诸穴,或中病乃止,或取随年壮,以意商量也。

头维、脑户、风府、丝竹空、下关、耳中、瘛脉、人迎、瘖门、承泣、经渠、脊中、气冲、鸠尾、地五会、阴市、阳关、乳中、泉腋、伏兔、承光、天府、白环俞、石门女人忌灸,上二十四处禁不可灸,大忌。

上关、左角、乳中、鸠尾、五里、承筋、复溜、颅息、缺盆、脐中、神庭、云门、伏兔、三阳络、然谷,上十五穴禁不可刺,大凶。

玉枕、维角、睛明、舌根、结喉、胡脉、天窗、神符、巨览一作觉、血海、足太阴、丘墟,上十二穴无病不可灸刺。

针灸宜忌第十

论曰：凡欲灸针，必先诊脉知医，须看病者行年本命，祸害绝命，生气所在，又须看破除开日人神，取天医。若事急卒暴不得已者，则不拘此也。既得吉辰，当知忌穴。乃以绳量，依图朱点，并疏患穴及壮数，然后用心乃疗之，则无不愈矣。其分寸法，取病人男左女右手中指第一节为寸。宜忌等列之如下。

治病服药针灸法诀

凡针灸服药，皆须审知病人生年月日，推其行年游宫生气绝命讫，乃处断之。旧法男避除，女避破。又男忌戊，女忌己。假令木命人行年又在木，则不宜针及服青色药；火命人行年又在火，则不宜发汗及服赤色药；土命人行年又在土，则不宜吐及服黄色药；金命人行年又在金，则不宜灸及服白色药；水命人行年又在水，则不宜下及服黑色药。凡医者不知此法，下手即困。若遇病人年命厄会深者，下手即死矣。

凡入月六日、十五日、十八日、二十二日、二十四日、小尽日治病，令人长病。戊午、甲午，此二日大忌针刺出血服药及灸，不出月，凶。甲辰、庚寅、乙卯、丙辰、辛巳，此日灸刺大凶。壬辰，此一日大忌针灸。甲辰、己巳、丙午、丁巳，此日男子特忌针灸；甲寅、乙卯、乙酉、乙巳，此日女人特忌针灸。丙子、壬子、甲子、丙辰、丁巳、辛卯、癸卯、乙亥，以上日切忌针灸。

立春、春分脾，立夏、夏至肺，立秋、秋分肝，立冬、冬至心，四季十二日后肾，以前日并不得治疗，凶。凡五脏王时，不得治及针灸其经络，凶。凡春左胁，秋右胁，夏脐，冬腰，以上人神，皆不宜针灸。

凡五辰、五酉、五未等日及八节先一日后一日，皆不得针灸。

建日申时头，除日酉时膝，满日戌时腹，平日亥时腰背，定日子时心，执日丑时手，破日寅时口，危日卯时鼻，成日辰时唇，收日巳时足，开日午时耳，闭日未时目，右件其时并不得犯其处，杀人。

一日足大指，二日外踝，三日股内及脚踹，四日腰及髀，五日口齿舌根咽悬壅及足指，六日手小指少阳及脐下，七日内踝，八日足腕—云脚，九日尻尾手阳明，十日腰眼及足拇指，十一日鼻柱及眉，十二日面发际，十三日牙齿，十四日胃管咽喉足阳明，十五日遍身，十六日胸乳，十七日气冲及胁，十八日股内及膊肠，十九日足跗足下及项，二十日膝以下—云内踝及膊，二十一日唇舌足小指，二十二日伏兔外踝—云胸臆中，二十三日肝俞足跗两腋，二十四日足阳明两胁及小肠，二十五日足阳明心腹—云膝足，二十六日手足胸，二十七日膝内踝—云膝肩脐膊下及两足并阴囊中，二十八日内踝玉茎—云阴中及耳颊，二十九日膝头颞颥两手足，三十日关元下至足—云足跗上及颊膝头，又云遍身，上人神并须依之，吉。

肝神丁卯，心神庚辰，肺神癸酉，肾神庚子，脾神戊己，此五神之日特须避之，余日不假避讳也。余以此论为得之近矣，必须依而行之。余者猥碎，徒费辞难领，固非君子之言。诸忌之法以施俗士，通人达道，岂拘此哉？

月忌：正、二、三、四、五、六、七、八、九、十、十一、十二

血忌：丑、未、寅、申、卯、酉、辰、戌、巳、亥、午、子忌针灸

月厌：戌、酉、申、未、午、巳、辰、卯、寅、丑、子、亥忌针灸

四激：戌、戌、戌、丑、丑、丑、辰、辰、辰、未、未、未忌针灸

月杀:丑、戌、未、辰、丑、戌、未、辰、丑、戌、未、辰忌针灸。《千金》法不同。

月刑:巳、子、辰、申、午、丑、寅、酉、未、亥、卯、戌忌针灸

六害:巳、辰、卯、寅、丑、子、亥、戌、酉、申、未、午忌针灸

天医:卯、寅、丑、子、亥、戌、酉、申、未、午、巳、辰宜寻医取药呼师。

上呼师宜天医上来疗病,吉。若刑害上来及针灸,大凶。

又行年天医法

人年至子、丑、寅、卯、辰、巳、午、未、申、酉、戌、亥。天医卯、戌、子、未、酉、亥、辰、寅、巳、午、丑、申。

推岁天医法

常以传送加太岁太一下为天医。

推月天医法

阳月以大吉,阴月以小吉。加月建功曹,下为鬼道传送,下为天医。

避病法

以小吉加月建登明下为天医。

疗病法

以月将加时天医加病人年上,疗之瘥。

日天医法

甲、乙、丙、丁、戊、己、庚、辛、壬、癸。天医卯、亥、丑、未、巳。

行年人神所在法

年一岁、十三、二十五、三十七、四十九、六十一、七十三、八十五，神在心，辰。

年二岁、十四、二十六、三十八、五十、六十二、七十四、八十六，神在喉，卯。

年三岁、十五、二十七、三十九、五十一、六十三、七十五、八十七，神在头，寅。

年四岁、十六、二十八、四十、五十二、六十四、七十六、八十八，神在肩，丑。

年五岁、十七、二十九、四十一、五十三、六十五、七十七、八十九，神在背，子。

年六岁、十八、三十、四十二、五十四、六十六、七十八、九十，神在腰，亥。

年七岁、十九、三十一、四十三、五十五、六十七、七十九、九十一，神在腹，戌。

年八岁、二十、三十二、四十四、五十六、六十八、八十、九十二，神在头，酉。

年九岁、二十一、三十三、四十五、五十七、六十九、八十一、九十三，神在足，申。

年十岁、二十二、三十四、四十六、五十八、七十、八十二、九十四,神在膝,未。

年十一岁、二十三、三十五、四十七、五十九、七十一、八十三、九十五,神在阴,午。

年十二岁,二十四、三十六、四十八、六十、七十二、八十四、九十六,神在股,巳。

十日人神所在

甲日在头,乙日在项,丙日在肩臂,丁日在胸胁,戊日在腹,己日在背,庚日在膝,辛日在脾,壬日在肾,癸日在足。

十二日人神所在

子日在目,丑日在耳,寅日在胸一云面及口,卯日在鼻一云在脾,辰日在腰,巳日在手一云在头口,午日在心腹,未日在足一云两足心,申日在头一云在肩额,又云在腰,酉日在背一云在胫,戌日在颈一云在咽喉,亥日在项一云在臂颈,又云两膝。

十二时人神所在

子时在踝,丑时在头,寅时在耳一云在目,卯时在面一云在耳,辰时在项一云在口,巳时在乳一云在肩,午时在胸胁,未时在腹,申时在心,酉时在膝一云在背脾,戌时在腰一云在阴左右,亥时在股。

上件人神所在血,不可针灸损伤,慎之慎之。

卷第二十九　禁经上

论曰：夫清浊未分，无间昏晓。玄黄肇判，乃见温凉。四时攸分，降生寒暑。三光照烂，日景亏盈。人禀五常，腠理通塞。故老子曰：吾所以有大患者，为吾有身。及吾无身，吾有何患？由此观之，形质既著，则疴瘵兴焉。静言思之，惟无形者可得远于忧患矣。夫天地圣人尚不能无患，况如风烛者乎？古有调针切脉之君，尝药炼石之帝，忧劳庶类不遑宁处者，亦以众矣。自时厥后，穷神极智之士，抽心尽思之贤，相与赞成其业者，不可胜纪。是以医方千卷，未尽其性，故有汤药焉，有针灸焉，有禁咒焉，有符印焉，有导引焉，斯之五法，皆救急之术也。何者？病起无端，医疗万品，闾阎之内犹有夭枉之哀，朝野之中尚致膏肓之疾，诚可悲夫。方今医者，学不稽古，识悟非深，各承家技，便为洞达，自负其长，竞称彼短，由斯对执，卒不得挹其源流也。余早慕方技，长崇医道，偶逢一法，岂吝千金，遂使名方异术，莫能隐秘。且此书也人间皆有，而其文零叠，不成卷轴，纵令有者，不过三章两章，既不专精探其至赜，终为难备。斯之一法，体是神秘，详其辞采，不近人情，故不可得推而晓也。但按法施行，功效出于意表。不有所缉，将恐零落。今编为两卷，凡二十二篇，名曰禁经。其于条例，后科详悉。博雅君子，无或隐焉。

持禁斋戒法第一

《神仙经》曰:凡欲学禁,先持知五戒十善,八忌四归,皆能脩治此者,万神扶助,禁法乃行。

五戒者:一曰不杀,二曰不盗,三曰不淫,四曰不妄语,五曰不饮酒嫉妒。十善者:一济扶苦难,二行道见死人及鸟兽死者皆埋之,三敬重鬼神,四不行杀害,起慈悯心,五不怜富憎贫,六心行平等,七不重贵轻贱,八不食酒肉五辛,九不淫声色,十调和心性,不乍嗔乍喜。八忌者:一忌见死尸,二忌见斩血,三忌见产乳,四忌见六畜产,五忌见丧孝哭泣,六忌抱小儿,七忌共女人同床,八忌与杂人论法。四归者:一不得著秽污不净洁衣服,即神通不行,二不得恶口咒诅骂詈,三不得共人语诈道称圣,四不得饮酒食肉,杀害无道。又云不得秽处诵禁文,又云不得与不信人行禁。又不得向人说禁法,又不得秽污手执禁文,又不得与杂人喧戏,又不得轻说神明,又不得嗔打六畜及人,不得乘车马。有犯此满三事,则禁道不行,能不犯者,其禁大验。

经曰:若履城邑污秽者,当用此方。

竹叶十两　桃白皮四两　柳白皮四两

上三味,以水一石二斗煮之一沸,去滓,浴身,百秽消除,又辟温瘴疮疥。此法天仙下游既返之日,未尝不用此方解秽也。至于符水咒漱及外舍之近术,皆不及此方。若能常用此汤澡浴者益佳,惟不可洗目也。

紫微王夫人敕水洗目得清净法。

咒曰:浊不秽形,死不妨生。摩掌蓊目三遍,令我长生。青龙

在吾左,白虎在吾右,朱雀在吾前,玄武在吾后,神禁敕水除尘垢,
急急如律令。

一法　解秽禁水曰:东流之水滑如苔,中有主君与三台,某甲
污秽荡除,急急如律令。

受禁法第二

《神仙经》曰:阳道强坚而易歇,阴道微软而久长。圣人闭口,
万物可藏。回转清白,改易阴阳。应言不言,神明相传。应语不
语,神明相与。故万法闭口,藏身之禁法流行,五脏神明。众人游
戏而我独住,众人浩浩而我独静,众人言说而我独默,此行禁之道
毕矣。

《仙经》曰:凡受禁之法,当先斋戒百日,精心不行淫欲,惟得清
净淋浴,着鲜净衣,口常不出恶言骂詈,精思静念,勿生异想,一如
前章,仍更七日之中闭口,不共人语,乃可受之。正月一日、三月三
日、五月五日、七月七日、九月九日,三年之中三遍于此月日受之,
并一心持斋戒不犯,则行禁其验如神。

正月一日受法　正月一日平旦寅时清净澡漱,在无人清净之
处着鲜净衣,不得令人辄见,烧众名香,正面向东禹步三匝,勿回
转,长跪,读启度文曰:上启三师、神童玉女、天医卢医、一切诸师、
太上老君、诸仙神王、日月五星、二十八宿、北斗三台,诸神仙官属,
诸大神王咸知:弟子某甲,受持符禁之法,愿济拔众生苦难,除毒消
邪,辟却奸恶万事,如敕急急,如太上老君律令。都受禁文曰:想东
方木禁在吾肝中,想南方火禁在吾心中,想西方金禁在吾肺中,想
北方水禁在吾肾中,想中央土禁在吾脾中。想左青龙,右白虎,前

朱雀,后玄武,天师禁驾,无事不苦,东王公、西王母,道吾禁有随当止,急急如太上老君律令。讫,还诵所得禁文各三遍,礼一十二拜,仍更七日勿共人作一言及恶骂詈等语,七日勿洗手。

三月三日受法 三月三日平旦寅时至东流水上,正面向东立,端心正意,读前启度文如正月法,并启江河四渎一切水官、四海大龙正,愿知弟子某甲受持禁法,愿大神王立契。讫,诵所得禁文各六遍,礼九拜。

五月五日受法 五月五日正中午时在静处烧香,正面向南立,读启度文讫,诵所得禁文各三遍,礼十二拜。

七月七日受法 七月七日鸡鸣丑时在静处烧香,正面向西立,读启度文讫,诵所得禁文各三遍,礼七拜。

九月九日受法 九月九日人定亥时在静处正面向北立,盆盛水,口衔刀,读启度文,投香火,长跪诵所得禁文各三遍,礼九拜。此五日处法用一如正月法,惟所向方及拜数不同耳。

太白仙人受法 四月一日斋戒,至八日立道场,四面悬幡盖,烧香燃灯,启醮五方五帝、五方禁师、五方吞精啖毒夜叉神王,愿知弟子某甲受持禁法,咒讫,诵所得禁文各三遍,七日斋戒。

同力受禁法 候初雷时举目看雷,上手把刀,以左手摩之,咒曰:助我行禁,振声如雷吼,万毒伏闭气。待雷声尽讫,七日斋戒,不出言。一本云:候初雷时,眼所见物,随便把取,唱言声如雷,万邪皆怖畏,待雷声尽乃弃之。一云:口衔刀,手捉大斧摩之,言口如毒,手如毒,声如雷吼云云。

神仙王受禁法 候燕初来时,仰头看之,以手按地,云口如毒,以燕去不见乃止。此等洁净斋戒,一如正月不别,乃至七日不洗手。

天帝太一受禁法　初受禁时，在寂静无人之处敷坐，设案烧香，正面向北，闭口并足正立，左手持刀，依式思存，青龙在左，白虎在右，朱雀在前，玄武在后，北斗七星覆头上，柄指前，次思东治大禁师愿持兵万石赵侯骠骑大将军苏平南公八部将军七十二禁师陈师赵师直符小吏直日童子护直今日，不得以左为右，以前为后，若有倒错，即依使者法律科罪之，急急如律令。如此阴念三遍，然后禹步三匝，至香水前，叩齿三遍，咒曰：东方青龙衔水来，南方赤龙衔水来，西方白龙衔水来，北方黑龙衔水来，中央黄龙衔水来，悉投杯中三台。三台此水非常水，洗除天秽地秽三十六秽，某甲身秽净除之，急急如律令。三遍咒讫，以水洗目，并噀四方上下，余水自饮之，洗腹内令净。想又读前启度文，然后长跪诵所得禁文各三遍讫，礼四方，各再拜即成，神验。刀子水盆不得用曾经酒肉五辛者。

又一法　正月一日东方明星出时洗浴，在清净无人之处白茅为藉置坐，设案烧香火，井花水洗面目，正面东向并足立，先举左手呼青龙，次举右手呼白虎，前行呼朱雀，后行呼玄武讫，依前左手持刀，次第思神师日符禁同法，更无别法也。若欲受符印者，以帛若袋子盛，挂著左手，指句之而擎水盆，闭气禹步，依法次第咒请，有效也。

七星受咒法　正月一日、三月三日、五月五日、七月七日、九月九日，先以香汤洗浴，取东流水未经用瓦器盛之，以诵所得禁文咒一遍，受人自洗浴于旷野无人之处，以净草为坐，以瓦器盛水七盏，作七星形，北向云：谨启七圣真君，弟子某乙愿持禁法，禁断邪恶鬼毒之气，救理人民，伏愿降真气流布臣身，令臣所行符禁应声除差，应手除愈。次第饮前件水各少许，余洗手，不得手捻不净之物，即有大验。一云：七佛咒法下又有一观自存咒法，今并不取。

黄帝越禁受法　黄帝曰：凡受符禁者，皆清净斋洁百日，不得近死亡产乳房室，三年之中三度。正月一日、三月三日、五月五日、七月七日、九月九日，以夜众星之下，置神座，设案烧香，盆盛水临刀，北面叩齿，捻三师目，次第思神讫，禹步三匝，长跪读启度文，又诵所得禁文各三遍，神验。水盆不得用曾盛酒肉五辛者。临欲越时朱书帛素上，左手持之，捻目阴诵咒之。欲行禁时闭气朱书帛素上，右手持之，捻目阴诵咒之。

杂受禁法第三

正月一日日未出寅时，三月三日寅时，五月五日午时，七月七日丑时，九月九日寅时一云丑时。正月受一年用，三月受一春用，五月受一夏用，七月受一秋用，九月受一冬用。

上年年常依此日受之法。不得饮酒食肉五辛芸苔乳酪酥蜜。心如药王、药上，愿救护一切众生，不作艰难，不求财物，但作此心，下口即差，万不失一。受法用前月日，先以清净井花水沐浴，上下衣服一切鲜净，清斋七日，至其日，先以井花水澡浴漱口，烧香，礼五方五帝各五拜讫，正面向东，烧香端立，净器盛井花水置旁，诵所得禁文各二七遍讫，口含水仰噀五方，承取洗手面讫，向东方吸青气，想入口中七吸，次向南方吸赤气，次向西方吸白气，次向北方吸黑气，次吸中央黄气，皆作七吸入腹想讫，更礼五方，各五拜讫，后作两月持斋戒，作得禁想，不得作一切诸恶行，受讫即成禁法。器物不得用曾经盛酒肉五辛者。

受禁肿法　古冢北桑树阴内有艾者，五月五日平旦日未出时，从冢北向南步取五十四步，至艾，作禹步北斗七星讫，还，闭气将取艾叶,拭手使汁入手中,七日勿洗手,持斋,过七日以外即成禁。五十四步之中标记使分明,一步七尺。登取艾时,面向西方,咒:愿我此手,一切痈肿,一切诸毒,乃至一切病,手著即差。作法讫,还,勿反顾。受时以五月四日作斋,标记步数,亦四日使记,先从艾东置魁,因北向为尾,向北五十四步作标记。五日旦,从北向南步之,作法了,斋至十一日上。桑树在冢北从地三尺,于冢上生者佳。亦于四日在冢东宿,五日旦即作法。禹步法:闭气握固,若治病时作想此手作热铁叉,又想前人病如雪,手著病即散。又治病时常在病人生气上,若病人头面上有浮肿,不得顿治使尽,即伤人,必当留少许,明日更治。此法大业六年琅邪郡莒县令梁阔送擅持山善寂道场灵法师所行,神验不传。

受禁疟法 候燕初来时,以纸一张浓点笔于纸上,望燕与点,燕没乃止。后若疟病人来,向云:我患疟。即语:我与你治,你但去。阴押取一点,塞壁孔中,即愈。

又法 正月元日呼牛马时,火下将笔,闭气多书纸上作鬼字,气尽乃止。疟病欲发时,押取一鬼字,与吞之,即瘥。

受禁肿都禁法 正月元日东方动时,以净席一领于寂静无人之地,以井花水沐浴漱口三遍,手持香炷,礼五方五帝君,咒愿曰:弟子某甲今日受天神咒,愿救一切众生苦。四方各礼三拜讫,想取东方青气入口满七咽,南方赤气、西方白气、北方黑气、中央黄气等各七咽讫,向南东方闭气诵咒各七遍,七日持斋戒,咒曰:天之所圆,地之所方。受天神符,可以长生。二十八宿,其色亭亭。五色变化,与符合并,急急如律令。次咒曰:无根肉本生无留停,大肿如山,小肿如粟,登高山,临海水,旦起生,向暮死,急急如律令。须紫檀把刀子,以刀把按肿上。其肿疼痛用前禁文,若不疼痛用此禁禁之。然此二禁皆是正禁肿文,凡是恶肿皆用此二文。其大肿日别四五度禁,五日瘥,小者当日瘥。

大总禁法 咒曰:朝日不良,为物所伤。上告天公,下告地皇。地皇夫人,教我禁疮。仙人持水,玉女持浆。一唾止毒,二唾止疮。三唾已后,平复如常。天雷马鸣,疮亦不惊。天雷地动,疮亦不恐。皮相连,肉相当,不疼不痛,不肿不脓,急急如律令。用法以刀子一枚,先吸一口水,捻盐著口中,和水噀病上。若小儿惊恐,当噀地上二三过。快唾病上,以口附近病上诵禁,每一遍三唾,每七遍一遍盐水漱口,三七遍成一禁也。若不瘥,多加遍数,取瘥为限。若百遍不瘥者,此病大重,不可救也,慎勿与治。

禁时气病法 头痛,以刀隐痛处,唾禁如前。缘但有患疼痛处,皆用刀背隐而禁之。若金疮,从高堕下,六畜狼虎毒蛇所伤,手足卒挛躄,凡百一切痛苦不如意处,并用此法禁咒之,悉得除愈,不可具载。男女并得受持。

论曰:此之杂法,由禁师不能具美大法,所以须受轻法易者约者。若受大法,此亦不须。

禁法大例第四

论曰:用禁大例,诵禁文必不得出声,令自耳闻声,若闻之咒即禁法不行,行之无益,慎之慎之。受禁之时,不得令人畜等一切见之,见之即不成。受法时,刀及水盆皆不得曾经酒肉五辛用者。

《神仙经》曰:对治禁万病击同类。逢水难,土王击之;逢土难,木王击之;逢刀难,阳精击之;逢鬼精,桃汤击之;逢虎难,五常气击之。万病击同类对治,皆持刀、持桃、持火、持鉴、持水、持绳、持药、持符、持戟、持弓、持箭、持弩、持食、持坐、持粉、持意、持神、持想、持气、持画、持石、持土、持盐、持幡、持脂、持肉、持血、持面、持金、持玉、持印,故其法皆禁击之。所须用禁之法,有请、有告、有祭、有害善神即饮食祭之住之,恶鬼即克之却之、有杀、有畏、有爱、有喜、有恶、有死、有走、有住、有灭,是故对治用时各各条例。

《仙经》曰:用禁有六法:一牙齿禁,意存气至牙齿;二营目禁,开一目闭一目;三意想禁,存意以去想诸疾以除;四捻目禁,谓手上有一十五目;五气道禁,谓吹呼呵嘘嘻呬;六存神禁,存诸神在,以食醮祭之,感天灵气至。又鸣天鼓,叩齿是也。

凡为人请疗疾,出门三步咒曰:天杀黄黄,地杀正方。千鬼万神,谁复敢藏。飞步一及,百鬼灭亡,急急如律令。

若至主人家,先当解秽,即作五龙水法,手持水碗,咒曰:东方青龙含水来,南方赤龙含水来,西方白龙含水来,北方黑龙含水来,中央黄龙含水来,五方五龙吐水,没杀邪鬼,急急如律令。讫,叩齿三百遍,咒曰:神水解天秽、地秽、生秽、死秽、人秽、鬼秽、身秽、病人之秽,速除去之,立令清净,急急如律令。三嘘三叱,以刀右搅三回,以右足跟蹴地三下,含水四方喷之,及喷病人上,尽令清洁,然后按法思神行禁。又存气至牙齿,令住闭一目,存意已去即捻目,然后用存七星在其顶上,存青龙、白虎、朱雀、玄武来护身,存大神在其前后,五星存之腹内,吐气存如云,击彼处令如徐行,行步法乾坤,如此行按,即外邪不入五脏,神明自通,仍皆须审之,万不失一。又法,欲向病人家,当须存想作白虎吐火,烧病人家屋舍,皆令荡尽,又作龙舐病人身肉令尽,还作充满悦泽,然后用气急治之。欲击物，一一皆如是。此令行禁神明，万物皆神，效验，须精审之。若唾热病，以冷气吹之二七，然后禁之。若唾冷病，以热气呵之二七，然后禁之。三唾之后行禁，禁后三唾，乃放之。

《仙经》曰：受符禁同法，先当修身洁己，安魂定魄，口勿妄言，洁斋百日，可致神仙，避逆恶气，除灭灾祥，可以长生。

掌诀法第五

天师曰：若欲修之，先持斋戒，一如正月法，断口味，绝房室，先取龙骨乌头附子犀角各一两，以水三斗煮取二斗，遍身澡浴，有余者明日更洗手面讫，以盆盛水，烧香，禹步三匝，口衔刀北面长跪，读前启度文讫，诵所得禁文各三遍，一依正月戒忌，即成神验。

天师曰：得吾法者，上士升仙，下士迁官，庶人得之，益寿延年。父子兄弟，不得相传，传必贤人，非贤勿传，殃及子孙。

又受禁法：咒曰：女口禽艾。一日诵七遍，七日止。

凡禁病大例，禁一切病，先须口嚼杨枝，去口中秽气讫，又嚼盐，乃咒唾之。若犯一切口味者，即烧牛粪灰，淋取汁，饮漱服之，此除腹中诸秽，并作解秽符水法，还得清净。此是掌诀解秽法也。凡游行人间有所犯秽者，皆亦如之。

凡欲行禁者，皆须先捻鬼目，若与男禁捻左手目，若与女禁即捻上手目。一云男子行禁捻左手目，女人行禁捻右手目，并逐四时王相，正面向月建正心定意闭气三捻目，左营目顺天道，即成禁法，用之神效。左营目者，开左目闭右目；右营目者，开右目闭左目。

凡禁讫须解禁法。

假令禁虎，须存作师子，捻虎目。若欲解之，还存作虎。一云男番捻右手虎目,女番捻左手虎目。若欲禁狗,存作虎,捻狗目。若欲解之,还存作狗。以此为例,触类长之,皆须仿此。

大指第一节是生人蛇虎头,若有恶人侵犯己身,骂詈不止者,缓即捻之,急即闭气押之,左营目,恶人即怒止也。若不止,则押喉。向官府门亦如之,一百步外预作之,乃入官,官见不瞋。欲禁虎蛇,亦依此法,即虎蛇避人入草,畏见人也。大指第二节是生人蛇虎喉,若恶人骂詈不止,与人争者,闭气捻之,急即押之,左营目,令彼吃讷不能言也。第二指第一节是蛇虎目,治蛇虎疮,闭气捻之,己身及他人同。若见蛇虎便捻之,急即嗔怒而押之。第二指第二节是鬼目,欲见鬼、去鬼、击鬼,皆捻之,急则闭气押之,左营目,九气则鬼神立至矣,呼即去,吸即来,治病捻之。第二指第三节是生人目,欲藏身翳己,与人斗争,及在深山旷野,皆须捻之,以伏众人之言,急则闭气押之,左营目,人不见己也。第三指头甲下是蜂蝎及百鸟飞虫之目,若人被蜂蝎螫,捻之七,左营目,五气则解之,若不差,押蝎目及人天二道,并捻掌心,即瘥。第三指第一节是地狱治鬼目,若欲禁诸神不令来去,闭目,向王闭气五十息,捻之,急即左营目押之。第三指第二节下是天狱目,欲禁鬼、摄鬼、却鬼、杀鬼,皆向王闭气捻之,急则押之,左营目,若为鬼魅所著,或恶梦魇,押之。第三指第三节是鼠目,一名天地狱治鬼目,若住鬼、定鬼、住神,皆向王闭气五十息,捻之,左营目。第四指次甲下是蚊子蚤虱之目,欲除之,闭气捻之。第四指第二节是都监目,一名神都目,都监者监领一切诸神,都管一切诸鬼,欲召鬼神问其意,向王闭气五十息,捻之,左营目,鬼神立至矣。第四指第三节是禁鬼目,一名蛇胎,欲行考鬼、令鬼、住鬼、问鬼,捻之闭气,若入山泽畏逢蛇蟒,当押蛇胎，令不来见人及已，逢亦押之，蛇口禁不得开。第五指头是天心，欲求天神，向王闭气押之，神自来奉赛，大佳。第五指第一节是游师目。第五指第二节是天师目。第三节是三师目。此皆是初学符禁法时，向王闭气捻之九十息，左营目，启请即有神验。

掌中一理是鬼道，欲诛符破圹断鬼魍魉恶气伐神树，皆向月建闭气五十息，押之，左营目，神验。凡欲咒敕符，皆须捻断鬼道，使鬼常敬之。掌中一理一名鬼舍，亦名地轴，亦名左都监鬼道目，欲诛符破庙除社公社地，或召诸鬼神，须有请问，及治病并欲解鬼，皆押左都监鬼道目，鬼神立至。若田野中浪宿，押地轴，令鬼贼及神皆不敢近人。若入神屋止宿，恐怕不安，押鬼舍，即不魇梦。掌中一理斜文名食地，食地上一文名天文，下一文名人道。若入山泽畏逢虎狼，向王闭气押手虎口中，即不来，若已逢亦押之，令虎狼闭口不开。

第四指第一节名左金堂，若远行求财，押之万倍。第三指第一节名玉堂，欲求官觅职，押之必遂意。第二指第一节亦名玉堂，欲求官押之。

论曰：此掌诀直用闭气，左营目捻之，无咒文也。禁病则皆须禹步，诵禁文，捻而用之，急则瞑而押之，缓则捻之。禁男用左手，禁女用右手，禁手之用，勿失左右也。

凡禹步法移步，左右脚前后不同。凡欲作法，必先取三光气，又禹步，然后作法验矣。三光者，日月星。禹步者，或三步七步九步不定。若欲受三光气者，极晴明日向日，两脚并立，先所愿事随意多少小咒之，然后取禹步三步也。所欲步时，先举头看日光剩，开口吸取日光明，即闭口塞气，至三步始得放气也。三步者，从立处两过移两脚始成一步,三步即是六过移脚也。向日光禹步时,左脚先移,右脚后移。若向月星二光禹步时,并右脚先移,左脚在后也,但步数不同耳。若向星禹步时,须满九步也。九步者,向日中三步,更足六步耳,三三步合九步也。星者,即是北斗七星也,星中最须殷勤,所以须九步也。于日月中,或用三步,或所用七步也。咒愿及闭气方法并如日中作也。受三光气时,日必须明亮好晴日也。日是阳,月与星是阴。又,左是阳,右是阴,是故受日气时左脚先移,受月星气时右脚先移也。又向星禹步作九步时,既长久若一气不得度,是以三步作一闭气,则九步即三过闭气也,咒愿亦须三过愿之。又须识北斗下三台星,男识免狱厄,女识免产厄。问曰:虽云两过移两脚成一步,犹未可好,其状云何?释曰:先两脚正并立,先举左脚进前往,次举右脚就左脚处正齐并立,此犹未一步,次第二又先举左脚进往,次举右脚就左脚住,方始成一步也。如此六过,双移两脚成三步,此是步法也。

禁鬼客忤气第六

咒曰:吾上太山府,谒拜皇老君。交吾却鬼,语我神方。上呼玉女,收摄不祥。登天左契,佩戴印章。头戴华盖,足蹑魁刚。左呼六甲,右呼六丁。前皇神,后越章。神师诛罚,不避豪强。先斩小鬼,后杀游光。何神敢住?何鬼敢当?一鬼不出,斩付魁刚,急急如律令。一云:吾上太山,道逢东王父,教吾杀鬼语,我有神禁。上帝王子,捕收飞祥。登天左契,佩戴印章。头戴华盖,足蹈天罡。先杀小鬼,后杀游光。何神敢住?何神敢当?缚汝正身,煮汝镬汤。三日一治,五日一量。门丞收缚,灶君上章。吾含天地之气,读咒杀鬼之方。唾天自裂,唾地自缺,唾山自崩,唾水自竭,唾痛自溃,唾火自灭,唾邪自走,唾鬼自杀,急急如律令。又,吾为天师祭酒,为天地所使,身佩乾灵之兵,百千万亿,在吾前后,罗列左右,何神敢住,何鬼敢当,正神当住,邪鬼速去,急急如律令。又,六甲六乙,邪鬼自出。六丙六丁,邪鬼入冥。六戊六己,邪鬼自止。六庚六辛,邪鬼自分。六壬六癸,邪鬼自死,急急如律令。又,神师所唾,严如雪霜。唾杀百鬼,不避豪强。当从十指自出,前出封侯,后出斩头,急急如律令。七遍咒之,先咒水喷病人,然后咒之,欲杀鬼然后下刀,不差更咒,看之手十指头毛出。若咒病人时,当以单被笼病人头,更遣两人捉被单两头以遮前,病人洗手莫拭,合手胡跪,然后咒之。

禁温疫时行第七

禁时气温疫病法 一日十禁自防,难为人施无限也。 天封吾以德,地封吾以道,吾奉天威,取地武,吾遇石石烂,按癥癥散,左达右贯,贯骨达体,追病所在,何邪敢进? 进者斩死,北斗七星饮汝血,叱叱! 灭手下,急急如律令。

禁时气法 亦禁水沐浴身体令净法,温疫恶鬼。 九真行道,邪气敢当? 元气洞达,百邪消亡。伏羲女娲,五疸地主,流入四肢,主作千病万病,上气虚寒,皆以风邪鬼所为,急按急按,灭绝手下,急急如律令。

出病家门禁法 从病家门出,去门三步,衔禁闭气,左转而去,然后咒之曰:一画成湖,再画成海,斩汝黄奴老古头,不得追吾天师祭酒之后,急急如律令。便以左手画背后地,因去勿反顾。

禁疫鬼文 吾上知天文,下知地理,天地夫人教吾禁名,能禁疫鬼。汝从东来名曰狗,入人身中,倚于心口,神师咒汝汝自走;汝从南来名曰羊,入人身中,倚于肝肠,神师咒汝汝自亡;汝从西来名曰鸡,入人身中,倚于皮,神师咒汝汝自衰;汝从北来名曰蛇,入人身中,倚于百脉,神师咒汝汝自厄。科斗七枚,在吾目前,口是天门,不得枉开。若唾东方甲乙木木折,若唾南方丙丁火火灭,若唾西方庚辛金金缺,若唾北方壬癸水水竭,若唾中央戊己土土裂。六甲六乙疫鬼自出,六丙六丁知鬼姓名,六戊六己疫鬼自死,六庚六辛知鬼东西,六壬六癸疫鬼自死,六亥六戌百鬼速出,急急如律令。

禁时气温疫法　东方青温吾肝中之气,南方赤温吾心中之气,西方白温吾肺中之气,北方黑温吾肾中之气,中央黄温吾脾中之气,五方五温悉在吾身中,不得动作即归在实,急急如律令。

度恶世禁法　东方青帝甲乙君,南方赤帝丙丁君,西方白帝庚辛君,北方黑帝壬癸君,中央黄帝戊己君,千乘万骑,护卫吾身,前有万石桃汤,后有万队将军,主斩黄奴之鬼,欲行我者吾祭酒,父长甲,母奇仲,语我吾万厄之中不近我,急急如律令。一日十念,度恶世也。

禁时气却疫法一日十念,万恶不近人也。　吾是天师祭酒,当为天师驱使,头戴日月北斗五星,吾有乾灵之兵十万人从吾左右前后,吾有太上老君天地父母在吾身中,左手持节,右手持幢,何鬼不役,何神不走,何邪不去,何鬼敢往?急急如律令。

禁时气温疫法　吾头戴朱雀,足履玄武,左挟青龙,右挟白虎,前有万石镬汤,后有虎贲猛士,天骐甲卒在吾前后,黄奴之鬼去我万里,急急如律令。

又禁温疫法存青龙白虎朱雀玄武,逐后禁之。　咄!汝黄奴老古知吾否,吾初学道出于东方千城万仞上紫宫,灵钢百炼之剑,利如锋芒,斩杀凶咎,枭截不祥。叱! 汝黄奴老古,先出有礼,后出斩你,叱叱! 急急如律令。

唾时行头痛法 南越太公还故乡,壬申之唾自有方,神师所唾,上白太一皇天使者,督察不祥,威若山海,唾若雪霜,当吾者死,值吾者亡,妖精魍魉,自受其殃,急急如律令。

敕水逐鬼法 习习详详,便生水光。直符使者,住立水旁。真正补虚,邪气消亡。吾左手捉鬼,右手持钺斧斩鬼死,急急如律令。

禁唾恶鬼法禁住亦得 吾从狼毒山中来,饥食珍珠,渴饮武都,戎盐一把,冷水一盂,口含五毒,常与唾居,但老君之唾,唾杀飞凫,唾河则竭,唾木则折,唾左彻右,唾表彻里,铜牙铁齿,嚼鬼两耳,速去千里,不得留止,急急如律令。

禁病敕粉大法禁住亦得 粉在纸中为神粉,举手以摩体,百鬼走出,精魅魍魉应声散走出,天皇老教我唾粉,腹中跳踉,五脏安稳,录保三气,道保精神,急急如律令。

禁温鬼法 天门亭长外都使,欲得九卿缚鬼士非子法住,左手持刀,右手持斧,斫黄奴温病之鬼,何不走去,前出封侯,后出斫头,急急如律令。

禁疟病第八

咒疟鬼法 登高山,望海水,水中有一龙,三头九尾,不食诸物,惟食疟鬼,朝食三千,暮食八百,食之不足,差使来索,符药入五脏,疟鬼须屏迹,不伏去者缚送与河伯,急急如律令。一云:登高山,望海水,天公下捕疟鬼。咄! 汝不疾去,吾家有贵客子各破,头如东山,躯如东泽,不食五谷,但食百鬼,朝食三千,暮食八百,一食未足,摧捉来索,急急如律令。

禁疟病法　连年不差,治之即愈。若治之,须在净处平地,以手小指画地作鬼字,口中阴道病人生时年月日姓名,以砖覆之,勿令知之,至三七日不开,永差。如三七日内开,其病还复发。若治必须知发时,逆前预治,勿使患人知之,大良。若丈夫左手画之,女人右手画之。阴为之,勿使人知,静作,大验。

禁疟病法　唾疟鬼,翁字园—作周,母字欲,大儿嬴长吴,小儿如石,大女鬲甑炊,小女鲁子因,玉道将军取,疟鬼不得留停,速出速去,不得停住,急急如律令。

禁疟鬼法　南山一神字铜柱,出门入户口有语,捉得疟鬼大镬煮;南山一神字长丘,早起至门绕家游,捉得疟鬼斩却头;南山一神字辟邪,铜作髑髅铁额车,斧凿作齿,金钢作牙,生吞疟鬼三万车。北斗七星,知汝姓字,不得住家,急急如律令。

禁疟鬼法　登高山,望海水,使螳螂,捕疟鬼,朝时来,暮时死,暮时来,朝时死,捕之不得与同罪,急急如律令。

禁疟鬼法　将狗上山,下使入海,中有一虫,不食五谷,只食疟鬼,朝食三千,暮食八百。一食不足,下符更索,速出速去,可得无殃,急急如律令。

禁疟鬼法　日正中时正南立,取西北桃枝结项,两手脚灰绕三匝,中心立刀,曰:头上戴九天,两手把九弓,两脚履九江,腹安四神,皆出自然,吾生食天,育养四神,上得精禁,能转人身,蜈蚣蟒蛇,止杀汝身,并鬼子孙,急急如律令。

禁疟鬼法　先取一平砖,令病人在无人处不得见人,大从月建向月破,以砖磨地令平,以手按砖四角使不动,还以手发砖立,在前可砖下书北斗,旁置三台,外尽孤虚,直取旬孤虚,其北斗中画作小鬼患人姓名年几,置下在斗柄中,咒曰:小鬼字某甲,年若干,你从台入斗,疟鬼断后,若患人时,头上先下,若非患人时,头下先下,若无逆顺,平下砖讫。若患人日一发,以手二七下打砖;若隔日发,三七下打砖;三日一发以上,四七下打砖。讫,取砖旁土拥砖,即复左手取一把土散砖上而去,慎勿反顾,大验。

又 以故笔画六尺方,中画作北斗,形皆以北斗相应,其魁衡必令开门,以身左行向斗魁,闭气并足俱前而立,咒曰:小鬼吾令出天门,入地户,不得从我去住。遂出建上之门,急去不得反顾,即差,三七日不发。与人治患,还得此患,必用此治。欲令患人还发,二七日内发之法:还取患人发,以足蹴砖,咒曰:小鬼尔从斗入台,疟疾还回。即发。

咒禁疟鬼法 书桃枝一尺,欲发即用,噀病人面,诵咒文二七遍,系著头底:天姓张,地姓皇,星月字长,日字紫光。南山有地,地中有虫,赤头黄尾,不食五谷,只食疟鬼,朝食三千,暮食八百,少一不足,下符请索,语你速去,即得无殃,汝若不去,缚送魁刚,急急如律令。

禁疮肿第九

咒曰 先奄肿上,闭右目,左目营之三匝,然后唾之:三乘车,四狱吏,载痈神,弃都市。登高山,临海水,吕河伯,捕痈鬼。大肿如斗,小肿如粟,吾唾一肿,百肿屏迹,唾汝三七,毒自出,急急如律令。

禁唾痈法 禁唾一遍,一度刀割一二三四五六七,背阴向阳。吾朝晨行,女娲相逢,教我唾痈。从甲至乙,痈疽速去;从乙至丁,痈疽不生;从丁至癸,痈疽皆死。青痈赤痈白痈黑痈黄痈血疽肉疽兄弟八人,吾皆知汝姓名,徒忍割汝,汝须急去,急急如律令。

禁痈肿法正面向东，以手把刀，按其边令匝，以墨点头，重重围讫，然后急唾之，即愈。　日出东方，乍赤乍黄，牵牛织女，教我唾方。若是痈应钾空，若是痤应钾碎，若是疖应钾灭，若是肿应钾垄，不疼不痛，速去速去，急急如律令。

又法　取东壁土三丸，向井东置一丸，三咒曰：赫赫洞洞，日出东方。上有昆仑之山，下有清泠之泉。某甲患某处上有发痈，土入井中，天公当烂，石痈当散。七星北斗光，织女教我方，唾汝急出，不得留藏，急急如律令。又嘘三七遍，置土井中三丸，三禁三嘘之也。

禁五毒法禁蛇亦得　吸东方青毒，南方赤毒，西方白毒，北方黑毒，中央黄毒，天毒地毒，水毒火毒，雾毒尘毒，死生毒，百毒之精，知汝姓名，天毒上升，地毒下藏，百毒止息，五毒灭亡，恶毒须出，毒脑破，毒腹出，毒肠止，不止不已，拘汝牙，折汝齿，吸吸叱叱，急急如律令。

禁肿法三七遍　骨肉皮肤，血气空虚，远入江海，急去无留，大肿如山，小肿如粟，唾一肿，千肿灭，急急如律令。灭一作死。

禁肿法七重右回一气朱书，皆以右手封之，指七过周于五指，右手持禁如法。　咒：封山山没，封石石烂，封湖湖决，封火火灭。上白东王公西王母，教我神方，白刃封汝。大肿如山，小肿如米，封一肿，万肿死，急急如律令。先以手按之久令痛，次以金刀按之四边令散，以气七呵令热，然后急气七吹令冷，阴阳气定，然后却唾之。

禁天下大肿法别室中以木屐相背，令以绳系定，上安一楄，一禁一打楄令没，以三七遍。　东方青帝摄青精之毒气，南方赤帝摄赤精之毒气，西方白帝摄白精之毒气，北方黑帝摄黑精之毒气，中央黄帝摄黄精之毒气。五方毒气，开及五精，内吾腹中。天下最尊者莫大于五帝,天下最神者莫及于五精,天下大恶者莫过于五毒,吾舍五帝五精五毒,与禁共居,其声如雷,禁如风霜,经口即死,逢禁即亡。吾禁东方木木折,禁南方火火灭,禁西方金金缺,禁北方水水竭,吾上禁飞鸟落,下禁井泉枯竭,吾禁一肿百肿灭,吾禁盘石开,深涧契,天架摧,地柱折,晓停光,夜星灭,冬变雨,夏积雪,冷肿热肿速消灭,急急如律令。

禁水肿方 咒曰:天阳在上,人阳在中,阴阳在地,水从下流,唾肿消化,急急如律令。

太白仙人禁肿法 先向王方三嘘三吹,以刀约之,以手握之讫,然后三噀之,禁曰:日出东方,雷起西南,虾蟆白兔,食月中心,营月带日,无所不通,大肿如山,小肿如珠,吾唾一肿,百肿自除,急急如律令。

又法 一二三四五六七百肿皆疾出,急急如律令。

又法 日出东方如悬鼓,似白虎,吾能唾肿散,唾毒烂,急急如律令。

又法 东方青帝禁驾青毒,南方赤帝禁驾赤毒,西方白帝禁驾白毒,北方黑帝禁驾黑毒,中央黄帝禁驾黄毒,吾有苦口,唾十瘥九,急急如律令。

禁一切肿法 咒曰:吾口如天雷,唾山崩,唾木折,唾金缺,唾水竭,唾火灭,唾鬼杀,唾肿灭,池中大鱼化为鳖,雷起西南,不闻其音,大肿如山,小肿如气,浮游如米,吾唾一肿,百肿皆死,急急如律令。

又法 咒曰:生在木间,那得来人间?石盐一撮,清水一斗,故来治肿。南山石羊,其角如芒,左角觝肿,右角决肿。东海大鸟,飞来食肿,左翼掠肿,右翼裂肿。不疼不痛,不坏不脓,急急如律令。

禁痛肿法　先叩齿三七遍，急噀，左营目，即唾，咒曰：雷起地中，一听其音，月生东盛，蟾蜍白兔，食月中心，荣卫不通结成痈，大肿如山，小肿如粟，唾咒一肿，百肿散死，急急如律令。

又法　日出东方，赫赫煌煌，威威容容，天门亭长，来捕痈肿。山多石，海多龙，天门亭长来捕，摩得便斩杀，莫闻罗，一唾当心，再唾都愈，急急如律令。

禁疔疮法一云：初得之时，逆以禁即除愈，当三七遍唾之讫。　咒曰：日出东方，乍赤乍黄。天上织女，教我唾方。丁公丁母，元出南方。疔公死，疔母亡，北斗真气，能治丁疮。吾口如天门，不可枉张，唾山崩，唾石裂，唾金缺，唾火灭，唾水竭，急急如律令。

禁疔疮法　用水一碗置枣树南，令搏树，以刀子一枚安碗上，刀向树三指漫撮临著刀刃上，胡跪咒曰：上启伏奴将军，伏奴将军能治丁疔疮，今是某年月日，姓字某甲年若干，患某处生丁疮，或是浮沤丁，或是麻子丁，或是雄丁，或是雌丁，或是羊角丁，或是蛇眼丁，或是烂丁，或是三十六丁，或是驱失疮，或是水洗疮，或是刀镰疮，三头著体于人，不量清净七寸枣树下之水洗之伏藏，急急如律令。

禁疔疮法先闭气三遍，叩齿三十六遍，闭气禁之三七遍，即瘥。　东海大神三女郎，疗丁有神方，以药涂此疮，必使丁公死，丁母亡，丁男丁女自受殃，星灭即愈大吉良，过时不去，拔送北方，急急如律令。一云：东海大神三女郎，三万细米簸去糠，三称行捶灸丁疮云云。

禁喉痹第十

吸喉痹父,喉痹母,喉痹妇,喉痹孙,天生汝时,缘上百草露,谁使汝着人喉里？拘汝牙,折汝齿,破汝头,破汝胁,神不得动,不得留停,北斗知汝名,吸吸,急急如律令。

又法 吸日出阳,阳吸为喉痹肿毒所伤,莫痛莫痛,吸吸愈,急急如律令。

禁牙齿法 用桃板长一尺二寸,正面南向闭气书曰:某州某县乡里女某甲年若干,患口中左右若干齿痛。三读讫,埋三路头,以石子盖之,勿反顾。南山有一虫名赤松子,不食五谷,但食口中齿,埋汝三路头,塞汝用石子,埋汝著树东,千年万岁不得起,急急如律令。

又禁牙齿法 用一枚杖长三握,复取两指团艾三炷灸杖头,止柱牙上,咒曰:登高山,望海水,中有一虫,黄头赤尾,不食五谷,专食牙齿,吾欲治之,握两指神灸三壮,虫死矣,急急如律令。

禁哽法 南山大虎,北山狐狸,江中大獭,海中鸬鹚,某甲得哽,共来吞除,急急如律令。

又禁哽法 四海荡荡,滑如苔上,五虎四獭三鸬鹚共来食,哽速消除,横者即入,顺者即出,急急如律令。

禁目痛法 以呵之三七遍,然后禁之。 日出东方,赤如紫阳,儿子目痛,父母心伤,吾口一唾,明见四方,百药千治,不如吾汤,若唾唾汝,汝眼毒消亡,急急如律令。

禁目痛法 神师所唾自有方,日出东方,右阴左阳,瞳子生肉,瞻视无光,吾能诛罚,不避镬汤,唾目二遍,还复故常,大吉神师,西岳灵方,急急如律令。

咒禁产运第十一

取蒜七瓣，正月一日正面向东，令妇人念之一遍，夫亦诵一遍，次第丈夫吞蒜一瓣，吞麻子七枚，便止，丈夫正面向东行，诵满七遍。不得见秽恶，受持之法不用见尸丧，见即无验。吾蹑天刚游九州，闻汝产难故来求，斩杀不祥众喜投，母子长生相见面，不得久停留，急急如律令。

唾运鬼法<small>丈夫从妇人口中受取，妇人从男夫口中受取。</small>　天无梁，地无柱，五骑三龙使九虎，押运鬼汝身长少许，或在人心肝，或在人心肺，或在人心脣，吾受东海王禁，故来追捉汝，急急如律令。

禁运鬼法　先禹步三匝，左手持刀，右手持水，努目急气，然后禁之喷之，曰：唾东方青运鬼字青妲年七十，南方赤运鬼字赤妲年六十，西方白运鬼字白妲年五十，北方黑运鬼字黑妲年四十，中央黄运鬼字黄妲年三十，唾天皇地皇，六律九章，是公运子之鬼，未嫁之女，头乱如筐，腹胀如苔，克害忠良，唾汝急出，不得留藏，汝若不去，吾遣张丞伯捉汝缚送镬汤，急急如律令。<small>一云：运子之鬼，未嫁之女，头乱如筐，腹胀如苔，但行人间，不见运女，唾之还本主，速出速出，更不见汝，张丞伯王问驱杀运鬼数万千，速断因缘，东唾无辜恶见运鬼来相呼，南唾无极恶见运鬼来相逼，唾三寸刀，二寸刃，先治反支却治运，唾太山东门，一把苇举高十丈，治运鬼初来如辟蜂，不著余处当眉聚，一杯水，唾运去，须臾不去当自死，急急如律令。</small>

禁产难方　先禁水一杯与服之，乃禁曰：天有阴阳，地有五行，星辰列布，日月精明，四时变化，不失其常。骨肉已成，四体已强，毛发已就，今是生时，生迟何望？河伯在门，司命在庭，日月已满，何不早生？若男若女，司命须汝促出无迟，并持胞衣，急急如律令。

卷第三十　禁经下

禁金疮第十二

禁金疮法　咒曰：吾被百箭，疗无一疮，一人挽弓，万人惊张，一箭破于千阵，此禁亦是难当，急急如律令。

又法　正月一日日未出时，取四壁下土和酒井华水，向东三拜，云言受神禁，愿大神如是，四方各礼讫，口含酒水，四方悉喋，至日中还复如此，七日之中鲜洁斋戒，不得恶言出口，禁金疮即定。法元闭气，嘘三遍，呵气七遍，唾之曰：日出东方，惠惠皇皇。上告天公，下告地皇。地皇夫人，教我禁疮。吾行步不良，与刀相逢，断皮续皮，断肉续肉，断筋续筋，断骨续骨，皮皮相著，肉肉相当，筋筋相连，骨骨相承，今会百药，不如神师，一唾止痛，再唾愈疮，北斗七星，教我禁疮，南斗六星，使疮不疼不痛，不风不脓，北斗三台，转星证来，急急如律令。

唾疮法　日出东方，育育阳阳。上白天公，下白地王。地王有女，教我唾疮。皮皮相养，肉肉相当，令疮不疼不痛，不风不脓，连筋续骨，肌生肉实，急急如律令。用王气唾疮良，便有验，神吉。

禁血不止法三七遍　日出东方，乍赤乍黄。南斗主疮，此斗主血。一唾断血，再唾愈疮。青衣怒士，却血千里，急急如律令。

禁疮断血法　某甲不良，某甲不慎，为刀箭木石所伤。上告天公，下告地皇。地皇夫人，教我禁疮。一唾止血，再唾合疮，两皮相连,两骨相当,新疮莫痛,故疮莫脓,急急如律令。

禁金疮法　吾是天师之子,为师之所使,执天有纲,执地有纪,一百二十禁咒,吾以受之。吾禁此疮,金血须止,吾与天地同体,令疮合,急急如律令。

唾百种疮法　神师所唾,口为雷门,唾为霹雳。雷公主阴,霹雳主阳,残贼结气,唾下消亡,急急如律令。

禁唾恶疮毒法　先闭气三通,神师受告,大道最良,咒曰:百药之长,不如吾之膏唾,吾仰天唾杀飞鸟,唾南山之木,木为之折,唾北山之石,石为之裂,唾北方之水,水为之竭,唾百虫之毒,毒自消灭,唾百疮之毒,生肌断血,连筋续骨,肌生肉实。扁鹊卢医,教我禁方,三唾何疮不愈? 何毒不去? 天音神师,今在汝处,急急如律令。

禁水洗疮法　先左营目三周,开目视疮中,闭气一息,欲止然后禁之:无弱无强,为某所伤。清血无流,浊血无往。一青一黄,一柔一刚。皮皮相值,脉脉相当。南方止血,北方止疮。东流海水,寒热如汤。朝令淹露,暮令复故。医王扁鹊,药术有神,还丧车,起死人,不脓不痛,知道为真,知水为神,急急如律令。

禁漆着人法　漆翼丹盈,漆翼丹盈,丹为兄,漆为弟,汝不漆杯以盂,乃漆人肌肤,刀来割汝,斧来伐汝,汝不疾去,咸盐苦醋唾杀汝,急急如律令。

禁漆着人法三七遍　一云烧故漆器当着漆,急唾之:赤非非漆,贤丈夫著车,移丙丁使者收摄之,不得着人体,不得着人皮,急急如律令。一云:妄移移漆,贤丈夫著车盘以盂,何由得著人皮肤? 保辜保辜,收摄漆贤丈夫,急急如律令。

禁火烛疮法　浮阳浮阳,火烧东壁,东壁穷烂,上付河伯,还付壬癸,火精毒灭,入地千里,急急如律令。

禁蛊毒第十三

咒蛊毒文 毒父龙盘推,毒母龙盘脂,毒孙无度,毒子龙盘牙。若是蛆蛛蜣螂,还汝本乡,虾蟆蛇蜥,还汝槽枥。今日甲乙,蛊毒须出;今日甲寅,蛊毒不神;今日丙丁,蛊毒不行;今日丙午,还著本主。虽然不死,腰脊偻拒,急急如律令。

禁蛊毒法 取一赤雄鸡淳色者,左手持鸡,右手持刀,来至病人户前,去屋溜三步,便三声:门尉户丞,某甲病蛊,当令速出,急急如律令。以鸡头柱病人口中,三遍毕,以苦酒二合,刺鸡冠上血,内苦酒中,便与病人服之,愈。

咒魇蛊及解法 天无梁,地无柱,魇蛊我者,还著本主。一更魇蛊不能行,一午魇蛊不能语,太山昂昂,逐杀魅光,魅翁死,魅母亡,魇蛊大小,驱将入镬汤,急急如律令。

又 咒曰:食鬼将军,摩牙利齿,不食余味,只食魅鬼,魅鬼九千九万户,少一不足。下符来取,魅鬼速还本主,不归本主,反缚送与,急急如律令。又有将军字屈丘,牙形带剑持兜鍪,出门入户远地游,捉得魅鬼便斫头。又有一神字穷奇,头如破筐发强相,口如罗披恶神祇,不食五谷食魅皮,朝食一千,暮食九百,一口不足,使来便索,急急如律令。

禁五蛊时气悉用此 九真斗光,道气并行。大寒小热,当从内出。最巨夷忧除烈,水火之光,宅中凶殃,大神丈人,入某身形,恍惚无常,大道正教,真道常行,邪气急灭手下,急急如律令。

又法 咒曰:东方青帝魇人鬼,南方赤帝魇人鬼,西方白帝魇人鬼,北方黑帝魇人鬼,中央黄帝魇人鬼。魇公字阿强,魇母字阿防,有人魇我者,还令著本乡,诵魇二七鬼走出,诵魇三九,魇鬼还向本主走,若当不走,吾语北斗,急急如律令。

禁遁注第十四

禁注法 吾从天南来至北,食盐三斛,饮水万千,经江量海,手提丘山,口含百毒,心怀蚰蜒,唾天须转,唾地陷穿,唾石碎裂,唾火灭烟,唾鬼即死,唾水竭渊。东方之注自名医,入人体中注心根,神师咒注注灭门;南方之注自名青,入人体中注百脉,神师咒注注即易;西方之注自名摇,入人体中注脊腰,神师咒注注即消;北方之注自名雌,入人体中注心脾,神师咒注注即移;中央之注自名雄,入人体中注十指,神师咒注注即死。四方之注尽已亡,惟我五脏永安强,急急如律令。

禁注出血法 三七遍,急噀之。东方之注自名羊,入人体中主腹肠,神师咒注注即亡;南方之注自名狗,入人体中主心口,神师咒注注即走;西方之注自名鸡,入人体中主心脐,神师咒注注即迷;北方之注自名鱼,入人体中主六府,神师咒注注即无;中央之注自名雉,入人体中主心里,神师咒注注自死。谨告病人身中诸注殃,若在心腹及胸肠,或在四肢并中央。谨告四方诸关节,急送血殃,三焦关元,下部膀胱,若有若无,不出者亡,速去百年毒,神符欲居汝处,急急如律令。

又法 注父张,注母杨,注兄靖,注弟强,注姊姮,注妹姜,知汝姓字,得汝宫商,何不远去,住何所望? 前出封侯,后出斫头,前出与赏,后出与杖,汝今不去,住何所望? 急急如律令。

又禁注法 东方青帝食青色之注，南方赤气食赤色之注，西方白帝食白色之注，北方黑帝食黑色之注，中央黄帝食黄色之注，五帝之神食十二注，北斗七星食一百二十注，或食土公注，或食土母注，或食土子注，或食土妇注，或食土孙注，或食土孙妇注，或食生人注，或食死人注，或食飞尸遁注，大注消，小注灭，急急如律令。

又禁注法三七遍 东方青注，南方赤注，西方白注，北方黑注，中央黄注，五方五注，何不速去？雷公霹雳，欲居汝处。吾唾山山崩，唾石石裂，唾火火灭，唾水水竭，吾唾五毒，逐口消灭，急急如律令。

咒注文 吾是太山之子，今为太山所使，口如天门，不可柱张，唾如毒药，气如秋霜，当吾者死，值吾者亡，五注之鬼，速出速去，不得留藏，急急如律令。此咒当晨朝日初出时，遣病人净洗手面，向东方至心礼太山讫，更以水洗手，至心合掌正西立，师当在东，正当病人，面向南立，以此咒之七遍，便愈。若不愈者，明晨更如是咒之，不过三朝，无不愈者。

禁唾飞尸入腹急切痛法 请天上飞龙，穷奇白虎，眼如明星，腹如建鼓，齐功叩齿，主食恶鬼，入食飞尸，出食魃魅。人生于天，吞气受道，身形之中，非汝所处。形中五部，各有所主，肝为青龙，肺为白虎，心为朱雀，肾为玄武，脾为中府，主御四方，上有真人赤城童子，下有咸池青腰玉女，各守部界，不得留住。方名道人，教来治汝，头则法天，身法北斗，手为魁刚，口为金斧，主授六甲，直神辅汝，何鬼不出？何尸不走？急急如律令。

按摩卒中注忤魍魉法 配阴脉十三，阳脉十五，二十八脉，随手上下，一脉一通。知汝有苦，男祥女祥，客死不葬，骸骨消散，流离道旁，惊恐驰走，责人酒浆。南山有一人名穷奇，不食五谷，但食鬼皮,朝食鬼父,暮食鬼母,食正欲壮,复索鬼子,急急如律令。

禁邪病第十五

凡鬼邪著人,或啼或哭,或嗔或笑,或歌或咏,称先亡姓字,令人癫狂。有此状者,名曰鬼邪,唯须伏鬼遣之乃瘥。治之法,正发时,使两人捻左手鬼门鬼市,两人捻上手如左手法。鬼门者,掌中心是;鬼市者,腕后厌处是,伸五指努手力则厌处是;腕后者,大指根两筋中间是。一捻之后,不得暂动,动鬼出去,不得伏鬼。又不得太急,若太急则捻人力尽,力尽即手动,手动即鬼出。亦不得太缓,若太缓复不能制鬼。惟须以意消息,令缓急得所。复使两人投棕子刺两肩井中,缓急如鬼门鬼市法,以鬼伏为限。若不伏,稍稍急刺,若鬼伏即稍轻刺之。若病人是丈夫肥壮者,则急刺之。量人之强弱,消息以意。若棕尖利,以布物裹之,勿令人伤。亦须诵咒,必臣伏。如状貌中有似伏状,不复相骂,下情求首,叩头求去,遣一人捉,咒师自问鬼之姓名,住何州县乡里,年几贯属,伴侣几人,又问来意,有所须为何事来,一依病人口笔泻之。若其臣伏,叩头求去,不敢更住者,且停刺肩井等,依其所须备觅发遣之,须食与食,须金银车马,即采画人马像金银彩帛,随其形貌悉尽作之,绢帛以白纸作,金以栀子染之。若是远来之鬼,须给过所者,亦即给之,即日早发遣,或待后发遣亦得。送鬼之时,须桃符一板长七寸,阔三指,综线一条长七寸,以朱书板,上著年号月朔日子,鬼之乡里姓名年几,从人头数告:五道大神,河伯将军,上件鬼某甲等,在我家中作如此罪过,捉获正身,所索之物,并已具给,发遣速出去,不得久停,不得久住,急急如律令。

炬火禁邪法去百鬼,断万邪。 敕粉火治邪,亦可以按摩。病人若欲断邪鬼,以敕粉火,以一炬火著户外,令病人住外,师捉一炬火,作禹步烧粉,令病人越火入户还床,以向者一炬送大门外道上,去门百步弃之,勿反顾。师取一盆水,著病人户限内,以大刀横上,亦可然灯,置病人屋内,令昼夜不灭,至病瘥。师捉火炬燎病人身上,随多少治病,咒曰:粉良,天火赫赫,天火奕奕,千邪万恶,见火者避,急急如律令。

咒水喷病人法 先取净水一器,咒三吸气,闭目,存鬼神怒五气击之,咒曰:持清持浊持正持水所为物,无不消化,怒石石裂,怒木木折,邪不干正,危不入身,大道流行,摄录邪精,神祇所怒,玉石皆化,何病不愈?何灾不断?速出速出,急急如律令。

咒水治百病法 先取净水,以器盛之,十咒曰:太一之水祖且良,举水向口续神光。大肠通膀胱,荡涤五脏入胞囊,脾肾太仓耳目皆明,百病除瘥,邪精消亡,急急如律令。吃之遍身,然后用之。

恶兽虎狼第十六

夫草野山林,行见恶虫,但闭上曰,以左目营之三匝,鬼神见之,伏而头胁著地也。

禁虎入山法 吾登行五岳,前置辟邪六駮,后从麒麟狮子,扬声哮吼,野兽猛虎闻吾来声,伏地不语,若不避吾,橄虫杀汝,急急如律令。

敕禁虎法 天一太一,李耳伯阳,教我行符,厌伏虎狼,垂头塞耳,伏匿道旁,藏身缩气,疾走千里,舅氏之子,不得中伤,急急如律令。

禁蛇毒第十七

三月三日夜向北烧香,闭气,诵满三七遍,咒曰:日出东方,赫赫煌煌。报你蛇虫,远逃深藏。你若不藏,鹳鹊步刚,食你蛇头,吞汝入肠,大蛇死,小蛇亡,急急如律令。

禁蛇法　押蛇头咒曰:寅加卯,寅加卯。三遍即愈。若欲发蛇毒,压蛇尾倒诵之:卯加寅,卯加寅。蛇毒即发剧。一注螫上,相压左手,自余皆同。

又法　庚寅卯,庚寅卯。三遍即愈。若欲令发,云:卯寅庚,卯寅庚。即发。

又法　辰生巳,辰生巳。蛇毒即止,三遍即愈。欲令发者,云:巳生辰,巳生辰。即发。

禁蛇法　一名蛇,二名蟾,三名蝮,居近野泽,南山腹蛇,公青蛇,母黑蛇,公字麒麟蛇,母字接肋,犀牛角,麝香牙,鹳鹊嘴,野猪牙,啄蛇腹腹熟,啄蛇头头烂,蜈蚣头,鸩鸟羽,飞走鸣唤,何不急摄汝毒,还汝本乡江南畔,急急如律令。

禁蛇敛毒法　晖晖堂堂,日没亭光。姿擢之节,唾蛇万方。蛇公字蚰蜒,蛇母字弥勒,汝从江南来,江北言汝何失准则。汝当速敛毒,若不收毒,吾有鸩鸟舌,野猪牙,蜈蚣头,何咤沙,吾集要药破汝,速出速出,敛毒还家,急急如律令。

一法　器朱书此符,左手把之,闭气唾禁,捻目向王为之。吾一唾开天门,再唾诸黄泉,天下有恶毒,皆来归吾前,吾今捉你,一唾得千千,急急如律令。

山鹊蛇、山蚱、山青蛇、泽青蛇、马蛇、蛟黑似晰蝎,上六种螫人不死，令人残病。咒曰：吾有一切之禁，山海倾崩。九种恶毒，元出南厢，令渡江北，专欲相伤。吾受百神之禁，恶毒原出南边，今来江北，截路伤人，吾一禁在后，你速摄毒，受命千年，急急如律令。

白朔蛇、蒿脊蛇、赤蛇、黄蛇、水蛇、青蛇，上六种啮人不伤，直禁即瘥。子蛇、尺八蛇、土蜡蛇、沙虱、毒到蛇、白蜴蛇、罔蛇、蟒蛇，上八种蛇人著者须药治。咒曰：道边一木，百尺无枝，凤凰觜如丝，速去速去吾不知，急急如律令。

禁蝎蜂第十八

禁蝎法 捻蛇目闭气向王为之。 蠕蝎神祇，八节九枝，兄字大节，弟字蝎儿，公字腐屋草，母字烂蒿枝，但自摄敛汝毒，不出去何为？急急如律令。

咒蝎法 蹀蹀移移，八节九枝，公字腐草，母字蒿枝，缘他篱落，螫他妇儿，何不收毒，欲往何为？山鸡戴胜，食汝四肢，头破尾折，伏地莫移，急急如律令。一云：山鸡头，戴胜角，拉尔腰断，不得动尾云云。

又曰 蝎虫毒止，速收你尾，河伯将军，铁钳铜指，押你腰断，不得动尾，急急如律令。

禁毒蝎螫人法 先二日斋戒，正朝一日日未出时，净澡浴洗手，北堂东头下诵之三七遍，咒曰：

天有八节，地有九枝。一非草木，二非蒿枝，上他床上，伤他妇儿，速去速去，戴胜来追。不痛不疼，不肿不脓，急急如律令。

禁蜂毒 捻蜂目，左营目，闭气向王为之。 东方青毒还东方，南方赤毒还南方，西方白毒还西方，北方黑毒还北方，中央黄毒还中央。黄蜂扬扬，黑蜂奕奕，王有小女，嫁与何伯，吾有铜掌铁指，押汝便死。汝是小虫，何不速去毒阴，吾曰大鸟敷翅，三千八万里不得张口，汝应是死，急急如律令。

禁蜂毒法捻蜂目，左营目，向王闭气为之。　　兄弟三人走出野，大兄名蝮南山上下，中兄名蛇走田野，小弟名蜂看屋梁。坚如瓦，热如火，二七唾，毒当堕，急急如律令。

禁恶蚝螫人毒法　蛆似蜂，著山丛，蚝似蜗，著山腹，老蚝蚊，缘木枝。兄弟五人吾都知，摄汝五毒莫令移，汝不摄毒灭汝族，急急如律令。

禁恶蚝文一云：狐尿刺伤人肿，当急闭气治唾之，即愈。一七不愈，三七遍。　　日出东方，乍赤乍黄。瓜熟离蔓，椹熟离桑。东家啮人狗，西家好妇娘，咒此小虫，雄狐毒死，雌狐毒亡，急急如律令。

禁狗鼠第十九

咒曰：日出东方何堂堂，狗不名狗名大黄。皇帝遣汝时，令啮猴与鼠，不令汝啮人伤。若啮人伤，白虎吞入汝肠，急急如律令。一云：不令汝啮人伤，烂汝齿，腐汝牙，自不去，虎唉汝云云。

禁狗毒法　犬牙狗齿，天父李子，教我唾汝，毒出乃止，皇帝之神，食汝脑髓，白虎之精，食汝之形，唾汝二七，狗毒便出，急急如律令。以气嘘呵之，捻狗目，左营目，向王为之。

禁狗令不咬人法捻狗目，向王闭气，七息七禁之，令不咬人。　　吾口如天门，不可枉张。舌如拔剑，唾如秋霜。北斗照耀，列宿天苍。毕集声气，正其发阳。牵牛持形，织女侍旁。此之小狗，咒之灭亡。天狗地狗，何反不走？欲伤我者，牙折口哑，急急如律令。一法下文不同，今不取。

又法 取西厢屋檐下土捣末,绢罗之,和大苦酒渍,作团如鸡子,于疮上摩之,咒曰:东方木为折,南方火为灭,西方金为缺,北方水为竭,中央土为绝。吾太上府逢西王母,教我禁毒,语我神方。东句枝,西句枝,庶民狂狗咬我天公儿,急出急出,汝若不出,莫使我怒,吾能唾山崩,唾石裂,唾火灭,唾海竭,速出速出,急急如律令。如此三咒,擘泥,中见随狗毛色,有验。

又 取灶中黄土,与水和作泥,丸如鸡子大,摩疮上,随犬毛色,毒随而出,擘破泥丸,明视之。疮痛,则又以一盆水泻屋上,以器盛取,以洗疮,余水破落地,则和为泥,封疮上,擘中,必见犬毛色,疮不疾痛也。

禁狗文 咒曰:汝是小犬,恶兽之余。为物有幸,得与人居。汝命如泥,土精空虚。吾以西方白虎咬汝头,汝毒急收,急急如律令。凡向人家,先以脚踏门上,咒曰:主人某甲家,门丞户尉,篱落诸神,主人有狗,黄白不分,师来莫惊,师去莫瞋,急急如律令。

禁狗不吠人法 黄狗子,养你遣防贼捕鼠,你何以啮他东家童男,西家童女?吾请黄帝灶君震宫社土,付与南山黄斑,北山黑虎,左脚踏汝头,右脚踏汝肚,向暮必来咬杀食汝,狼在汝前,虎在汝后,三家井底黄土塞汝口,吾禁你四脚蜷不得走,右掷不得,左掷搦草,吾来上床,汝亦莫惊,吾出十里,汝亦莫起,急急如律令。

禁鼠令出法

桃枝一枚,茅草索一条,咒曰:

天皇地皇,卯酉相当。天皇教我压鼠,群侣聚集一处;地皇教我压鼠,群侣聚集一处。速出速出,莫畏猫犬,莫畏咒咀,汝是猫之仇,又非猛兽之侣。东无明,南无明,西无明,北无明,教我压鼠失魂精,群阳相将,南一作西目失明,呼唤尽集,在于中庭,急急如律令。作此法时,于室中净扫地,穴前遍扫之,桃枝以茅草索结,杖中腹,以三个穴立呼之矣。

初越集鼠法 初越时,以香汤浴身,洒室中及庭前地讫,用三盆三家浆粉,以刀子横着盆上,以灰匝之,以笔一管,去盆三尺着地,所有穴前皆安灰,广一尺,上作子字,一云穴上紫字,乃咒曰:北斗三台,招摇所录。天李目形,必归所属。寄食附人,穿穴我屋,胡为杨时,饮食欲熟,急敕鼠王,召集眷属,大鼠小鼠,并须来食,侧立单行,洗荡心垢,伏罪勿走,汝父小奚,汝母幽方,汝兄阿特,汝弟阿当,汝妹仆姜,室家相将,归化坐旁,固告敕汝,莫以旧为常,急急如律令。

又去鼠法 鼠必栗兜,牛必栗兜,蛾蛾必栗兜,犯犯必栗兜,母名必栗兜,三唤神来赴。

欲辟之法,悉在华上,勿得东西。

解放鼠法 日东向旷二里,西向旷二里,辟方八里,此广阔耐停止,鸡零星牵至厅,鸡零禄牵至狱,汝等此中行,勿得与人相牵触,当断汝手足,急急如律令。

禁鼠耗并食蚕法 咒曰:天生万虫,鼠最不良。食人五谷,啖人蚕桑。腹白背黑,毛短尾长,跳高三尺,自称土公之王。今差黄头奴子三百个,猫儿五千头,舍上穴中之鼠,此之妖精,咒之立死,随禁破灭,伏地不起,急急如律令。

越百怪法 乾坤定位,阴阳化成。门丞户尉,侍从交并。二十八宿,黑白赤青。千殃万怪,急收汝形,吾知汝姓,吾知汝名,急须屏迹,不得久停,违即斩杀,万不得生,急急如律令。

又 咒曰:日出东方,赤如紫阳。百怪妄起,损害忠良。吾口咒之,辟除凶殃。怪闻我咒,速去他方。祸去福来,万恶潜藏,急急如律令。

护身禁法第二十

咒曰:诺诺睪睪,左带三星,上带三牢,天翻地覆,九道皆塞,使汝失心,从此迷惑,以东为西,以南为北,人追我者,终不可得。明星北斗,却闭千里,六甲反张,不避祸殃。乘车追我,折其辕轴;乘马追我,掩其两目;步行追我,肿其两足;扬兵追我,刀反自伏。明星北斗,却敌万里,追我者亡,觅我者死,牵牛织女,化为江海,急急如律令。

又法 太一神人曰:凡欲远行避难,若为恶人追逐,危厄之中,出门禹步,三咒乃去,可以消灾,追我者迷惑,五道旋转。到还恶人欲来侵己者,逆而却之,咒曰:东方青毒,南方赤毒,西方白毒,北方黑毒,中央黄毒,五毒之气,今有某甲无道欲来侵,吾被太一神符,历行四海,乘风驾云,使有限会。某甲怀恶逆之心,残贼忠良,不肯休止。五毒之气,并力收摄,付与地官,莫令某甲复怀恶心,贼害之意,应时了命,言切千二百等,急急如律令。

若逢怨家恶人法 先却三步,捻生人喉,又以左足大指蹑地,咒曰:

北斗神君,来灭恶人,斩截冤家某甲头,送上天门,急急如太上老君魁刚律令。

又法 恶人欲来侵害者,先闭气三嘘,窃咒,勿令人闻,咒曰:头戴朱雀,足履玄武,左佩青龙,右佩白虎,吾来到处,百恶悉走,吾有天丁力士,椎杀恶鬼,远迸千里,急急如律令。

自防身禁咒法 咄！某甲左青龙盖章甲寅,右白虎监兵甲申,头上朱雀陵光甲午,足下玄武执明甲子,脾为贵子中央甲辰甲戌,急急如律令。上此一法,凡是学人,常以旦夕暗诵令熟,莫使声出。若有县官口舌军阵危险厄难之处,四方兴功起土殃祸之气,或入他邦未习水土,及时行疫疠,但以晨夜数数存念,诵之勿忘。若吊丧问病,临尸凶祸之家,入门一步诵一遍,出门三步诵二遍,皆先叩齿三通,并捻鬼目。

又法 凡行山泽晨夜恐怖之处,使人鬼恶总不相忤,咒曰:人皆浊,我独清;人皆去,我独停;人皆极,我独丁;人皆枯,我独荣;人皆破,我独成。天长地久我与并,依文昌,游心星,登太玄,星紫庭,饮甘露,食阳精,佩日月,体安宁,乘三凤,驾羽英,坚藏择,九天仙公以羞刑,急急如律令。

被人所禁解之法 先捻生人喉,咒曰:炜炜煌煌,天有九柱,地有九梁,北斗七星,为我除殃。青龙在前,白虎在后,青龙饮汝血,白虎咬汝喉,头破脑裂,汝死不择日,急急如律令。

被人禁却解之法 喷之:行头及天公亦是吾师,坐头及天公亦是吾师,眠卧及天公亦是吾师,却看天师欲作禁,吾解千禁万恶,若有禁吾反自著,急急如律令。

禁令家和法 南无伽帝伽帝腻伽帝收溜避,南无阿乾陀罗呵弥陀罗灌陀沙婆呵。上此法能令家内有不孝子不顺妇女皆孝顺。用法:取一把土,咒三七遍,置家大门下,又咒一把置中门下,又咒一把置堂门下,又咒一把撒在井中,又咒一把置灶额上,如是七日,内外自然和顺。但使行禁人精心咒之。

又 凡人行处不安稳,疑有恐怖之事,即以气噀之,便以拒禁咒之曰：急令辟恶鬼，除制不祥，众邪消尽，魑魅逃亡，神符宣流，以知天恶，当我者死，值我者亡，急急如律令。

又法 唾三十六鬼，大鬼打头破作七分，如阿梨树枝沙呵。

凡行经神庙及断虎狼，咒：吾为天地祭酒，当为天地，头戴日月，身佩北斗，急急如律令。

禁恶人鬼火法 咒曰：吾是元皇之孙，太上之子，口含圣真神气，付与东西百鬼随吾驱使。吾东向一唾九木折，南向一唾八火灭，西向一唾金刚缺，北向一唾流水绝，道气流布，随吾所说，急急如律令。

禁贼盗第二十一

夫欲出行，先画地为坛，房中六尺，庭中六尺，野外六十步，置十二辰位，身居甲地，自呼名某乙，今欲出往某处征讨，时神保佑，于我吉昌，三言乾，大呼青龙下。咒曰：六甲九章，天圆地方。四时五行，青赤白黄。太一为师，日月为光。禹前开道，蚩尤辟兵。青龙侠举，白虎承衡。荧惑先引，辟除不祥。北斗诛罚，除凶去殃。五神导我，周游八方，当我者死，向我者亡，欲恶我者，先受其殃。吾受北斗之孙，今日出行，乘青龙，出天门，入地户，游阴中，履华盖，去寇贼矛盾刀戟载弩，见我摧伏，莫敢当御，急急如律令。

禁贼法 唾此恶贼，欲来狂图。某甲者，或从东方青帝来，或从南方赤帝来，或从西方白帝来，或从北方黑帝来，或从中央黄帝来，欲来伤害人者，令其作事莫成，拔刀自刺，拔箭自射。吾于四道开通，盗贼伏匿，五兵摧折，蜂蛇莫动大尾，辟侧百步，莫令相伤，吾禁五方，恶贼伏吾手下，不得浪行，急急如律令。

咒童子令说鬼姓字第二十二

太上老君禁神,三呼三吸,以取其真。东方青帝木中精,南方赤帝朱雀形,西方白帝白虎神,北方黑帝乘船行,中央黄帝黄龙声。吾有其禁知天神,盖不自发身归诚。日南施禁火精,日北施禁五帝动,经吾三禁,莫敢不来,神道神名,鬼道鬼字,蛊道蛊名,魅道魅字,偷道偷名,贼道贼字。高山腾蛇,下山腾蛇,高山之崎,下山之峻,或在天上,或在人间,河伯将军,五道修罗,十二神将,登明君,天魁君,传送君,小吉君,胜光君,太一君,天罡君,大冲君,功曹君,大吉君,速送速送,汝名不得久停,急急如律令。

罒天仇　九九山使灵符　罒法玉篆　罍一本如此

上前件取清水半升,以刀子搅之,诵此咒三七遍,与小儿饮之,朱书前件篆于小儿膊一作膝下,少时召鬼并来,小儿自见,一一问之,即道所作病,所作鬼,抄取姓名,发遣如治癫法,与过所遣之,如上说也。

度符启请神言曰:先上香,咒笔曰:以笔指口鸣六鼓,谨请东方青帝老君来下缠吾笔,谨请南方赤帝老君来下缠吾笔,谨请西方白帝老君来下缠吾笔,谨请北方黑帝老君来下缠吾笔,谨请中央黄帝老君来下缠吾笔,指天天倾,指地地宁,指鬼鬼死,指人人生。急急一如太上老君律令。

请五方水度符言曰:谨请东方青龙真气入吾水中,谨请南方赤龙真气入吾水中,谨请西方白龙真气入吾水中,谨请北方黑龙真气入吾水中,谨请中央黄龙真气入吾水中,谨请五方五龙真气入吾水中。吾水非常之水,煮桃作汤;吾刀非常之刀,七星侠旁;吾口非常之口,内含魁罡。水在江中,名曰江水;水在井中,名曰井水;水在井中,名曰井水;水在吾碗中,名曰清净神水;水在吾口中,名曰太上老君解秽之水。吾水噀山山崩,噀地地裂,噀人人生,噀鬼鬼灭,急急如律令。洒水言嘘,系天师阳平等二十四化真气,臣某弟子自称道号某岳真人某先生,以今月今日今时,奉为某家弟子度某符,随符言之。神符度咒曰:日出东方,光曜表里。行符敕水,出于老子。老子行符,从吾所使。东九夷从符行,南八蛮从符起,西六戎捉鬼军,北五狄破鬼营,中三秦从符所摄,急急收录,一鬼不去,斩付北岳。天有三皇,地有五黑,某所行符,自有法则,非当吾真,当符者死,值符者亡,一鬼不去,斩付魁刚,急急如律令。

又　曰:符主东方木折,南方火灭,西方金缺,北方水竭,中央土裂,符主天清地裂,人生鬼灭,急急如律令。噀水三口,度神符主符启请:谨请虚无直符直事三十六人从吾符行,谨请太清直符直事今岁直符直事今月今日今时直符直事各三十六人从吾符行,保某家弟子三灾度脱,急急如律令。噀水三口。又曰:天圆地方,六律六章。神符烧香,灾厄消亡,符到奉行,急急如律令。

《禁经》上下两卷,二十二篇,其间辞语鄙野,盖出俗传。思邈切于救人,实录其文,不加删润,今具有云,庶成一家之书。

校正《千金翼方》后序

夫疾病之至急者有三：一曰伤寒，二曰中风，三曰疮痈。是三种者，疗之不早，或治不对病，皆死不旋踵。孙氏撰《千金方》，其中风疮痈可谓精至，而伤寒一门，皆以汤散膏丸类聚成篇，疑未得其详矣。又著《千金翼》三十卷，辨论方法，见于《千金》者十五六。惟伤寒谓大医汤药虽行，百无一效，乃专取仲景之论，以太阳方证比类相附，三阴三阳，宜忌，霍乱，发汗、吐、下后，阴易，劳复病为十六篇，分上下两卷，亦一时之新意。此于《千金》为辅翼之深者也，从而著之。论曰：伤寒热病，自古有之，名贤浚哲，多所防御。至于仲景，特有神功，寻思旨趣，莫测其致，有以见孙氏尊而神之之心也。是二书者，表里相明，至纤至悉，无不赅备。世又传《千金髓》者，观其文意，殊非孙氏所作，乃好事者为之耳，王道集《外台秘要方》，各载所出，亦未之见，似出于唐之末伐，博雅者勿谓其一家书也。至于合药生熟之宜，炮炙之制，分两升斗之剂，并载《千金》凡例中，此不著云尔。

大德丁未良月梅溪书院刻梓